ANDULLATION
Quelle der Gesundheit

Einfache Wege
gesund zu werden
und zu bleiben

Inhalt

Gedanken 4
Über dieses Buch 5

Das Fundament unserer Gesundheit 7

Was uns gesund und vital hält 8
Wohlbefinden rundum 8
Gute Durchblutung – unsere Lebensader 8
Aktiver Stoffwechsel – lebenswichtiges Räderwerk 12
Ungestörter Lymphfluss – Wegenetz und Schutzschild 15
Stabiles vegetatives Nervensystem – für gesundes Gleichgewicht, Anpassung und Balance .. 17
Unangenehm, aber lebenswichtig: Schmerz 19
Wenn das Fundament wankt 22
Schädliche Kettenreaktionen 22

Kommen Sie in Schwingung 25

Wohlbefinden rundum dank Andullationstherapie 26
Was an der Gesundheit nagt 26
Chronisch gleiche Ursachen 26
Biophysik statt Tablette 29
Passen Sie gut auf sich auf 29
Gleiten Sie auf den Wellen der Gesundheit 30
Die Entstehungsgeschichte der Andullationstherapie 36

Gesund mit den richtigen Frequenzen 39

Andullationstherapie – klar im Vorteil 40
Auf dem wissenschaftlichen Prüfstand 43

Rundum gesund mit der Andullationstherapie 49

Von A bis Z – von Anspannung bis Zellulitis 50
Anspannung 50
Arteriosklerose 53
Arthritis 57
Arthrose 60
Bandscheibenvorfall 64
Bandscheibenvorwölbung 67
Beckenschiefstand 69
Borreliose 73
Burnout 76
Durchblutungsstörungen 79
Facettensyndrom 82

Anhang

Fibromyalgie ... 85
Gelenkschmerzen ... 88
Gicht ... 91
Hexenschuss ... 94
Hüftarthrose ... 96
Ischias ... 98
Kniearthrose ... 101
Kopfschmerzen ... 104
Krampfadern ... 106
Lumbalgie ... 110
Lumboischialgie ... 112
LWS-Syndrom ... 114
Lymphödem ... 117
Migräne ... 119
Morbus Bechterew ... 122
Morbus Scheuermann ... 125
Myelopathie ... 127
Nackenverspannungen ... 128
Nervosität ... 131
Neuropathie ... 132
Osteochondrose ... 135
Osteoporose ... 137
Polyarthritis ... 141
Radikulopathie ... 143
Rheuma ... 145
Rückenschmerzen ... 148
Schlafstörungen ... 151
Spinalstenose ... 155
Spondylarthrose ... 157
Spondylose ... 159
Stress ... 160
Tinnitus ... 163
Typ-2-Diabetes ... 167
Übergewicht ... 170
Verspannungen ... 176
Wirbelgleiten ... 180
Zellulitis ... 183

Anhang ... 188
Literaturliste ... 188
Register ... 190
Impressum ... 192

Gedanken

Unsere Gesellschaft unterliegt immer schnelleren Anpassungen durch sich verändernde Lebensumstände. Hieraus resultiert, dass der verbleibende Zeitkorridor für das »gefühlte« Leben spürbar geringer wird. Ein schleichender Prozess, der insbesondere durch die veränderten Lebensgewohnheiten zunehmend beschleunigt wird. Abzulesen ist diese degenerative Entwicklung auch an unserem allgemeinen Gesundheitszustand und an unserem komplexen, unflexiblen Gesundheitssystem. Beides ist defizitär und bedarf grundlegender Korrekturen. Es ist feststellbar, dass die Medizin, auch unter dem Aspekt politischer Einflüsse und Entscheidungen, in der Zwischenzeit bei chronischen Beschwerdebildern auf breiter Front versagt.

Keine Nation gibt mehr Geld für die Gesundheit aus als Deutschland. Wir gehören zur Nation mit der pro Kopf höchsten Anzahl an Arztbesuchen. Wo bleibt da der durchschlagende Erfolg? Denn in der Rangliste der gesunden Länder stehen wir abgeschlagen auf einem mittleren, und damit unakzeptablen Platz.

Ein Prozess des Umdenkens wird schon lange gefordert. Jedoch sind bisher lediglich halbherzige und unausgegorene Versuche der Verantwortlichen unternommen worden, um dieser negativen Entwicklung entgegenzusteuern. Die Lösung liegt in der Sache an sich. Wir alle haben unsere Verantwortung an die eingeführten sozialen Sicherungssysteme abgetreten. Insbesondere, wenn es um die Gesundheit geht, liegt der Großteil der Verantwortung bei den gesetzlichen und privaten Krankenversicherungen. Folgerichtig haben wir die Fähigkeit verloren, unsere Gesundheit in der notwendigen Eigenverantwortung selbst zu steuern. Beispielhaft lässt sich der Ernährungszustand einer Moppelgesellschaft nicht nur an den übergewichtigen Kindern ablesen, sondern zeigt sich sehr deutlich an der Qualität der gewählten Nahrungsmittel, an deren Zubereitungsritualen und an der, allzu oft unter Zeitdruck beschleunigten, Nahrungsaufnahme.

Für die Verbesserung unserer Volksgesundheit sind neben den dringlichen Reformen auch Hilfestellungen notwendig, um die Selbstverantwortung für die Gesundheit des Individuums für die eigene Gesundheit zu sensibilisieren. Erfolg versprechende Lösungsansätze in der modernen Medizintechnik sind die innovativen Produkte zur häuslichen Gesundheitsförderung, wobei insbesondere auch die Andullationstherapie mit ihren grundlegenden Anwendungsmöglichkeiten – ohne Einsatz von Medikamenten – neue Wege zur Prävention, Linderung und Heilung öffnet.

Karlheinz H. W. Thies

Vorstand Deutsche Zukunftsakademie e. V.

Über dieses Buch

Dieses Buch richtet sich an all jene Menschen, die sich vorgenommen haben, eigenverantwortlich für ihre Gesundheit zu sorgen – die sich um die Erhaltung und Wiederherstellung ihres körperlichen, geistigen und seelischen Wohlbefindens in eigener Regie kümmern und dies nicht anderen überlassen möchten. Diese Entscheidung ist sehr zu begrüßen, nicht zuletzt im Hinblick auf die Veränderungen im Gesundheitswesen. Denn bekanntlich müssen immer mehr Kosten für Vorsorge- und Behandlungsmaßnahmen von den Bürgern selbst getragen werden. Zugleich steigen die Ausgaben des Gesundheitssystems für Arzneimittel und auch für nicht-medikamentöse Therapien seit Jahren exorbitant in die Höhe. Umso wichtiger ist es auch vor diesem Hintergrund, dass jeder Einzelne sich verstärkt selbst für die Pflege seiner Gesundheit einsetzt und sich aktiv an dem dafür notwendigen Umdenkprozess beteiligt. Nur wenn jeder Einzelne aus seiner Komfortzone heraustritt und für sein Handeln die Verantwortung übernimmt, wird sich die Gesamtsituation ändern.

Damit das selbstständige Engagement für die Gesundheit auch Erfolg bringt, ist es wichtig zu wissen, was Körper, Geist und Seele brauchen, um gesund und fit zu bleiben – beziehungsweise es wieder zu werden. Denn wer erfahren hat, was Gesundheit ausmacht und wie Krankheiten entstehen, kann Störungen seines Befindens wesentlich besser und gezielter verhindern. Deshalb werden in diesem Buch neben dem Fundament auch die wesentlichen Eckpfeiler unserer Gesundheit ausführlich dargestellt – ebenso wie die Ursachen von Krankheiten, die besonders bei chronischen Erkrankungen viele Gemeinsamkeiten haben. Denn die meisten chronischen Beschwerden gehen auf gleiche, gemeinsame Auslöser zurück. Laut Statistik haben chronische Erkrankungen den größten Anteil an unseren gesundheitlichen Problemen.

Basierend auf der Darstellung der Ursprünge von Gesundheit und Krankheit werden die Wege zu dauerhaftem Wohlbefinden aufgezeigt. Die großen Fortschritte in der Entwicklung neuer Therapiestrategien eröffnen dazu aussichtsreiche Möglichkeiten. Das gilt insbesondere für die Medizintechnik: Hier etablierten sich gerade im Bereich der biophysikalischen Therapien einige sehr wirksame Innovationen. Eine der erfolgreichsten darunter ist die Andullationstherapie. Dieses neue Verfahren aus der biophysikalischen Medizin bewährt sich hervorragend in der Behandlung wie auch in der Vorbeugung zahlreicher Erkrankungen. Die hohe Wirksamkeit der Andullationstherapie beruht vor allem darauf, dass sie ihre therapeutischen Hebel genau dort ansetzt, wo Krankheiten entstehen. Das Konzept dieser innovativen Behandlungsmethode und ihre vielfältigen Einsatzmöglichkeiten an kranken wie gesunden Tagen wird dieses Buch eingehend und anschaulich präsentieren.

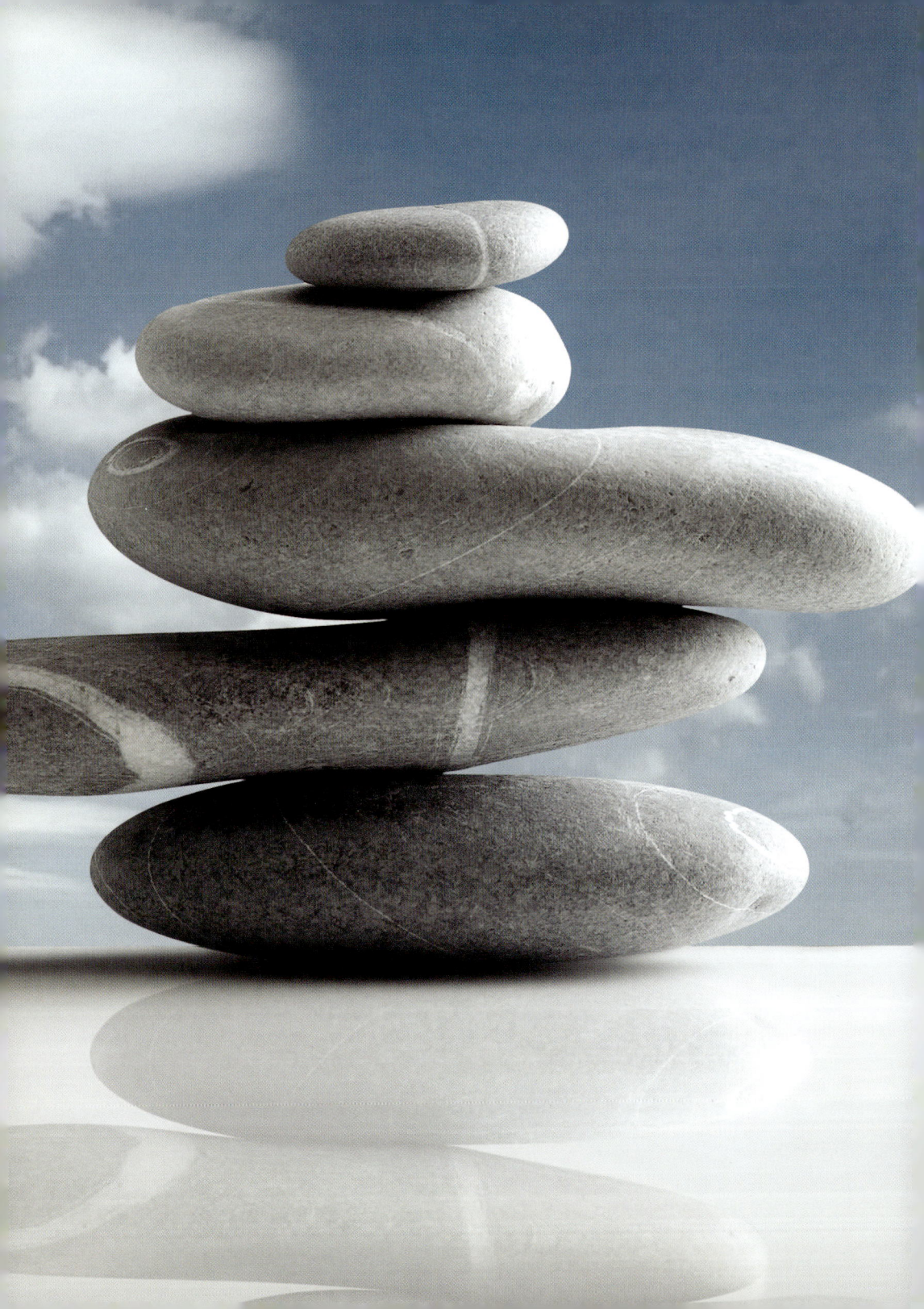

Das Fundament unserer Gesundheit

Durchblutung anregen, Stoffwechsel und Lymphsystem aktivieren, vegetatives Nervensystem im Gleichgewicht halten – die wichtigsten Säulen, auf denen die Erhaltung und Wiederherstellung unserer Gesundheit ruhen.

Das Fundament unserer Gesundheit

Was uns gesund und vital hält

Die Gesundheitsformel

Wohlbefinden rundum

Wir alle wollen sie haben, aber bitte ohne Störungen und möglichst lange bis ins hohe Alter: eine gute Gesundheit. Ganz klar, denn »Gesundheit ist nicht alles, aber ohne Gesundheit ist alles nichts« … Damit sich der Wunsch nach lang anhaltendem körperlichen, geistigen und seelischen Wohlbefinden erfüllt, bedarf es – man weiß es – einer gesundheitsbewussten Lebensweise. Darüber hinaus ist es wichtig zu wissen, auf welchem Fundament unsere Gesundheit ruht. Wer die Grundvoraussetzungen zur Erhaltung und Wiederherstellung der Gesundheit kennt, kann schließlich besser darauf achten, dass diese auch stets gegeben sind. Aus diesem Grund lernen Sie nun die wichtigsten Säulen unserer Gesundheit kennen.

Gute Durchblutung – unsere Lebensader

Einer der wichtigsten Eckpfeiler, der unsere Gesundheit aufrechterhält, ist eine gut funktionierende Durchblutung: Der ungestörte Fluss des Lebenssaftes ist grundlegend für den Erhalt sämtlicher Lebensfunktionen. Klar, denn mit dem Blut wird all das durch unseren Körper transportiert, was wir für unser Wohlergehen benötigen – rund um die Uhr versorgt die Durchblutung sämtliche Organe und das gesamte Gewebe. Doch bevor wir weiter ins Detail gehen, schauen wir uns an, woraus genau der Lebenssaft Blut eigentlich besteht.

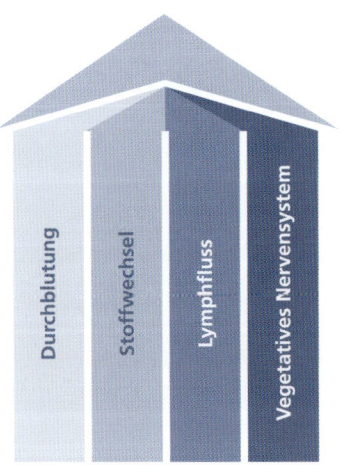

Das Blut, »ein ganz besonderer Saft«
Was acht Prozent unseres Körpergewichtes ausmacht, ist fürwahr ein besonderer Saft – bestehend aus Blutflüssigkeit, Plasma und Blutkörperchen. Genau genommen handelt es sich beim Blut auch nicht um eine Flüssigkeit, sondern um eine sogenannte Suspension: Ein Gemisch aus festen und flüssigen Stoffen. Der flüssige Anteil des Blutes ist das gelblich gefärbte Plasma. Der feste Anteil ist der rot gefärbte Hämatokrit. In ihm stecken die drei verschiedenen Blutzellen. Als da sind: die roten Blutkör-

perchen – Erythrozyten – die weißen Blutkörperchen – Leukozyten – und die Blutplättchen – Thrombozyten. Soweit zur Beschaffenheit unseres Lebenssaftes. Nun zu seinen mannigfachen Aufgaben, die er zu erfüllen hat. Da wäre der Transport von Sauerstoff aus der Lunge zu jeder einzelnen Zelle des Körpers. Weiterhin befördert das Blut die Nährstoffe, die wir durch das Essen aufnehmen aus der Darmschleimhaut zu jeder Körperzelle.

Unser Blut versorgt aber nicht nur, es entsorgt auch. Nämlich Kohlendioxid aus den Zellen zur Lunge, sowie Stoffwechselabfälle wie Milchsäure oder Ammoniak zu den Nieren, über die sie dann ausgeschieden werden. Weiterhin sorgt das Blut dafür, dass wir es immer genau richtig und angenehm temperiert haben. Denn mit ihm wird Wärme aus Muskeln und Leber zur Körperoberfläche transportiert, von der sie dann über die Haut abgestrahlt wird.

Neben den Nährstoffen, Sauerstoff und anderen Dingen schwimmen außerdem die Hormone mit im Blut. Sie gelangen im Lebenssaft von ihren Produktionsstätten, den endokrinen Drüsen, in alle Zellen des Körpers – die Grundlage dafür, dass die Botschaften der Hormone auch stets ihre Empfänger erreichen. Gemeinsam mit seinen Verbündeten, den Nieren und der Lunge, kümmert sich das Blut auch darum, dass unser Wasser- und Elektrolythaushalt ausgeglichen ist und keine Notstände auftreten.

Nicht zuletzt steht auch die Abwehr von Krankheitserregern auf der To-do-Liste des Blutes: Mit ihm werden die Schutztruppen des Abwehrsystems, die Antikörper, schnell dorthin entsandt, wo sie im Körper gebraucht werden.

Unser Lebensmotor

Ohne sie könnte das Blut im Körper nichts ausrichten: die treibende Kraft des Herzens, die uns am Leben hält. Nicht umsonst spricht man auch vom Motor des Lebens. Er pumpt tagtäglich und ohne Pause das aus dem Körper heranströmende Blut in die Lunge, damit es dort neuen Sauerstoff aufnehmen kann. Danach schickt das Herz das mit frischem Sauerstoff versorgte Blut wieder in den Körper zurück. An unserem Herz zeigt sich vielleicht am besten, wie unübertroffen genial die Architektur unseres Körpers ist. Nicht nur, dass der Herzmuskel ohne Unterlass und über ein Leben lang in Betrieb

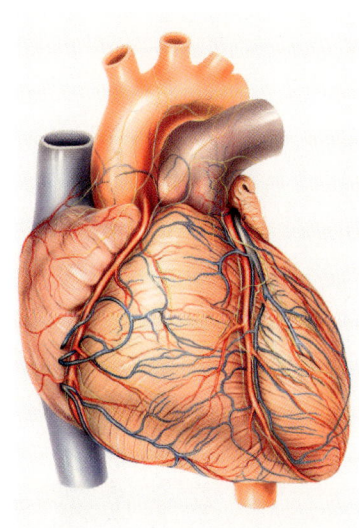

Das Fundament unserer Gesundheit

ist. Frappierend sind neben seiner – fast – unermüdlichen Energie auch die Größenordnungen, in denen sich das Herz für sein Lebenswerk bewegt.

So schlägt das Herz eines Erwachsenen durchschnittlich siebzig Mal pro Minute, täglich also rund 100.800 mal. Daraus resultiert bei einer Lebensdauer von etwa siebzig Jahren die beachtliche Zahl von 2.500.000.000 (2,5 Milliarden) Herzschlägen. Täglich schleust der Herzmuskel mehr als 7.000 Liter Blut durch das Gefäßsystem. Bei körperlicher oder psychischer Belastung kann sich diese Menge schnell verdoppeln. Kurzum: Das Herz bietet höchste Leistung bei langer Lebensdauer und wenig Verbrauch. Und das auch noch auf vergleichsweise engem Raum. Denn bei einem gesunden Erwachsenen entspricht die Größe des Herzens gerade einmal der Größe seiner Faust. Doch nicht nur die Leistung, auch die Gestalt unseres Herzens besticht. Durch ein einfaches und funktionales Design, das nicht auf den ersten Blick verrät, was sich im Inneren verbirgt: die Herzwände, die das Herz in vier Bereiche gliedern. Diese klare räumliche Trennung verhindert, dass sich sauerstoffarmes und -reiches Blut im pulsierenden Geschehen miteinander vermischen. Jeweils links und rechts findet sich eine Herzkammer, direkt angeschlossen jeweils ein Vorhof. Die Herzklappen sorgen dafür, dass nicht unversehens Blut in die Körpervenen zurückfließt. Wie Ventile regulieren sie den Blutstrom aus den Körpervenen ins Herz und von dort zurück in die Arterien. Das geschieht nach der Regel rechts vor links – wie im Straßenverkehr.

Über den rechten Vorhof kehrt das sauerstoffarme Blut aus den Venen zum Herzen zurück, passiert die Herzklappe zur rechten Herzkammer und wird von dort in die Lungenarterie gepumpt. Weiter geht es, nunmehr durch die Lungen mit neuem Sauerstoff angereichert, über den linken Vorhof zurück zum Herzen. Danach strömt das Blut durch die Herzklappe zur linken Herzkammer und geht via Körperarterie wieder auf große Fahrt durch den Körperkreislauf.

Das müssen Sie sich jetzt nicht alles merken – behalten Sie vielleicht nur eines im Kopf: In den Arterien erfolgt die Blutzufuhr. Der Blutabtransport geschieht in den Venen und in den Lymphgefäßen (S. 15).

Kreislauf im Doppelpack

Unser Körper »gönnt« sich gleich zwei Kreisläufe: einen kleinen durch die Lungen, deshalb auch Lungenkreislauf genannt, und einen großen durch den gesamten Körper. Diesen bezeichnet man als Körperkreislauf oder systemischen Kreislauf. Der Lungenkreislauf dient der Anreicherung des Blutes mit Sauerstoff und der Abgabe von Kohlendioxid an die Atemluft. Der Körperkreislauf stellt die Versorgung des gesamten Organismus mit Sauerstoff und Nährstoffen sicher. Für diesen Kreislauf im Doppelpack betreibt das Herz zwei getrennte Pumpsysteme. Diese liegen fein säuberlich von der dünnen Herzscheidewand getrennt im Inneren unseres Lebensmotors.

Das Fundament unserer Gesundheit

Was ist eigentlich der Blutdruck?

Selten normal, häufig zu hoch oder zu niedrig – soweit bekannt. Doch um was genau es sich beim Blutdruck eigentlich handelt, ist den meisten von uns weniger geläufig. Der Blutdruck ist die Kraft, die das Blut auf die Wände der Blutgefäße ausübt. Erst durch diesen Druck auf die Gefäßwände kann das Blut auch tatsächlich in alle Bereiche unseres Körpers gelangen – bis in die allerkleinsten Blutgefäße, die Kapillaren. Erzeugt wird der Blutdruck durch das fleißige Zusammenziehen und Erschlaffen des Herzmuskels. Mit welcher Kraft er dabei das Blut durch unsere Adern pumpt, wird in Millimetern an einer Quecksilbersäule (Hg) gemessen. Damit wird die Höhe ausgedrückt, mit der eine Quecksilbersäule durch Ihren Blutdruck angehoben würde. Ein Druck von 120 mmHg bedeutet also beispielsweise, dass der Druck Ihres Blutes das Quecksilber in einem Röhrchen um 120 Millimeter anzuheben vermag. Der Blutdruck muss sich ständig anpassen. Schließlich benötigt Ihr Körper beispielsweise mehr Blut, wenn Sie zügig durchstarten, um den Zug noch zu bekommen – und das binnen Sekunden. Dafür, dass das klappt, sorgt ein langsamerer oder schnellerer Herzschlag. Schlägt das Herz langsamer, wird weniger Blut in den Kreislauf gepumpt und damit sinkt auch der Blutdruck. Auch spielt das Verengen und Erweitern der Blutgefäße eine entscheidende Rolle bei der Regulation des Blutdruckes: Je enger die Gefäße werden, desto höher klettert unser Blutdruck und umgekehrt.

Überlebenswichtige Aufgaben

Wie eingangs erwähnt, sichert eine intakte Durchblutung die Abläufe sämtlicher Funktionen in unserem Organismus und damit unser Überleben. Eine gute Durchblutung ist insbesondere deshalb so wichtig, weil dadurch eine ausreichende Versorgung der Organe und des Gewebes mit Sauerstoff gewährleistet wird – die Grundvoraussetzung dafür, dass die Leistungs- und Funktionsfähigkeit der Zellen aufrechterhalten werden kann. Denn nur, wenn ihnen permanent genügend Sauerstoff zur Verfügung steht, können die Zellen ihre wichtigen Aufgaben ungestört erfüllen.

Nun ist die Fähigkeit unserer Zellen, ohne Sauerstoff eine Zeit weiter arbeiten zu können, von Organ zu Organ und Gewebe zu Gewebe unterschiedlich. So können die Leber und die Nieren bis zu vier Stunden und das Herz in Ruhe gar noch mehr Stunden ohne Sauerstoff überleben. Unser Gehirn indessen erleidet bereits nach wenigen Minuten ohne Sauerstoff massive Schäden. Diese können mitunter durchaus zum Tod des Betreffenden führen.

Neben dem Sauerstoff schwimmen Nährstoffe mit dem Blut durch unseren gesamten Körper. Auf diese Weise bekommen alle Zellen rund um die Uhr das »Futter«, das sie für ihre Arbeit brauchen. Die Durchblutung kümmert sich aber nicht nur um die Versorgung, sondern auch um die Entsorgung: Sie übernimmt

Das Fundament unserer Gesundheit

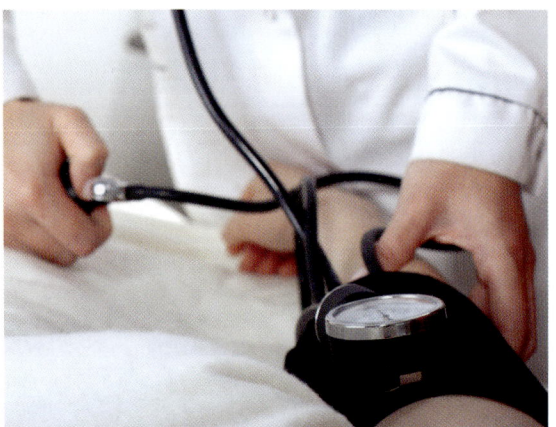

den Abtransport von Kohlenstoffdioxid und weiteren Endprodukten aus dem Stoffwechsel. Mit in den Aufgabenbereich des Blutkreislaufs fällt schließlich noch der stetige Ausgleich der Körpertemperatur. Dies sorgt dafür, dass uns immer angenehm ist – nicht zu kalt, aber auch nicht zu heiß. Weiterhin ist die Durchblutung mit zuständig für die Regulation unseres Wasser- und Elektrolythaushalts. Nicht zuletzt hilft sie auch mit, dass der Säure-Basen-Haushalt des Körpers im Gleichgewicht bleibt.

Engpässe haben fatale Folgen
Angesichts des großen Aufgabenspektrums unserer Durchblutung – und das war eben nur knapp geschildert – können Sie nun sicherlich besser nachvollziehen, dass und warum Engpässe so schlimme Auswirkungen haben. Denn Störungen der Durchblutung und Behinderungen des Blutflusses können schwere Beeinträchtigungen unserer Gesundheit nach sich ziehen. Zum Beispiel unser Herz: Dieses ist in seiner Versorgung mit Blut und damit mit Sauerstoff und Nährstoffen voll und ganz auf seine Kranzgefäße angewiesen. Deshalb reagiert das Herz auch sehr empfindlich auf eine Einschränkung der Durchblutung dieser Versorgungswege. Dies ist beispielsweise bei der Verengung eines Herzkranzgefäßes der Fall – dem ersten Schritt zu einer Herz-Kreislauf-Erkrankung. Aber auch viele andere Krankheiten entstehen durch eine mangelhafte und beeinträchtigte Durchblutung. Genau genommen sind Störungen des Blutkreislaufs an sämtlichen krankhaften Prozessen in unserem Körper beteiligt. So kommt der Aktivierung der Durchblutung eine herausragende Bedeutung zu – für alle Bereiche unseres Körpers.

Aktiver Stoffwechsel – lebenswichtiges Räderwerk
Das komplexe Räderwerk des Stoffwechsels ist die weitere tragende Säule, auf der unsere Gesundheit ruht. Denn was nützt uns eine gute Durchblutung, wenn nicht genug von den wichtigen Nährstoffen zur Verfügung stehen, die mit ihr transportiert werden sollen? Ein ausreichend aktiver Stoffwechsel ist deshalb ebenfalls die Grundvoraussetzung, um gesund zu bleiben beziehungsweise es wieder zu werden. Schließlich bringt die Drehscheibe des Stoffwechsels enorm viele wichtige Prozesse im Körper zum Laufen. Dazu gehören allen voran die Aufnahme und Nutzung von Nährstoffen im Zuge der Verdauung. Aus ihnen gewinnt unser Körper die Energie, die uns am Leben hält. Nicht minder bedeutsam ist die Ausscheidung von Endprodukten aus dem Stoffwechsel, aber auch von Gift- und Schadstoffen.

Das Fundament unserer Gesundheit

Verdauung, ein weiter Weg ...
Über all das, was wir täglich essen und trinken, liefern wir unserem Körper, was er benötigt, um seine Funktionen aufrechtzuerhalten. Bevor er allerdings in den Genuss dessen kommen kann, was wir ihm servieren, muss eine ganze Menge geschehen. Dafür, dass der Körper auch etwas von dem hat, was wir kauen und schlucken, sorgt die Verdauung.

Ein weiter Weg, dessen erster Schritt bereits im Mund erfolgt. Hier wird die Nahrung zerkleinert und vom Speichel schon mal vorab ein wenig in ihre Einzelbauteile zerlegt. Durch

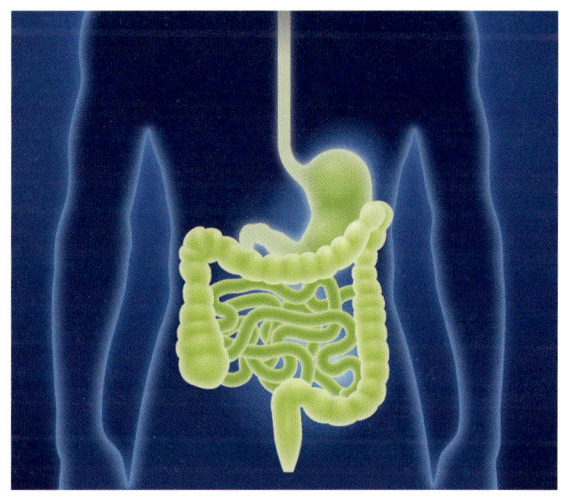

die Speiseröhre gelangt dieser Speisebrei mittels rhythmischer Muskelbewegungen in unseren Magen. Hier wird der Magensaft aktiv. Er wartet mit Enzymen auf, die Eiweiße und Fette aufspalten. Die im Magensaft befindliche Salzsäure sorgt dafür, Krankheitserreger und andere schädliche Keime abzutöten. Ist das alles erledigt, geht es vom Magen portionsweise via Pförtner, einem kräftigen Ringmuskel am Magenausgang, in den Dünn- und Dickdarm – den beiden Hauptdarstellern unserer Verdauung.

»Die Wurzel der Gesundheit«

So bezeichnete der Erfinder der bekannten Darmreinigungskur »F. X. Mayr-Kur«, der österreichische Arzt Dr. Franz Xaver Mayr (1875 – 1965), einst den Darm. Dass dessen Funktionsfähigkeit und infolgedessen eine gute Verdauung ebenfalls ein Fundament für unser Wohlbefinden darstellt, ist seit dem Altertum bekannt. So warnten bereits die antiken griechischen Ärzte ihre Zeitgenossen, dass »alles Übel im Darm wohnt«.

Wo es schließlich auch reichlich Platz findet: Stattliche sieben Meter misst dieses wichtige Organ. Könnten wir die zahllosen Ausstülpungen und Zotten seiner Schleimhaut ausbreiten, ließe sich damit ein halbes Fußballfeld bedecken. Angesichts solcher Dimensionen lässt sich ausmalen, was sich da so alles abspielt. Keineswegs nur im Dienste des Sattwerdens, sondern ganz generell zur Erhaltung der Gesundheit. Unter anderem ist unser Darm ein wackerer Mitstreiter des Immunsystems: Die Schleimhaut, die den gesamten Verdauungstrakt auskleidet, trägt entscheidend zur Abwehr von Krankheiten bei.

Im Dünndarm wird der bis dato noch saure Speisebrei neutralisiert, damit weitere Enzyme wirksam werden können. Sie zerlegen den Speisebrei endgültig in seine kleinsten Bestandteile. Über die Zotten in der Dünndarmwand wandern die Nährstoffe in den Blutkreislauf und mit ihm in alle Bereiche unseres Körpers. Was im Dünndarm noch übrig bleibt, sind überwiegend unverdauliche Bestandteile aus der Nahrung: Mineralsalze, Wasser und Abfallstoffe. Diese Restbestände ziehen weiter in den Dickdarm.

Hier wird das Tempo der Verdauung nun gemächlicher, denn die Aufschlüsselung und Aufnahme der Nahrungsstoffe ist jetzt abgeschlossen. Was nun noch zu tun bleibt, ist, die Mineralsalze sowie das Wasser zu entziehen und so den verbliebenen Speisebrei zu Kot zu verdicken. Das dauert durchschnittlich 16 Stunden und ist übrigens wie die gesamte Verdauung nicht willentlich von uns zu beeinflussen. Denn die Peristaltik – jene rhythmischen Bewegungen, die den Speisebrei durch unseren Darm schieben – unterliegt dem Kommando des vegetativen Nervensystems (S. 17, 52).

Körpereigene Putzkolonnen

Unser Stoffwechsel hat – wie erwähnt – auch die Aufgabe, alles auszuscheiden, was wir nicht mehr brauchen können: die Abfälle aus dem regen Stoffwechselgeschehen und natürlich auch alle Stoffe, die unserem Körper Schaden zufügen können.

Die zentrale Entsorgungsstation dafür ist die Leber. Sie macht in unserem Körper einen exzellenten Job – baut Blutalkohol und Stoffwechselprodukte, Medikamentenreste sowie andere Schadstoffe ab und macht Krankheitserreger und Gifte unschädlich. Alles, was der Körper nicht benötigt oder was ihm schaden könnte, wird von der Leber neutralisiert und via Verdauungstrakt, Haut und Atmung entsorgt. Abgesehen von ihren Aufräumarbeiten filtert und reinigt die Leber das Blut. Damit nicht genug. Sie hilft auch bei der Verarbeitung von Kohlenhydraten, Fetten und Eiweißen mit und dient als Eisendepot. Zudem bildet unsere Leber Harnstoff und Gallensaft.

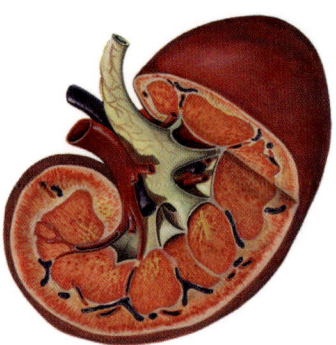

Mit von der Partie beim ständigen Reinemachen sind die Nieren. Sie produzieren den Urin und filtern alles aus ihm heraus, was noch wichtig für unseren Körper ist und deshalb nicht in der Kanalisation landen soll.

Nur keinen Sand ins Getriebe …

Was alles geschehen kann, wenn die zahllosen Räder im Getriebe des Stoffwechsels nicht mehr richtig ineinandergreifen, können Sie sich vermutlich ausmalen. Wenn in einem so komplexen System mit so vielen verschiedenen Zweigstellen und Mitarbeitern irgendwo Schwierigkeiten auftreten, wird unser gesamter Körper davon in Mitleidenschaft gezogen. Noch brisanter kann es werden, wenn gar eine Belegschaft des Stoffwechsels in den Streik tritt. Dann kann es im schlimmsten Fall dazu kommen, dass das gesamte Räderwerk zum Erliegen kommt – mitunter nicht nur vorübergehend.

Das ist nur ein kleiner Einblick in das umfassend schädliche Spektrum von Störungen im Stoffwechsel. Doch schon allein diese wenigen Zeilen zeigen, wie wichtig es ist, darauf zu achten, dass kein Sand in das Getriebe Ihres Stoffwechsels gelangt.

Ungestörter Lymphfluss – Wegenetz und Schutzschild

Der stete und uneingeschränkte Fluss der Lymphe durch das weitläufige System der Lymphbahnen und -gefäße ist ebenfalls unerlässlich, um das Fundament unserer Gesundheit zu festigen, denn das Lymphsystem ist ein elementarer Baustein unserer Immunabwehr. Zugleich ist es ein vielseitig tätiges Transportunternehmen: Mit der Lymphe werden alle Zellen des Körpers mit wichtigen Nährstoffen versorgt. Darüber hinaus befördert das Lymphsystem Endprodukte des Stoffwechsels, Gift- und Schadstoffe sowie Krankheitserreger aus unserem Körper hinaus.

Das Lymphsystem

Als ein fein verzweigtes Netzwerk durchzieht es unseren gesamten Körper: Das Lymphsystem ist damit eine sehr bedeutende Abteilung unseres »Verteidigungsministeriums«. Zugleich ist diese Komponente der körpereigenen Abwehr das zweite wichtige Transportsystem neben dem Blutkreislauf. Es handelt sich dabei nicht um ein einzelnes Organ, sondern um ein großes Netzwerk aus lymphatischen Organen und Lymphgefäßen.

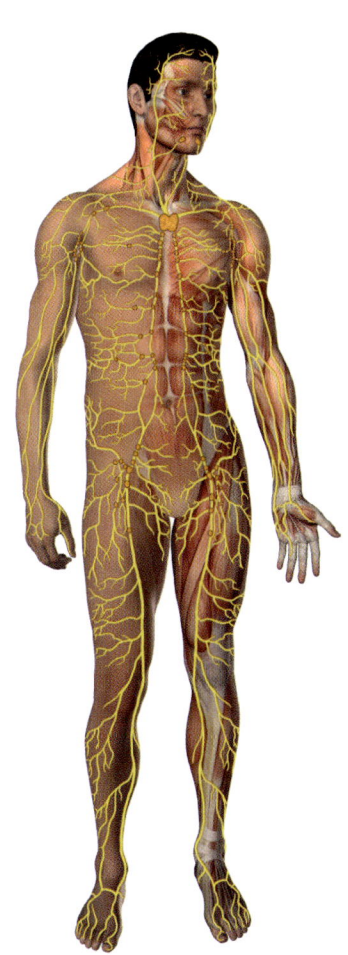

Zu den Mitgliedern des Lymphsystems gehören die erwähnten Lymphgefäße und -knoten, die Milz und das lymphatische Gewebe im Darm sowie die Gaumen-, Rachen- und Zungenmandeln. Bei Kindern gesellt sich noch die unter dem Brustbein gelegene Thymusdrüse zum lymphatischen System. In ihr reifen bestimmte Abwehrzellen, die sogenannten Lymphozyten heran. Auf dem Weg ins Erwachsenenalter wird die Thymusdrüse dann nach und nach durch Fettgewebe ersetzt.

Die Lymphgefäße verlaufen parallel zu den Blutgefäßen. Sie beginnen blind im Bindegewebe und vereinigen sich schließlich zu immer größeren Lymphbahnen. Innerhalb der Lymphgefäße fließt die Lymphflüssigkeit, auch kurz Lymphe genannt, in Richtung Herz. Diese hellgelbe Flüssigkeit enthält Lymphozyten und viele Eiweißstoffe. Die Lymphozyten sind eine besondere Form von weißen Blutkörperchen und spielen eine zentrale Rolle in unserem Immunsystem. Die Lymphe transportiert wichtige Nährstoffe, Abfallprodukte des Stoffwechsels und Nahrungsfette aus dem Darm.

In den vielen Lymphknoten des Körpers laufen die Lymphbahnen zusammen und verzweigen sich danach wieder. In den Lymphknoten wird die Lymphe gefiltert und auf diese Weise gereinigt. Zellteile, die mit der Lymphe auf die Reise gegangen sind, werden abgebaut und es wird nach Krankheitserregern, wie Viren und Bakterien, gesucht. Finden sich solche unerwünschten Fremdlinge, werden diese schnellstens durch unser körpereigenes Abwehrsystem eliminiert. Bei Kontakt mit Krankheitserregern geben die Lymphozyten, die in ständiger Bereitschaft sind, höchsten Alarm, um sich zu vermehren und die Ausbreitung der Erreger zu verhindern.

Ist der Fluss der Lymphe blockiert oder eingeschränkt, hat das im wahrsten Sinn des Wortes weitreichende Konsequenzen. Bedingt durch die weitläufige Verbreitung der Lymphbahnen im ganzen Körper können sich Störungen im Lymphfluss auch in allen Bereichen auswirken. Eine Folge von Behinderungen im Strom durch die Lymphgefäße können Lymphödeme sein. Das sind Ansammlungen von Lymphen im Gewebe, die sich deutlich sichtbar durch Schwellungen des betreffenden Areals zu erkennen geben. Durch Engpässe in den Lymphbahnen kann allerdings auch das Immunsystem mehr oder minder ausgeprägt beeinträchtigt und in seiner Schlagkraft geschwächt werden. Nur logisch, denn das Lymphsystem gehört, wie Sie gelesen haben, zu unseren körpereigenen Abwehrkräften. Weiterhin kann ein gestörter Lymphfluss zu Schwierigkeiten beim Transport von Nährstoffen oder Fetten und so zu einer Unterversorgung bestimmter Bereiche des Körpers führen.

Die Schutztruppen unseres Körpers
Unser Lymphsystem ist ein wichtiger Bestandteil unseres Immunsystems. Dieses schützt uns vor Krankheitserregern und anderen schädlichen Eindringlingen.

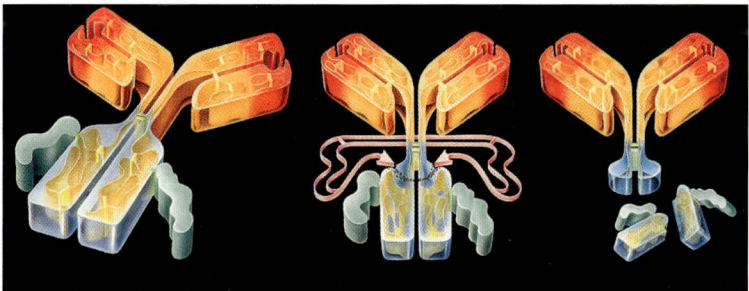

Insofern ist das Immunsystem unerlässlich für die Erhaltung und Wiederherstellung unserer Gesundheit. Sind die körpereigenen Schutztruppen geschwächt, hat das entsprechend schwerwiegende negative Auswirkungen.

Ebenso wie beim Lymphsystem handelt es sich auch beim Immunsystem nicht um ein einzelnes Organ. Es gibt, wie bei Verteidigungskräften üblich, spezialisierte Einheiten, die auf alle Körpergewebe und Körperflüssigkeiten verteilt sind. Die wichtigsten Truppen im Kampf gegen Krankheitserreger und Fremdkörper sind die bereits erwähnten Lymphozyten, die sogenannten Fress- und Killerzellen. Die verschiedenen Arten der Lymphozyten sind: Die T-Truppe – T von Thymusdrüse, weil diese Abwehrzellen von dort stammen – übernimmt die Ausweiskontrolle. Sie trifft die Unterscheidung zwischen »körpereigen« oder »körperfremd«. Nach dieser Kontrolle geht es zu den B-Lymphozyten – B steht für bone marrow und zu Deutsch für Knochenmark. Diese Kameraden sind voll und ganz auf das Erkennen von allem Unerwünschten spezialisiert. Sobald sie etwas körperfremdes – medizinisch Antigene genannt – aufgespürt haben, gehen sie in Stellung und produzieren in Windeseile Munition – sogenannte Antikörper. Diese heften sich an die Eindringlinge, die Antigene, an und geben damit den anderen Abwehrkräften das Signal zum Angriff. Die Immunzellen rücken jedoch nicht alle zugleich an. Erst einmal gehen die »Fresszellen« an die Arbeit: Sie docken an die Antigene an, umschlingen diese und lösen sie auf. Danach treten die Killerzellen auf den Plan und erledigen den Rest der Abwehraufgaben.

Stabiles vegetatives Nervensystem – für gesundes Gleichgewicht, Anpassung und Balance

Ebenso, wie wir zwei Blutkreisläufe haben, ziehen in unserem Körper zwei verschiedene Nervensysteme an den »Strippen« unseres Lebens: das somatische und das vegetative Nervensystem. Dass letzteres nicht aus der Balance kommt, ist weiterhin grundlegend wichtig für unser Wohlbefinden. Angesichts der zahllosen Aufgaben, die das vegetative Nervensystem zu erfüllen hat, werden Sie das gleich gut nachvollziehen können. Ist das vegetative Nervensystem nämlich nicht mehr ausgeglichen, kann es auf all den Ebenen zu Störungen kommen, an denen es seine Hebel ansetzt. Und das sind eine ganze Menge …

Willkürlich und unwillkürlich

Das somatische heißt auch willkürliches Nervensystem, da es zum größten Teil unserer willentlichen Kontrolle unterliegt. Das heißt, wir können dieses System bewusst durch unseren Willen steuern. Vereinfacht gesagt, regelt das somatische Nervensystem all jene Funktionen, die für die aktiven Beziehungen zu unserer Außenwelt nötig sind. So steuern wir unter anderem sämtliche Bewegungen, fachlich Motorik genannt, damit. Wenn Sie einen Hechtsprung in den Swimmingpool machen oder jemandem die Hand schütteln, ist Ihr somatisches Nervensystem am Werk.

Das vegetative Nervensystem wird dagegen auch das unwillkürliche oder autonome Nervensystem genannt. Das kommt daher, dass es für die Funktionen zuständig ist, die wir nicht bewusst steuern können: Diese unterliegen nicht unserem Willen, sondern erfolgen eben unwillkürlich. Zu den Vorgängen, die unter der Regie des vegetativen Nervensystems – kurz VNS – stehen, gehören zahlreiche lebenswichtige Körperfunktionen wie Herzschlag, Atmung, Blutdruck und Verdauung. Daneben unterliegen auch das Gefäß- und Hormonsystem der Regulation des VNS. Diese und die vielen weiteren Funktionen des VNS sind automatisch ablaufende Vorgänge und willentlich nicht oder nur begrenzt beeinflussbar – so können wir bekanntlich nicht selbst beschließen, dass unser Herz langsamer schlägt oder aber der Speisebrei schneller durch unseren Dünndarm zieht. Von daher kommt dem VNS eine so zentrale Rolle für unsere Gesundheit zu.

Die »Drahtzieher« des vegetativen Nervensystems

Die Aufgaben des VNS teilen sich drei Einheiten, jeweils zuständig für unterschiedliche Einsatzbereiche: der Sympathikus und der Parasympathikus sowie das Darmnervensystem, medizinisch: enterisches Nervensystem.

Sympathikus und Parasympathikus sind Gegenspieler mit entgegengesetzten Wirkungen – der eine regt an und aktiviert, während der andere entspannt und regeneriert. So macht uns der Sympathikus leistungsbereit. Er sorgt dafür, dass unser Herz schneller schlägt und dass unsere Atemwege weiter werden, damit wir tiefer atmen und mehr Sauerstoff tanken können. Der Parasympathikus bringt uns dagegen zur Ruhe. Er kümmert sich um alles, was unserer Regeneration und Erholung dient. Unter anderem verlangsamt er den Herzschlag, beruhigt die Atmung und bringt unsere Verdauung ins Rollen. Dabei bekommt der Parasympathikus tatkräftige Unterstützung vom Darmnervensystem. Dessen Nervenstränge liegen zwischen den Muskeln in den Wänden von Dünn-, Dick- und Mastdarm.

Unangenehm, aber lebenswichtig: Schmerz

Die folgenden Seiten beschäftigen sich nicht mit einem Organ oder System, sondern mit einer Reaktion unseres Körpers: dem Schmerz. Auch dieser darf nicht im Reigen der Eckpfeiler unserer Gesundheit fehlen, da er untrennbar mit ihr verbunden ist.

Denn Schmerz ist zwar zweifelsohne nicht angenehm, aber unerlässlich für unser Überleben – was uns schmerzt, ist lebenswichtig für uns. Auf diese

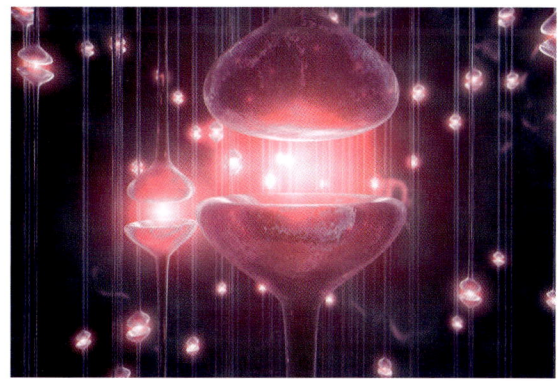

Weise macht uns unser Organismus nämlich darauf aufmerksam, dass etwas mit ihm nicht in Ordnung ist. Eine – abhängig vom Störfall – mehr oder weniger deutlich spürbare Warnung, die wir keinesfalls überhören dürfen. Denn unser Körper führt uns nicht an der Nase herum. Wenn er uns das Alarmsignal Schmerzen »funkt«, meint er es sehr ernst. Das Motto »ein Indianer kennt keinen Schmerz« kann deshalb mitunter fatale Folgen haben …

Schmerzhafter Lernprozess

Unsere Nervenzellen sind ziemlich schlaue Kerlchen und sehr lernfähig. Mitunter ist das allerdings gar nicht so wünschenswert. Denn die Lernfähigkeit unserer Nerven hat leider auch negative Konsequenzen. So führen anhaltende oder starke Schmerzen zur Bildung eines sogenannten Schmerzgedächtnisses.

Das funktioniert folgendermaßen: Wenn Sie Schmerzen haben, wird diese unangenehme Erfahrung in Ihren Nervenzellen gespeichert. Dadurch kann sich infolge jede weitere Übertragung von Schmerzreizen verstärken. Was bedeutet, dass bereits schwache Schmerzreize zu einer übersteigerten Erregung führen. Mit anderen Worten: Schon geringe Schmerzreize können viel mehr Pein verursachen, als das eigentliche Schmerzsignal bewirken sollte. Das liegt daran, dass das Nervensystem eben gelernt hat und sich nun erinnert. Jedoch oft viel zu stark: Selbst wenn nur ein schwacher Auslöser vorhanden oder sogar die Schmerzursache vollständig beseitigt ist, können Sie starke Schmerzen empfinden.

Durch eine rechtzeitige und richtige Behandlung – zum Beispiel bei einem Schmerztherapeuten in Verbindung mit einer schmerzpsychologischen Begleitung – kann das Schmerzgedächtnis jedoch gelöscht werden. Dann normalisiert sich die erhöhte Empfindlichkeit für Schmerzreize wieder.

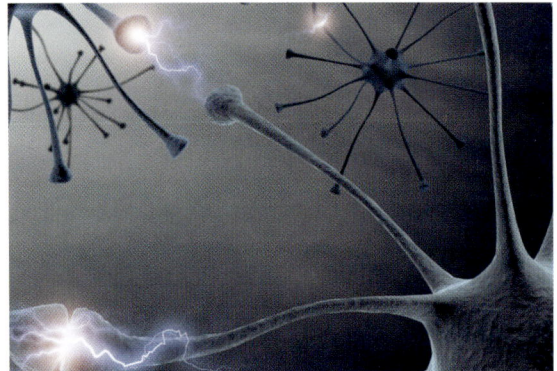

Wie Schmerz entsteht

Die Frage, warum wir Schmerzen haben, ist, wie Sie zuvor lesen konnten, recht einfach zu beantworten. Schwieriger ist die Frage nach dem »wie« zu klären. Dies ist der Forschung erst vor noch gar nicht allzu langer Zeit gelungen: man weiß nun, wie das entsteht, was uns einerseits zwar weh tut, andererseits jedoch schützt.

Alles beginnt an empfindlichen Nervenendigungen. Diese sogenannten Rezeptoren nehmen Schmerz, aber auch Temperatur und Berührung wahr. Sie haben also einiges zu tun und sind entsprechend ihrer vielen Aufgaben auch sehr zahlreich und an vielen verschiedenen Stellen des Körpers verteilt. Eine große Zahl von ihnen sitzt in unserer Haut. Aber auch an allen inneren Organen sind diese Schmerzfühler zu finden.

Was deren Spektrum noch erweitert, ist ihre unterschiedliche Empfindlichkeit auf verschiedene Reize. So nehmen einige Rezeptoren in der Haut beispielsweise Wärme und Kälte intensiver wahr als andere. Wieder andere sprechen besonders auf Druck oder Dehnung an. Diese Wahrnehmungsfähigkeit ist zudem bei jedem von uns anders: Das Schmerzempfinden variiert von Mensch zu Mensch. Was für den einen kaum erträglich ist, kann für den anderen schon zum Alltäglichen geworden sein. Auch wie sich Schmerzen anfühlen, ist verschieden. Ob pochend, stechend, ziehend oder brennend, hängt vom individuellen Nervenkostüm ab – und von unserem aktuellen Befinden. Denn bei Angst und Stress spüren wir Schmerzen stärker, bei Entspannung und Ausgeglichenheit empfinden wir sie hingegen schwächer.

Zweimal umsteigen ...

Zurück zu den Rezeptoren. Wenn diese gereizt werden, wird das über Nervenbahnen zunächst an das Rückenmark übermittelt. Dort, beim ersten Umsteigen angelangt, werden die Schmerzsignale in chemische Botenstoffe verwandelt. Diese leiten die Signale auf den Bahnen des zentralen Nervensystems im Rückenmark zu unserem Gehirn. Hier steigen die Schmerzsignale ein zweites Mal um. Erst wenn sie in der obersten Schaltzentrale angekommen sind, können die Impulse bewertet und wahrgenommen werden. Jetzt lässt sich die schmerzende Region bewusst orten und Sie können nun angemessen auf Ihre Beschwerden reagieren.

Körpereigene Schmerzmittel

Das Geniale ist, dass wir selbst Stoffe herstellen, welche die Weiterleitung der Schmerzsignale blockieren und so Schmerzen unterdrücken können. Unsere hausgemachten Schmerzmittel heißen Endorphine. Sie werden auch Glückshormone genannt, da sie noch Weiteres im Körper bewirken, was unserem Wohlbefinden förderlich ist. Bei der Schmerzwahrnehmung sorgen sie dafür, dass uns Schmerzen nicht die überlebensnotwendigen Reaktionen wie etwa Flucht unmöglich machen. Dank der Endorphine kann es beispielsweise gelingen, nach einem schweren Unfall aus einem brennenden Auto zu klettern. Die extremen Schmerzen nehmen wir in einer solchen Situation erst wahr, wenn die akute Lebensgefahr vorüber ist.

Schmerz lass nach …

Leider lässt er das bei vielen Menschen nicht: Sie leiden unter chronischen Schmerzen, die ein eigenes Krankheitsbild darstellen. Mittlerweile kann man chronische Schmerzen als eine Art Volkskrankheit bezeichnen, da Millionen von Menschen allein in Deutschland davon betroffen sind. Die Ursachen dieses Leidens sind vielfältig. Denn chronischen Schmerzen können zahlreiche andere Erkrankungen zugrunde liegen: Krebs, Arthrose und Arthritis, Diabetes, Rheuma – um nur einige aus einer langen Liste zu nennen. Auch Operationen und Verletzungen können zur Entwicklung chronischer Schmerzen führen. In vielen Fällen lassen sich diese allerdings keiner klar erkennbaren Ursache mehr zuordnen.

Sehr viele dieser Schmerzpatienten haben tagtäglich unter ihren Beschwerden zu leiden – rund um die Uhr. Nach Schätzungen sind ca. fünf Millionen Schmerzpatienten von ihren Beschwerden so stark beeinträchtigt, dass sie ihr Leben nicht mehr wie gewohnt führen können (laut Angaben der Deutschen Schmerzliga e.V.). Denn es sind nicht nur allein die permanenten Schmerzen, die den Betroffenen schwer zu schaffen machen. Das dauerhafte Leid fordert noch auf vielen anderen Ebenen seinen Tribut. So sind Schlaf- und Konzentrationsstörungen, Muskelverspannungen, Schwindelanfälle, Angstzustände und depressive Verstimmungen häufige oder ständige Begleiter von chronischen Schmerzen. Dazu addieren sich oftmals massive Probleme im Berufs- und Privatleben. Die andauernden Beschwerden haben eine ganze Reihe von Patienten in die Berufsunfähigkeit geführt, viele haben Aufgrund der Erkrankung teilweise massive Schwierigkeiten in der Familie oder Partnerschaft. Schließlich stellt das Leben mit chronischen Schmerzen eine enorme Herausforderung dar – Tag für Tag aufs Neue.

Effektives Schmerz-Management

Chronische Schmerzen sind glücklicherweise keine ausweglose Sackgasse, sondern behandelbar. Durch die richtige Behandlung können sie wirksam gelindert werden. Mehr dazu ab Seite 50.

Allerdings: Die anhaltende Pein wirksam zu vertreiben, gelingt nicht binnen weniger Tage. Bis die Beschwerden endlich der Vergangenheit angehören, dauert es seine Zeit.

Wenn das Fundament wankt

Auf den vorangegangenen Seiten haben Sie die Säulen kennengelernt, auf denen unsere Gesundheit ruht. Wie Sie lesen konnten, obliegen diesen zahlreiche bedeutende Aufgaben in unserem Organismus. Nicht umsonst sind diese Eckpfeiler so grundlegend wichtig für die Erhaltung und Wiederherstellung unseres Wohlbefindens. Vor diesem Hintergrund lässt sich auch gut nachvollziehen, was geschieht, wenn die Säulen unserer Gesundheit ins Wanken geraten. In einem solchen Fall verliert unser gesamtes Gesundheitsgebäude seine Stabilität.

Schädliche Kettenreaktionen

Schwankungen in einem der Eckpfeiler unseres Befindens bleiben nicht ohne Folgen für die anderen. Schließlich hängt in unserem Körper alles mit allem zusammen – hapert es an einer Stelle, wirkt sich das automatisch auch auf andere Regionen aus.

Ist beispielsweise die Durchblutung gestört, können die betroffenen Bereiche nicht mehr ausreichend mit Nährstoffen und Sauerstoff versorgt werden. Ein solcher Mangelzustand hat, wie dargestellt, schwerwiegende Konsequenzen (S. 12). Diese drohen unter anderem auch dann, wenn unser Stoffwechsel nicht aktiv genug ist und die ihm zugeführten Nährstoffe nicht vollständig verwerten kann oder wenn das vegetative Nervensystem aus der Balance gekommen ist. Da es bei so vielen Vorgängen in unserem Körper eine wesentliche Rolle spielt, kann es diesen zugleich aus seinem gesunden Gleichgewicht bringen.

Das sind nur einige Hinweise auf die fatalen Kettenreaktionen, die bei Störungen in den Säulen unserer Gesundheit auftreten können: Ein Problem begünstigt die Entstehung des nächsten. Auf diese Weise werden die Selbstheilungskräfte unseres Körpers massiv beeinträchtigt und Krankheiten wird damit der Weg geebnet. Deshalb ist es so entscheidend, dass wir das Fundament unserer Gesundheit immer wieder stabilisieren und stärken. Im nächsten Kapitel lesen Sie, wie Ihnen das gelingen kann.

Fazit: Unsere körperliche, geistige und seelische Gesundheit ruht auf einzelnen Eckpfeilern, die das »Bauwerk unseres Wohlbefindens« stabil halten: Eine gute Durchblutung, ein ausreichend aktiver Stoffwechsel, ein ungestörter Lymphfluss und ein stabiles vegetatives Nervensystem. All diese Mitstreiter für die Erhaltung und Wiederherstellung der Gesundheit haben sehr komplexe und wichtige Aufgaben zu erfüllen. Aus diesem Grund müssen wir jeden einzelnen der Eckpfeiler ganz gezielt unterstützen, um dauerhaft gesund zu werden und zu bleiben.

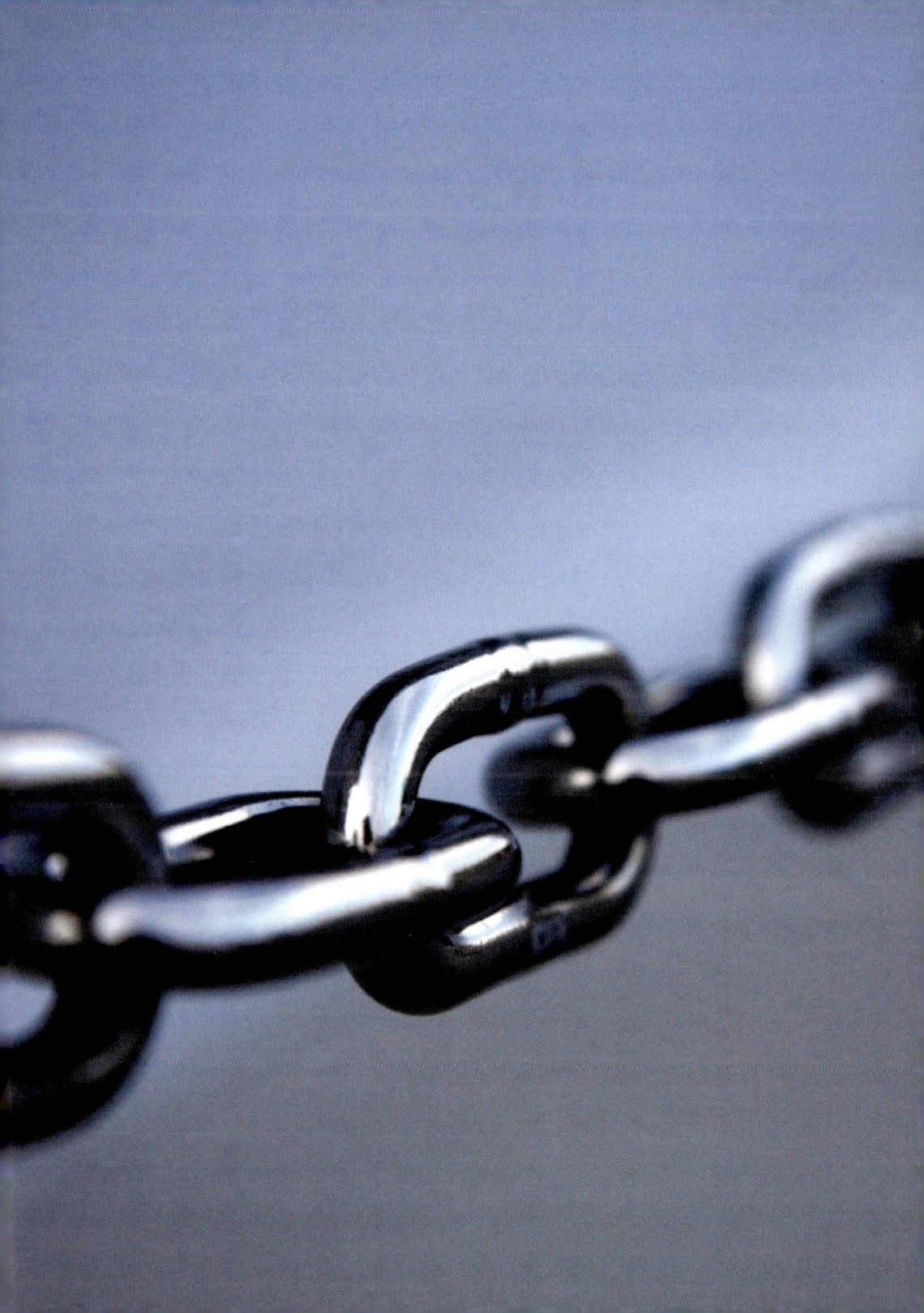

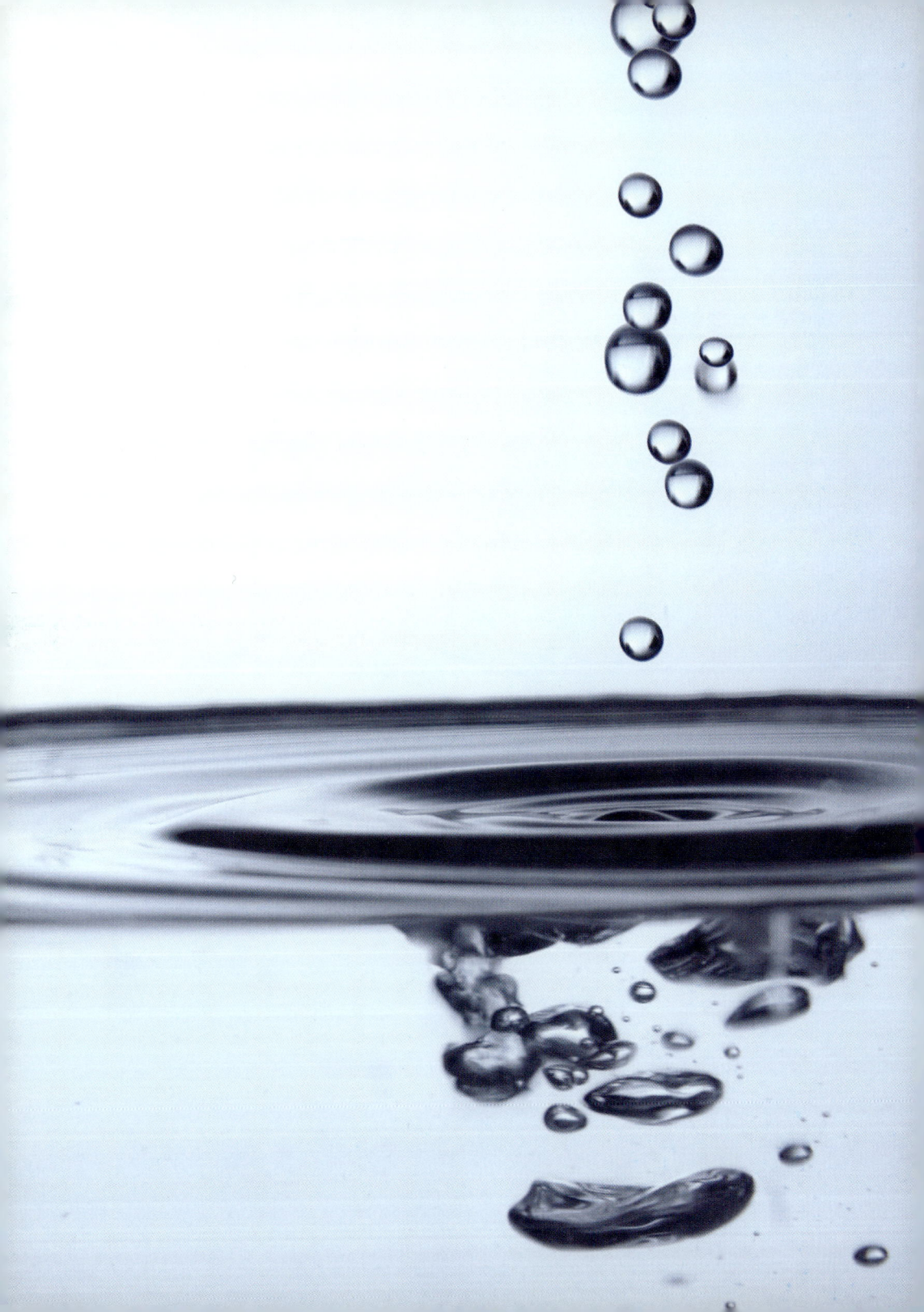

Kommen Sie in Schwingung

Zurück zur Quelle der Gesundheit – über definierte Pfade zur Aktivierung unserer Selbstheilungskräfte.

Wohlbefinden rundum dank Andullationstherapie

Einfach, wirksam und dauerhaft

Was an der Gesundheit nagt

Wie bereits dargestellt, ruht unsere Gesundheit auf vier Säulen, welche grundlegend für die Erhaltung und Wiederherstellung des körperlichen, geistigen und seelischen Wohlbefindens verantwortlich sind – zumindest so lange sie störungsfrei ihren zahlreichen Pflichten nachkommen können. Kommt indessen Sand ins Getriebe, kann das Gebäude unserer Gesundheit ins Wanken geraten – je nach Ausmaß der Störung schneller oder langsamer. Auf jeden Fall mit weitreichenden Konsequenzen. Denn, wie erwähnt, verursacht ein Problem mit hoher Wahrscheinlichkeit viele neue (S. 22).

Nun kann bei akuten Störfällen – wie beispielsweise einem gebrochenen Bein oder einer Blinddarmentzündung – der Schaden meist wieder recht rasch und dauerhaft behoben werden. Komplett anders sieht es aus, wenn die Stabilität unserer Gesundheitssäulen über lange Zeit hinweg beeinträchtigt wird. Dies ist der Fall bei den sogenannten chronischen Erkrankungen: Sie nagen dauerhaft am Fundament unserer Gesundheit, bringen dann das gesamte Gesundheitsgebäude ins Wanken und sogar zum Einstürzen. Warum? Weil bei chronischen Krankheiten nicht die eigentlichen Ursachen, sondern überwiegend die Symptome kuriert werden, was verständlicherweise wenig erfolgreich ist. Denn setzt die Behandlung ihren Hebel nicht direkt am eigentlichen Kern des Problems an, bringt das wenig bis nichts. Sicher, die Beschwerden, die dem Patienten zu schaffen machen, sind vorübergehend gelindert oder sogar nicht mehr spürbar. Doch eine tatsächliche Heilung ist das nicht.

Chronisch gleiche Ursachen

Sieht man sich einmal genauer an, wie chronische Krankheiten entstehen, fällt etwas sehr Interessantes ins Auge – es gibt erstaunlich viele Gemeinsamkeiten. Bei chronisch kranken Patienten finden sich zahlreiche Parallelen bei den Ursachen ihrer Beschwerden.

Gestörte Durchblutung

Die häufigste Gemeinsamkeit bei der Entwicklung chronischer Krankheiten ist eine gestörte Durchblutung. Diese kann sowohl kurzfristig als auch anhaltend sein – mit fatalen Folgen. Durch die schlechte Durchblutung fehlen in vielen Bereichen des Körpers lebenswichtige Versorgungsgüter, allen voran Sauerstoff

Chronisch falsch behandelt

Keine Frage, die medizinische Versorgung im akuten Krankheitsfall ist hierzulande vorbildlich. Dennoch krankt unser Gesundheitssystem – und zwar chronisch. Denn seit viel zu vielen Jahren wandert der mit Abstand größte Teil der Ausgaben des Gesundheitswesens in die Behandlung chronischer Erkrankungen – und das ohne nennenswerte Ergebnisse. Schließlich wird bei den meisten der chronisch Kranken nur an den Symptomen »herumgedoktert«. Was umso schlimmer ist, weil viele der vermeintlich kurierten Beschwerden sich wiederum an anderen Stellen des Körpers empfindlich bemerkbar machen können. So bleibt der Patient seinem Arzt und unserem Gesundheitswesen dauerhaft erhalten – trotz immer mehr und immer höher dosierten Medikamenten. Was uns das alle kostet, können Sie sich ausmalen.

Sollen die Ausgaben des Gesundheitssystems nicht weiter explodieren, muss ein Umdenken stattfinden. Um uns und das Gesundheitswesen endlich wirksam zu heilen, brauchen wir Behandlungsmethoden, die an den eigentlichen Ursachen von Krankheiten ansetzen.

und Nährstoffe zur Gewinnung von Energie (S. 11). Ganz klar, dass dadurch die Funktionsfähigkeit von Zellen, Geweben und Organen eingeschränkt ist – zunächst. Wird die mangelnde Durchblutung nämlich bald behoben, kommt es nur zu vorübergehenden Störungen durch die eingeschränkte Blutversorgung. Bei länger andauernden Störungen der Durchblutung wird es dann jedoch gefährlich – mitunter tödlich. Eine leider häufige Folge ist der Schlaganfall, um hier nur ein Beispiel zu nennen.

Zu hohe Gewebespannung

Ebenso gemeinsam ist chronisch Kranken, dass sie eine erhöhte Spannung in ihren Geweben haben. Dazu kann es durch dauerhafte Fehlhaltungen, Überlastungen und als Folge von Muskelverkürzungen kommen. Auch Schadstoffe und Ungleichgewichte im Nervensystem können zu einer erhöhten Gewebespannung führen. Diese lässt sich sowohl an den Muskeln wie am Bindegewebe und an den Nervensträngen sowie den Faszien (S. 28) feststellen. Die Bereiche des Körpers, die unter der erhöhten Spannung leiden müssen, sind

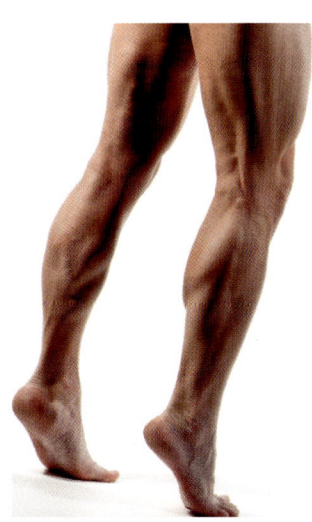

weitaus schlechter durchblutet und entsprechend schlechter versorgt. Das öffnet Fehlfunktionen Tür und Tor und damit auch chronischen Beschwerden und Krankheiten.

Gestörter Lymphfluss
Das Lymphsystem ist neben dem Blutgefäßsystem zuständig für jeglichen Transport in unserem Körper. Über die Lymphbahnen werden unter anderem Stoffwechselendprodukte, Zelltrümmer und abgestorbene Zellen ausgemustert. Andererseits versorgt die Lymphe unseren Körper mit Nährstoffen und Nahrungsfetten aus dem Darm. Ist der Lymphfluss jedoch gestört, droht das so wichtige Transportsystem zusammenzubrechen: Sowohl Entsorgung als auch Versorgung des Körpers sind dann massiv beeinträchtigt. Auch das Immunsystem kann seine Schutzfunktionen nicht mehr richtig ausführen. Denn, wie erwähnt, ist das Lymphsystem ein wichtiger Bestandteil unserer Abwehr (S. 16). Störungen im Lymphfluss sind eine weitere Parallele, die bei chronischen Erkrankungen sehr häufig sind.

Ungleichgewicht im vegetativen Nervensystem
Vom vegetativen Nervensystem und seinen vielen Funktionen in unserem Organismus haben Sie bereits auf Seite 18 gelesen. Nun ist dieser Teil des Nervensystems grundsätzlich ziemlich robust. Dennoch kann es mitunter aus dem Gleichgewicht gebracht werden. Das hat unterschiedlichste Gründe und mündet jeweils in sogenannte vegetative Störungen. Dabei handelt es sich um Beschwerden in den Bereichen, für die das vegetative Nervensystem zuständig ist. Grundsätzlich sind das keine organischen Schäden, sondern Probleme mit der Funktionsfähigkeit. Solche vegetativen Störungen zeigen sich unter anderem in Schwindelanfällen, Blutdruckschwankungen oder Schlafstörungen. Diese und andere Symptome einer gestörten Balance im vegetativen Nervensystem sind ebenso bei vielen chronischen Erkrankungen zu finden.

Von Kopf bis Fuß vernetzt

Unscheinbar durchziehen sie unseren gesamten Körper: die Faszien, ein Netzwerk zahlloser Stränge aus elastischem Bindegewebe. Diese »verpacken« ganze Muskel- und Organbereiche und geben ihnen damit Form und Halt. Doch die Faszien können noch mehr. Da sie sämtliche Gewebe umhüllen und so miteinander verbinden, schlagen sie Brücken zwischen allen Strukturen unseres Körpers. Diese ziehen sich nahtlos von Kopf bis Fuß über zahlreiche Stationen hinweg durch. Damit bilden die Faszien weitläufige Verkehrswege, über die alle Bereiche unseres Organismus zu erreichen sind. Diese Bahnen werden sehr treffend fasziale Ketten genannt: Wie die einzelnen Glieder einer Kette verbinden die einzelnen Faszien die verschiedenen Körperabschnitte miteinander. Auf diese Weise können auch heilende Wirkungen vom Scheitel bis zur Sohle weitergeleitet werden.

Das Erdmagnetfeld

Unseren Planeten umgibt ein gigantisches magnetisches Feld, ohne dass das Leben auf der Erde nicht möglich wäre. Denn das Erdmagnetfeld ist unser Schutzschild gegen kosmische Strahlung. Genau genommen handelt es sich dabei um ein elektromagnetisches Feld, da das Erdmagnetfeld durch elektrische Stromsysteme im Erdinneren aufgebaut wird.

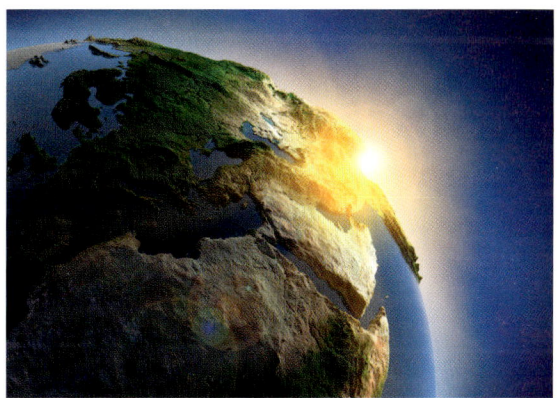

Biophysik statt Tablette

Neben operativen Eingriffen, medikamentösen oder physiotherapeutischen Behandlungen gibt es auch Methoden, die mittels Information und Energie heilkräftigende Effekte in unserem Organismus ausüben. Diese Verfahren werden unter dem Begriff der biophysikalischen Therapien oder biophysikalischen Medizin zusammengefasst. Dabei kommen unter anderem Wärme, Infrarotstrahlung, Ultraschall und UV-Licht, elektrische Ströme, Laserstrahlen oder Magnetfelder zur Anwendung, um gezielt therapeutische Reize zu setzen.

Der Körper – ein elektrisches Feld

Die meisten Verfahren der biophysikalischen Medizin beruhen darauf, dass unser Körper ein elektrisch leitfähiges Organsystem darstellt – also ein kompaktes Magnetfeld mit einem leistungsstarken Generator, der sich aus zahlreichen kleineren elektromagnetischen Feldern zusammensetzt. Unsere Körperoberfläche strahlt ein elektrisches Feld mit der beachtlichen Leistung von durchschnittlich hundert Watt ab – und das in Form von Schwingungen.

Die »Wellenlängen« des Organismus

Jede Zelle und damit jedes Gewebe und Organ besitzt ein eigenes Schwingungsmuster, gewissermaßen eine eigene Wellenlänge. Diese einzelnen Schwingungen stehen in enger Verbindung zueinander und beeinflussen sich gegenseitig. So hat jeder von uns ein individuelles Schwingungsspektrum in sich und um sich herum.

Passen Sie gut auf sich auf

Die letzten Seiten dürften klar gemacht haben, wie immens wichtig es ist, dass Sie gut auf sich und auf das Fundament Ihrer Gesundheit aufpassen. Dabei sind Sie nicht allein auf sich gestellt. Zum Schutz Ihrer Gesundheit können Sie sich einen treuen und starken Verbündeten zur Seite holen. Dieser hilft Ihnen sehr wirksam und zugleich ganz einfach dabei, die Säulen Ihrer Gesundheit stabil zu halten. Sollten diese möglicherweise bereits ins Wanken geraten sein, bringt Sie

Ihr Wegbegleiter zur Gesundheit wieder ins Lot. Nun sind Sie wahrscheinlich schon neugierig und fragen sich, wer oder was so gut auf die Erhaltung und Wiederherstellung Ihrer Gesundheit aufpasst.

Die Anwort lautet: die Andullationstherapie. Dieses neue Behandlungsverfahren greift exakt an jenen Ebenen an, auf denen Krankheiten entstehen. Das ist, wie Sie nun wissen, unter anderem eine mangelhafte Durchblutung oder ein unzureichend aktiver Stoffwechsel. Ebenso aktiviert das Verfahren unsere körpereigenen Mechanismen zur Selbstheilung. Damit schafft Ihnen die Andullationstherapie die Basis für dauerhaftes Wohlbefinden und anhaltende Vitalität.

Neue Dimension in der biophysikalischen Medizin

Die Andullationstherapie gehört in den Bereich der klassischen biophysikalischen Therapieformen wie z. B. Elektro- oder Ultraschalltherapie. Die Therapieeffekte der neu entwickelten Andullationstherapie konnten sowohl hinsichtlich ihrer Wirkungen als auch ihrer Anwendungsgebiete extrem verbessert werden. Dank dieser Entwicklung ist es gelungen, in neue Dimensionen der biophysikalischen Medizin vorzudringen.

Gleiten Sie auf den Wellen der Gesundheit

Zur Erhaltung und Wiederherstellung der Gesundheit mit den so wichtigen Schwingungen wurden neue Behandlungsmethoden entwickelt, die exakt an den Ebenen ansetzten, auf den Krankheiten entstehen: mangelhafte Durchblutung oder unzureichend aktiver Stoffwechsel. Körpereigene Mechanismen zur Selbstheilung werden aktiviert und damit die Basis für dauerhaftes Wohlbefinden und anhaltende Vitalität wiederhergestellt. Die Behandlungsverfahren, die dies leisten können, werden unter dem Sammelbegriff Andullationstherapie zusammengefasst. Andullation kann übersetzt werden mit »Wellen erzeugen«. Diese Bedeutung kommt nicht von ungefähr: Schließlich bringt die Andullation in unserem Organismus tatsächlich eine Menge in Bewegung: Wellen, auf denen Sie im übertragenen Sinn zu rundum dauerhaftem Wohlbefinden gleiten können. Diese Wellen entstehen dadurch, dass bei der Andullationstherapie Frequenzen ganz bestimmter Wellenlängen in unseren Körper übertragen werden. Hier angekommen, versetzen sie sämtliche Flüssigkeiten des Körpers – damit auch Blut und Lymphe – in sanfte Schwingungen. Diese haben enorme Auswirkungen auf unseren Organismus. Denn die

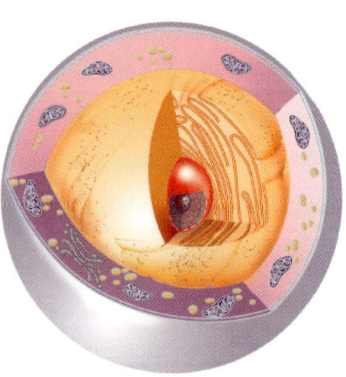

Schwingungen wirken direkt in allen Zellen und damit auf all unsere Organe und unser gesamtes Gewebe ein. Dabei geschieht etwas ganz Erstaunliches: Die Schwingungen, die durch die Andullationstherapie erzeugt werden, überbringen wichtige Botschaften: Sie übermitteln den Zellen genau die Informationen, die sie benötigen, um optimal funktionsfähig zu sein.

Der Ursprung unserer Gesundheit
Die Vitalität unserer Zellen ist der Garant dafür, dass wir gesund bleiben beziehungsweise es wieder werden. In den Zellen liegt der Ursprung unserer Gesundheit. Genau hier beginnt deshalb der umfassend heilsame Prozess, den die Andullationstherapie in Gang bringt. Die Zelle ist das kleinste Element jedes lebenden Organismus, sein Grundbaustein. Der Begriff Zelle leitet sich ab vom lateinischen cellula, zu Deutsch »kleine Kammer«. Diese ist fürwahr klein, denn die typische Zellgröße liegt bei durchschnittlich zehn Mikrometer (1 Mikrometer = 1 Millionstel Meter oder 1 Tausendstel Millimeter). Trotz ihrer Winzigkeit haben sie es jedoch beachtlich in sich. Die Grundbausteine des Lebens sind hochproduktive Minifabriken – und ziemlich komplexe dazu. So läuft in den rund hundert Billionen (eine Zahl mit 14 Nullen – 100.000.000.000.000) Zellen unseres Körpers rund um die Uhr alles das ab, was für unser Überleben wichtig ist.

Werfen wir mal einen Blick durchs Mikroskop und sehen uns an, was unter anderem so alles in einer so kleinen Zelle steckt. Beginnen wir in der Chefetage, beim Zellkern. Er ist die Steuerzentrale, in dem unsere Erbinformationen liegen. Diese werden in den Chromosomen gespeichert und beinhalten alles, was uns ausmacht: Augen- und Haarfarbe, Körpergröße und –bau, Nasenform und und …

Auf der zweiten Ebene finden wir die Mitochondrien. Sie sind die Kraftwerke der Zelle, weil sie Energie produzieren und diese stets einsatzbereit halten. Dafür, dass in den Zellen alles in den richtigen Bahnen läuft, sorgt das endoplasmatische Retikulum. Seine weit verzweigten Kanäle sind das Verkehrswegenetz der Zelle. Das endoplasmatische Retikulum ist zuständig für den Materialtransport und produziert Hormone. Zu jeder Zelle gehört außerdem eine eigene Werkstatt, der Golgi-Apparat. Hier wird neues Zellmaterial hergestellt. Eine weitere Funktion übernehmen die Lysosomen, die als zelleigene Müllabfuhr unterwegs sind. In all diesen Zellabteilungen wird pausenlos auf-, um- und abgebaut, werden Stoffe aussortiert und dafür neue aufgenommen. Rege Aktivitäten, für die fleißige Mitarbeiter gebraucht werden. Diesen Job übernehmen Enzyme – ca. Zehntausend Enzyme beschäftigt jede einzelne Zelle in unserem Körper. Und ohne diesen umfangreichen »Personalstab« würde der Stoffwechsel in den Zellen nicht funktionieren.

Botschaften zur Selbstheilung

Die Kräfte zum Erhalt der Gesundheit, die von Geburt an in jedem Körper vorhanden und aktiv sind, lassen mit den Jahren nach und können regelrecht verloren gehen. Gründe dafür gibt es genug. Sei es, dass wir bei Erkrankungen oft zu schnell zu viel zu starken Medikamenten greifen. Oder aber, dass wir unserem Organismus keine Gelegenheit mehr zur Erholung geben und unsere gesund erhaltenden Energien damit nicht mehr durchdringen können.

> **Frequenz: maßgeblich für die Wirkung der Behandlung**
>
> Die Frequenz gibt die Anzahl der Schwingungen pro Zeiteinheit an. Die Einheit ist Hertz – 1 Hz = eine Schwingung pro Sekunde. Frequenzen wirken in unterschiedlichen Medien auf die Zellen ein (mechanisch, optisch akustisch, induktiv etc.). Diese Formen bestimmen neben der Frequenz und der damit enthaltenen Information über die Wirksamkeit – ein wichtiges Kriterium bei biophysikalischen Behandlungen.

Nicht umsonst wird dem Thema Burnout immer mehr Gewicht zugemessen. Das Burnout-Syndrom zieht Körper und Seele in Mitleidenschaft. Eine Studie der DAK ist mehr als alarmierend. Fast jeder zehnte Arbeitnehmer zwischen dem 15. und 29. Lebensjahr hat körperliche Probleme ohne organische Ursachen. Eine Untersuchung der Techniker Krankenkasse wiederum stellt fest, dass junge Arbeitnehmer doppelt so häufig krankgeschrieben sind wie ihre älteren Kollegen. Allerdings nehme die durchschnittliche Ausfalldauer mit steigendem Alter zu. Der Hauptgrund dafür sind »Krankheiten wie Rückenschmerzen, Herz-Kreislauf-Beschwerden und psychische Störungen, die erfahrungsgemäß sehr langwierig sind« sagte die TK-Expertin Gudrun Ahlers (Bericht im n-tv am 15. Februar 2011 »Immer mehr sind psychisch krank«).

Die regelmäßige Anwendung der Andullationstherapie ermöglicht unserem Körper, Selbstheilungskräfte zurückzugewinnen und damit die Möglichkeiten zu schaffen, sich selbst zu stabilisieren, die Gesundheit zu optimieren und gesund zu bleiben. Die niederfrequenten Schwingungen dieser Therapieform bieten unseren Zellen die richtigen Informationen an, um ihre Funktionen wieder zu normalisieren und sich umfassend regenerieren zu können. Damit ist der Weg zur Selbstheilung geebnet – und zwar nachhaltig. Die Andullationstherapie eröffnet unserem Körper die Möglichkeit, seine Heilung und Gesunderhaltung selbst in die Hand zu nehmen.

Ausreichend intensiv

Um voll wirksam werden zu können, müssen die in unseren Körper übertragenen Frequenzen eine bestimmte Mindestintensität haben. Denn, wie wissenschaftliche Forschungen zeigen, benötigen unsere Zellen sieben bis zehn Sekunden, um sich auf eine spezielle Frequenz einzustellen. Erst dann können sie auch wie gewünscht darauf reagieren und damit die ihnen überbrachten Informationen zur Gesundung auch umsetzen. Die Andullationstherapie lässt ihre Frequenzmuster in unterschiedlichen Zeitspannen mit spezifischen Modulationen auf den Körper einwirken. Damit wird sichergestellt, dass ihre wichtigen Botschaften auch im zellulären Bereich ankommen.

Die Abwechslung macht's ...
Sie möchten ja auch nicht jeden Tag das Gleiche essen. Genauso geht es unseren Zellen. Wird ihnen stets die gleiche Information präsentiert, verpufft die Wirkung sehr schnell. Das liegt daran, dass unsere Zellen relativ schnell reagieren: Sie erkennen eine Frequenz innerhalb weniger Sekunden und antworten auf sie. Bereits nach ca. zwei Minuten haben sie den übermittelten Informationsgehalt umgesetzt und weitergeleitet. Dieses hohe Tempo bringt mit sich, dass übermittelte Informationen von den Zellen sehr schnell als »alter Hut«, als überholt eingestuft werden. Kommt die gleiche Botschaft wieder, schalten die Zellen auf Durchzug – damit bleibt sie ohne Wirkung. Dieser Eigenschaft der Zellen trägt die Andullationstherapie Rechnung: Sie verändert kontinuierlich die Frequenzen, mit denen sie arbeitet. Damit bietet sie den Zellen ordentlich Abwechslung. Mit dem Ergebnis, dass dies einen hochwirksamen therapeutischen Einfluss auf unsere Gesundheit hat.

Gehen Sie in Resonanz
Je genauer dabei eine übermittelte Frequenz einem bestimmen Gewebe oder Organ entspricht, desto besser kann die Informationsübertragung vonstattengehen. Wenn also unsere Zellen die zu ihnen passende Frequenz empfangen, entsteht Resonanz – die Grundlage für die Wirkung biophysikalischer Methoden wie die der Andullationstherapie. Auf diese Weise kommt es zu Reaktionen, die therapeutische Effekte entfalten. Was hinter dem Ganzen steckt, ist ein hochgradig komplexes Phänomen, welches mit stochastischer Resonanz beschrieben wird. Ohne eine chaotische Grundschwingung wäre jede noch so wirksame einzelne Frequenz nicht dauerhaft wirksam. Ein tolles Beispiel ist hier das Katzenschnurren. Ein wohliges und angenehmes Gefühl springt instinktiv auf den menschlichen Betrachter über. Doch wissenschaftliche Ergebnisse zeigen klar und deutlich auf, dass das Schnurren für Katzen weniger ein Wohlfühllaut als eine »Klangtherapie« ist, mit der sie ihren Knochen und Gelenken beim Heilen helfen. Dr. Fritz Florian, Facharzt für Radiologie aus Graz, erforschte jahrelang die heilbringende Frequenzstruktur. »Die Katze schnurrt, um für die tägliche Jagd fit zu bleiben. Schnurrende Katzen bekommen keine Arthro-

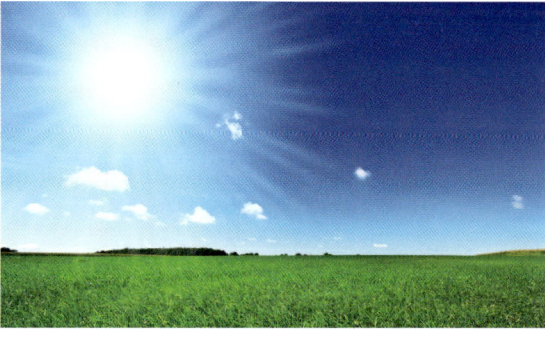

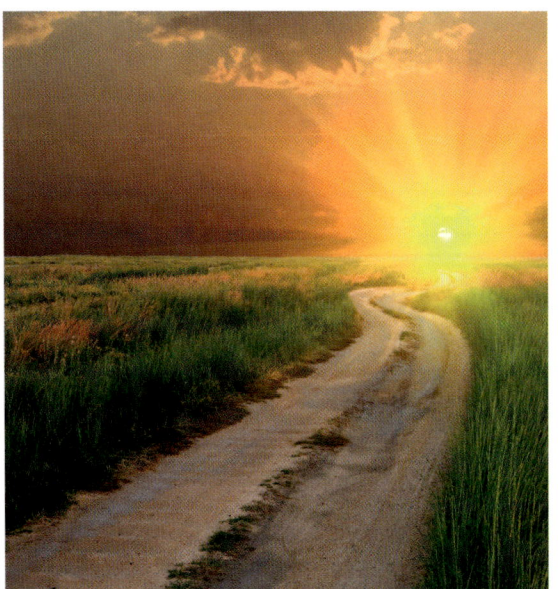

se«, so Dr. Florian in einem Interview mit Radio HitFM vom 08.04.2011. Bestimmte Frequenzbänder bewirken einen Schmerzlinderung und sogar Heilung verschiedener Beschwerden. Es ist bewiesen, dass Katzen sehr widerstandfähig sind und bei Krankheiten sowie Unfallfolgen über Selbstheilungskräfte verfügen. Außer Tigern schnurren fast alle Katzen, sogar Löwen und Geparden. Katzenbesitzer schildern oftmals, dass sie gezielt bei schmerzenden Stellen gerne mal ihre Tiere draufsetzen und sie – durch das Schnurren – Schmerzlinderung erfahren.

Welche Frequenzen setzt die Andullationstherapie für unsere Gesundheit ein?

Schönwetterfrequenzen – umfassend wirksam

Schönes Wetter wirkt wie Medizin auf unseren Körper, Geist und Seele. Blutkreislauf und Stoffwechsel werden angekurbelt, die geistige und körperliche Leistungsfähigkeit wird gesteigert und die Abwehrkräfte gleich mit, ebenso wie das Stimmungsbarometer – um nur einige Effekte zu nennen. Was hinreichend erfahren und auch wissenschaftlich belegt ist, hat seinen Ursprung in der Atmosphäre. In dieser dominieren bei schönem Wetter und Sonnenschein Frequenzen bestimmter Wellenlängen. Diese schwingen im Bereich von zehn Hertz und werden entsprechend »Schönwetter-Frequenzen« genannt. Wie sich in vielen wissenschaftlichen Untersuchungen zeigte, haben Frequenzen von ca. zehn Hertz die besten Effekte auf unsere körperliche, geistige und seelische Gesundheit. Aus diesem Grund wird bei der Andullationstherapie auch vielfach dieser Frequenzbereich eingesetzt – entscheidend für die hohe und umfassende Wirksamkeit dieser biophysikalischen Behandlung.

Jeder Beschwerde ihre Frequenz

Neben den Schönwetter-Frequenzen bedient sich die Andullationstherapie verschiedener anderer Frequenzen. Diese rufen unterschiedliche Wirkungen hervor. So können diese ganz gezielt Ihren jeweiligen Beschwerden angepasst werden.

Kommen Sie in Schwingung

Ein kleiner Auszug aus dem großen Portfolio der erforschten Frequenzen:

1,75 Hz
Diese Frequenz wirkt entzündungshemmend und lässt sich entsprechend gut gegen akute Entzündungen einsetzen. Zugleich entfaltet die Frequenz einen aktivierenden Effekt auf die Durchblutung.

2 Hz
Mit dieser Frequenz kommt es zur besonders guten Erholung der Nerven.

6 bis 16 Hz
In diesem Bereich werden verstärkt Botenstoffe wie beispielsweise das Hormon Prostaglandin aus den Wänden unserer Blutgefäße freigesetzt. Infolge kommt es unter anderem zur Steigerung der Durchblutung.

7 Hz
Diese Frequenz fördert besonders das Knochenwachstum und ist deshalb vor allem hilfreich bei und nach Knochenbrüchen.

10 Hz
Dieser Frequenzbereich führt zur besseren Heilung von Bändern sowie Sehnen und erhöht zudem deren Festigkeit. Darüber hinaus lindert er Schuppenflechte, medizinisch Psoriasis genannt, und wirkt direkt auf unser zentrales Steuersystem EEG. Das heißt, die 10 Hz machen uns glücklich.

15, 20 und 72 Hz
Diese Frequenzen bewirken die Verringerung von Hautnekrosen, bei denen es zum Absterben einzelner Bereiche der Haut kommt. Zugleich fördern sie die Entwicklung von sogenannten Fibroblasten. Das sind Zellen in unserem Bindegewebe, die Kollagen bilden. Deshalb spielen sie eine wichtige Rolle beim Aufbau und der Festigung von Geweben sowie bei der Heilung von Wunden.

25 Hz
Diese Frequenz unterstützt den sogenannten Nervenwachstumsfaktor in seiner Wirkung. Damit hilft sie mit beim Aufbau von Nerven und deren Verbindungen untereinander.

60 Hz
Diese Frequenz ist besonders hilfreich gegen Schwindelgefühle, Übelkeit und Migräne.

1000 Hz
Diese Frequenz führt zu einer Erythrozytenvereinzelung und damit zu einer Erhöhung der Fließeigenschaften des Blutes.

4.400–12.300 Hz
Frequenzen aus diesem Bereich sind vor allem wirksam gegen den Abbau von Knochensubstanz, die Sie möglicherweise auch unter dem Namen Osteoporose kennen werden.

27 MHz
Diese Frequenz bewirkt eine schnellere Heilung von Wunden und Verletzungen. Ebenso verbessert sie die Erholung der Nerven und lindert wirksam Schmerzen.

Altes Wissen

Dass Schwingungen heilsame Wirkungen haben, ist keine neue Erkenntnis. In den traditionellen Medizinsystemen anderer Kulturen bedient man sich bereits seit Jahrhunderten der heilkräftigen Effekte von Vibrationen. Dies gilt allen voran für die traditionelle chinesische Medizin sowie für Ayurveda, die alte Heilkunde Indiens. Beide haben bekanntlich inzwischen ihren Weg aus dem fernen Osten in unsere Breiten gefunden und erfreuen sich hier wachsender Beliebtheit bei Patienten wie Ärzten.

Daneben ist auch von der traditionellen Heilkunde Persiens und Ägyptens bekannt, dass sie Vibrationen gezielt als Therapiemaßnahmen eingesetzt haben. Das erfolgte dort wie auch in China und Indien im Rahmen von Klangschalen, Gong, Gebet oder Gesang. Dieses überlieferte Wissen aus den alten Medizintraditionen gab der modernen Forschung einen weiteren Impuls, die positiven Wirkungen von Schwingungen auf den Menschen zu untersuchen.

Die Entstehungsgeschichte der Andullationstherapie

Die Entwicklung der Andullationstherapie basiert auf den Erkenntnissen aus weltweiten Forschungen über beinahe drei Generationen hinweg. Nachfolgend finden Sie einen kleinen Rückblick auf die interessante Geschichte der Andullationstherapie.

Die positiven Effekte von Schwingungen

Mechanische Schwingungen, sogenannte Vibrationen, können positive Wirkungen auf unseren Organismus ausüben. Eine Tatsache, der sich die Wissenschaft bereits seit längerem bewusst ist. Die erste Niederschrift über therapeutische Effekte von Vibrationen, die in Form eines »schüttelnden Bettes« übermittelt wurden, stammt aus dem Jahr 1949. Dank der guten Erfolge des Schüttelbettes rückte die Möglichkeit, Vibrationen als Behandlungsmethode einzusetzen, in den Mittelpunkt des wissenschaftlichen Interesses. Man begann eifrig, die Wirkungen von mechanischen Schwingungen zu untersuchen. Dies erfolgte unter anderem in Tests an Ratten und Schafen, durchgeführt von Wissenschaftlern der State University in New York (veröffentlicht im Fachmagazin »Nature« Vol.412, S.603–604). Dabei stellte sich beispielsweise heraus, dass mechanische Schwingungen zu einer Zunahme der Knochendichte um satte dreißig Prozent führen. Zudem lassen die Ergebnisse darauf

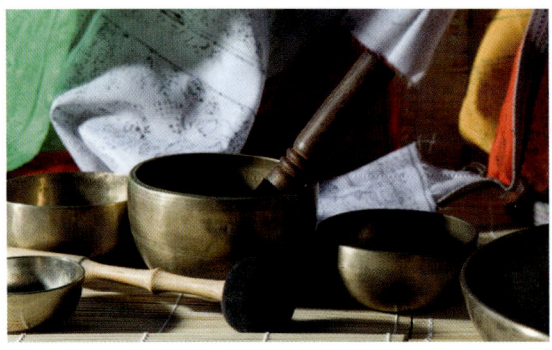

schließen, das schon extrem geringe Belastungen als Therapie ausreichen, wenn die Knochen diesen regelmäßig ausgesetzt werden. Die Vibrationen seien etwa 1000 Mal geringer als eine für das Knochengewebe gefährliche Belastung, zitiert Nature Science Update Clinton Rubin. Die therapeutische Wirkung von Vibrationen wurde, neben tierischen Versuchsreihen, auch in zahlreichen Studien am Menschen untersucht. Darin konnten die positiven Effekte von Schwingungen hinreichend bestätigt werden. So wurde beispielsweise eine Verbesserung der Kniegelenkstabilität belegt.

Untersuchungen an Schlaganfallpatienten zeigten ferner, wie sehr die Kontrolle der Muskeln mittels mechanischer Schwingung verbessert werden kann: Durch ein Vibrationstraining am gesamten Körper optimierte sich die Körperhaltung der Patienten deutlich. Vor dem Hintergrund dieser und anderer Erfolgsmeldungen entwickelten Wissenschaftler schließlich eine eigene Therapieform. Diese hieß zunächst »biomechanische Stimulation«.

Oszillation – Vibration zum Heilen

Aus der erwähnten biomechanischen Stimulation ging nach einigen Jahren die sogenannte Oszillation hervor. Das hatte einerseits zum Ziel, dem therapeutischen Einsatz der Vibration einen anderen Namen zu geben, um ihn somit abzugrenzen. Andererseits sollte die Bezeichnung Oszillation der Tatsache Ausdruck verleihen, dass die Vibrationen nunmehr durch neue technische Möglichkeiten geordnet werden konnten. Mit Beginn des 21. Jahrhunderts wurden die ersten Oszillationsgeräte auf den Markt gebracht.

Andullationstherapie: die Essenz

Diese kontinuierlichen Fortschritte ebneten schließlich der Andullationstherapie den Weg – die Essenz einer langjährigen Forschungsarbeit. Das Verfahren lässt sich in einem breiten Anwendungsspektrum bei zahlreichen Beschwerden erfolgreich einsetzen. Das haben inzwischen viele wissenschaftliche Studien bestätigt.

Fazit: Die Andullationstherapie steht Ihnen bei der Erhaltung und Wiederherstellung Ihres Wohlbefindens wirkungsvoll zur Seite – immer dort, wo es wichtig ist. Denn das biophysikalische Behandlungsverfahren setzt mit seinen tief gehenden Effekten direkt an den Säulen unserer Gesundheit an. Im Mittelpunkt stehen die Frequenzen, die uns überall umgeben und auf alles Einfluss nehmen – auch auf unsere Gesundheit. Damit schafft die Andullationstherapie eine stabile Basis für unser Wohlergehen.

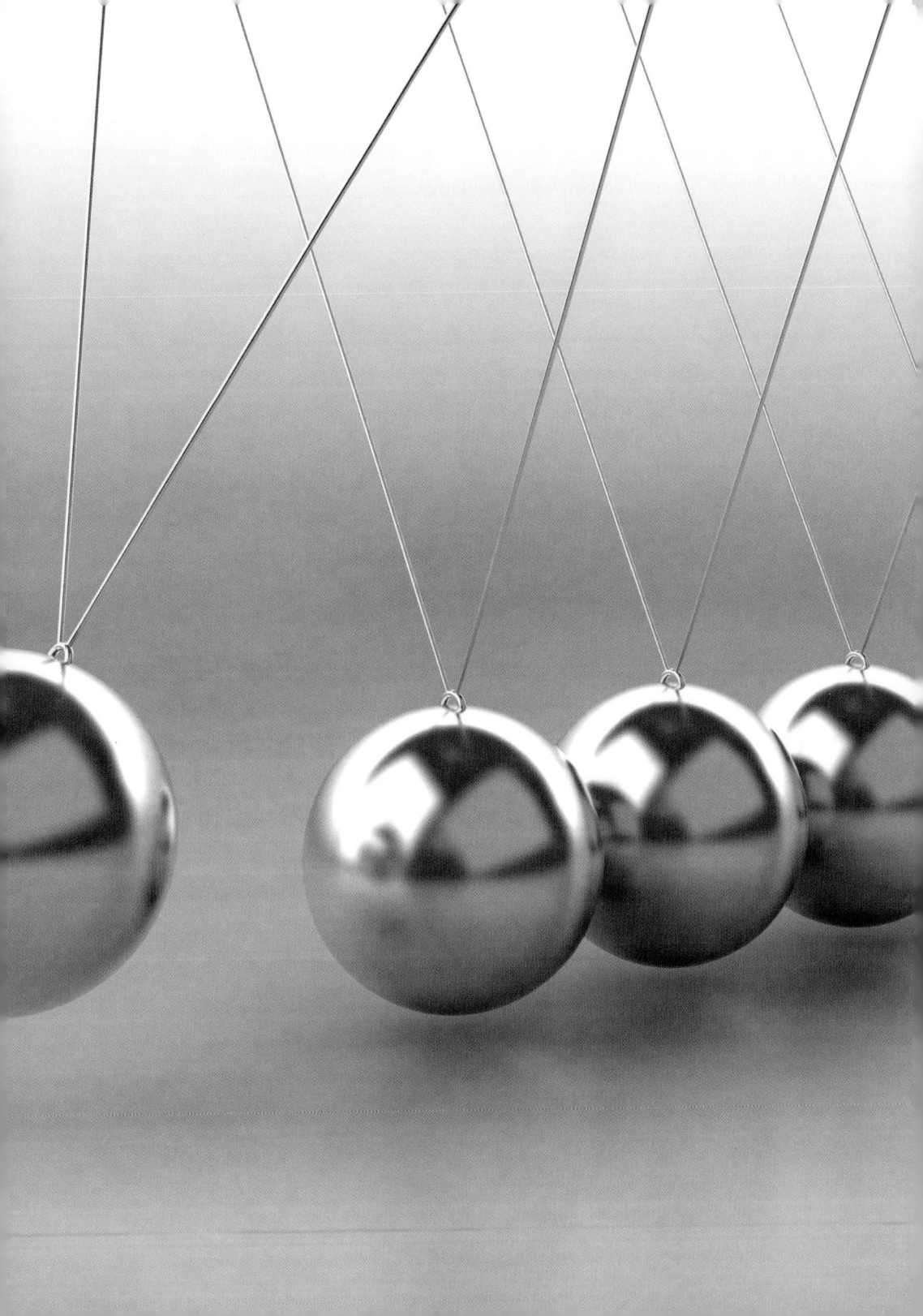

Gesund mit den richtigen Frequenzen

Dank ihrer umfassenden Wirkung kann die Andullationstherapie erfolgreich bei zahlreichen Beschwerden und zur täglichen Pflege unserer Gesundheit eingesetzt werden.

Andullationstherapie – klar im Vorteil

Für jeden von uns in jedem Alter …

»Zu Risiken und Nebenwirkungen lesen Sie …«
Nichts!

Die Andullationstherapie hat keinerlei Nebenwirkungen und birgt keinerlei Risiken, unabhängig davon, wie häufig sie eingesetzt wird. Und das ist auch gut so. Denn Schweizer Wissenschaftler vom Institut für Sozial- und Präventivmedizin der Universität Bern fanden in einer aktuellen Untersuchung heraus, dass populäre Schmerzmittel wie Ibuprofen und Diclofenac das Risiko für tödliche Herz-Kreislauf-Erkrankungen wie Herzinfarkt oder Schlaganfall erhöhen. Schnell greift man zu Schmerztabletten, ohne sich über mögliche Folgen Gedanken zu machen. Der Schweizer Wissenschaftler Peter Jüni und seine Kollegen konzentrierten sich bei ihren Untersuchungen auf die sieben gängigsten Schmerzmittel: NSAID Naproxen (enthalten in Mobilat), Ibuprofen (auch bekannt als Dolormin und Ibutop), Diclofenac (Handelsname: Voltaren), Celecoxib (Celebrex), Etoricoxib (Arcoxia), Rofecoxib und Lumiracoxib (Prexige). Neben medizinischen Datenbanken und Fachzeitschriften wurden zudem 31 Langzeitstudien miteinander verglichen. Insgesamt flossen die Angaben von 116.429 Patienten in ihre Analyse ein, die in der Fachzeitschrift »British Medical Journal« (BMP) im Januar 2011 veröffentlicht wurden.

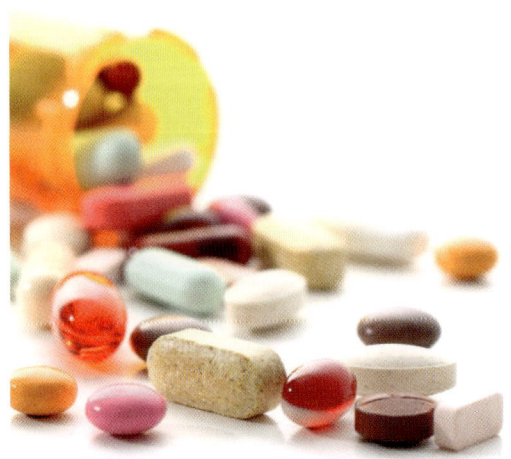

Das Ergebnis war eindeutig und ließ keine Zweifel offen: Alle sieben Stoffe, die zur Klasse der sogenannten NSAR (nichtsteroidale Antirheumatika) gehören, erhöhen bei regelmäßigem Gebrauch das Risiko von Herzinfarkt, Schlaganfall oder anderer Herz-Kreislauf-Krankheiten mit Todesfolge erheblich. Während Rofecoxib und Lumiracoxib die Liste anführen, wenn es um Herzinfarktrisiko geht, ermittelten die Schweizer für Ibuprofen die größte Schlaganfall-Gefahr. Die höchste Sterberate infolge einer Herz-Kreislauf-Störung wurde für die Wirkstoffe Etoricoxib und

Diclofenac festgestellt. Am wenigsten schädlich erschien in der Übersichtsarbeit der Wirkstoff Naproxen. Doch dieser ist wiederum für besonders starke Nebenwirkungen im Magen-Darm-Trakt bekannt. »Die Studie ist das Ergebnis sehr gründlicher Kleinarbeit«, äußerte der Schmerzmittel-Experte Kay Brune der Berliner Zeitung gegenüber (»Die Krux mit dem Schmerz«, 05.02.2011), Professor für Pharmakologie an der Universität Erlangen. Er betonte besonders die Gefahren der Entzündungshemmer für ältere Patienten: »Die Herzinfarktrate kann sich fast verdoppeln, wenn ein älterer Mensch über einen längeren Zeitraum zweimal täglich 75 Milligramm Voltaren mit dem Wirkstoff Diclofenac nimmt.«

Das große Ganze im Griff ...

Medikamente werden in der Regel eingesetzt, um in einem bestimmten Bereich unseres Organismus einen therapeutischen Hebel anzusetzen. Sie sollen zielgerichtet an einer Stelle in eine Funktion eingreifen und dort ihre Aufgabe erfüllen. Oft kann dies nur erreicht werden, wenn der gesamte Körper mit einer hohen Dosis überschwemmt wird, in der Hoffnung, dass es dann auch an der Stelle wirkt, wo die Beschwerde besteht. Sehr zum Leidwesen umliegender Organe, die eine Medikamentenwirkung abbekommen, die für sie nicht bestimmt war. Nebenwirkungen sind dadurch vorprogrammiert. Liegen weitere Störungen in einem anderen Bereich unseres Körpers vor, müssen weitere Wirkstoffe ran. Das kann dann bei mehreren Erkrankungen zugleich zu fatalen Wechselwirkungen führen. Hier der Blutdrucksenker, da der Blutverdünner und dort das Schmerzmittel ...

Die Andullationstherapie zielt dagegen nicht nur auf ein spezielles Organ, Organsystem oder eine bestimmte Region unseres Körpers ab. Sie hat unseren gesamten Organismus als Ganzes im Griff und optimiert die Gesundheit. Die grundlegenden Mechanismen wieder in Gang zu setzen, hilft dabei, unseren Organismus wieder ins Lot zu bringen. Dadurch kann sie nebenwirkungsfrei und anders als Medikamente die Ursachen einer Erkrankung beseitigen und nicht nur an deren Symptomen laborieren.

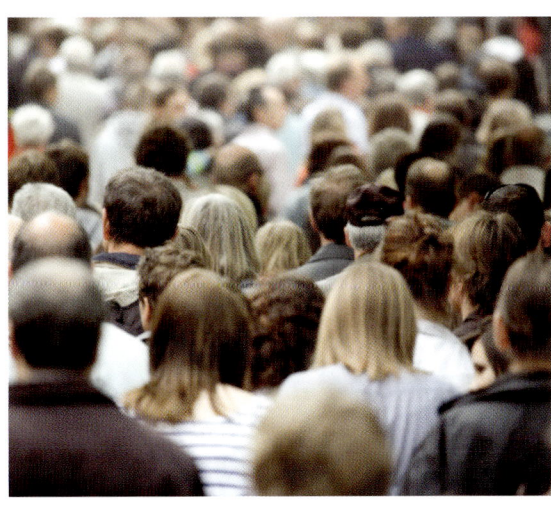

Für jeden jederzeit in jedem Alter

Dies gilt uneingeschränkt – und für jeden, unabhängig vom Geschlecht, Alter, Beschwerdebild, Krankheitszustand usw. Die Andullationstherapie steht Ihnen also im wahrsten Wortsinn in allen Lebenslagen an gesunden wie kranken Tagen hilfreich zur Seite.

Gesund mit den richtigen Frequenzen

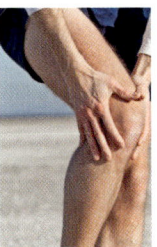

Enormes Einsatzspektrum – Wirksam von Kopf bis Fuß

Aufgrund ihrer vielfältigen Wirkungen verfügt die Andullationstherapie über ein breites Einsatzspektrum im Gegensatz zu vielen anderen Behandlungsmethoden.

Muskeln, Gelenke und Bindegewebe
- Lösen von Muskelverspannungen und -verkrampfungen auch in tiefenmuskulären Bereichen
- Mobilisation der Gelenke
- Aktivierung der Muskulatur
- Beseitigung von Blockaden an Muskeln und Gelenken
- Stimulation der Bauch- und Rückenmuskulatur
- Schnellere Regeneration nach dem Sport
- Lockerung der Muskulatur
- Stärkung und Straffung der Bindegewebe
- Linderung von muskulären Schmerzen
- Verlangsamung von Verschleißerscheinungen

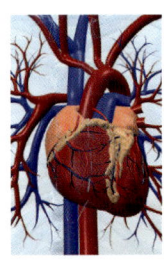

Stoffwechsel und Lymphsystem
- Intensive Anregung des Stoffwechsels
- Unterstützung beim Abbau von Stoffwechselendprodukten
- Förderung der Entschlackung und Entgiftung
- Nachhaltige Aktivierung des Lymphsystems
- Verstärkte Ausscheidung von Wasseransammlungen im Gewebe
- Verbesserung der Flüssigkeitsverteilung im Körper

Herz und Kreislauf
- Anregung der Durchblutung
- Senkung von erhöhtem Blutdruck
- Verbesserung der Blutdruckregulation
- Entspannung und Erweiterung der Blutgefäße
- Verbesserung des Blutflusses
- Schutz der Blutgefäßwände
- Steigerung des »guten« HDL-Cholesterins
- Senkung des »schlechten« LDL-Cholesterins

Nervensystem
- Ausgleich des vegetativen Nervensystems
- Besseres Zusammenspiel von Sympathikus und Parasympathikus
- Mehr Fähigkeiten zur Stressbewältigung
- Höhere Stressresistenz
- Verbesserung der Entspannungsfähigkeit
- Tiefenentspannung aller Strukturen des Körpers

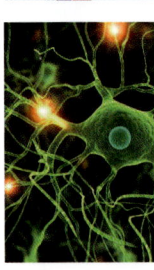

Innere Organe
- Abbau von viszeralem Fett – das ist das gefährliche Fett im Bauchraum
- Anregung der Darmtätigkeit
- Förderung der Organdurchblutung

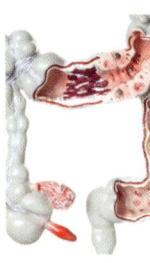

Raus aus der Schmerzfalle
Untersuchungen bei der Andullationstherapie zeigten, dass unmittelbar nach ihrer Anwendung bereits eine deutliche und vor allem anhaltende Linderung von Schmerzen bei regelmäßiger Anwendung spürbar ist.

Selbst unerwünschte Wirkungen von Arzneimitteln wie Nervenschmerzen oder neuropathologische Beschwerden, häufig ausgelöst durch Chemotherapien, werden »mitbehandelt« und anhaltend verbessert.

Vital und erholt beim Sport

Die Andullationstherapie ist wie Sie gelesen haben, sowohl in kranken wie in gesunden Tagen ein überaus wertvoller, weil stets hilfsbereiter Wegbegleiter. So ist sie auch ideal zur Regeneration nach dem Sport: Nach dem Workout sorgt sie dafür, dass Sie sich schnell wieder erholen und neue Energien tanken. Zudem schützt Sie die Andullationstherapie wirksam vor einem Muskelkater sowie vor Muskelverspannungen und -schmerzen.

Auch bevor Sie aktiv werden, sollten Sie ruhig eine Runde mit der Andullationstherapie drehen. Denn das ist bestens zum Aufwärmen und Lockern der Muskeln geeignet. Ganz zu schweigen von den vitalisierenden Effekten, die Sie hervorragend durchstarten lassen.

Da die Andullationstherapie sich so gut zur Vor- und Nachbereitung beim Sport und zur Aktivierung der Muskulatur macht, wird sie auch sehr gerne von Trainern und Sportmedizinern eingesetzt.

Angesichts dieser Fülle an Wirkungen, die eben vorgestellt wurden, können Sie sich vorstellen, wie wirksam die Andullationstherapie bei der Behandlung vieler Beschwerden ist. Welche das im Einzelnen sind und wie Ihnen diese biophysikalische Therapie dabei konkret hilft, lesen Sie im nächsten Kapitel.

Auf dem wissenschaftlichen Prüfstand

Wie erfolgreich die Andullationstherapie in der Behandlung so vieler Erkrankungen ist, haben nicht nur die vielen praktischen Erfahrungen bislang bestätigt. Auch auf dem wissenschaftlichen Prüfstand hat die Andullationstherapie ihre hohe Wirksamkeit in zahlreichen Studien unter Beweis gestellt.

An mehr als 5.000 Probanden konnte die Wirksamkeit der Andullationstherapie aufgezeigt und bestätigt werden. Nachfolgend zeigen Auszüge aus fünf Studien die Resultate auf, die den Nachweis der therapeutischen Wirkung in verschiedenen Beschwerdebereichen erbringen.

Studie 1: Euro Fachhochschule Fresenius
Die Andullationstherapie bei lymphatischen Problemen
Studie über die Wirkung der Andullationstherapie bei Stauungen im venösen und lymphatischen System

Durchführung der Studie: Florian Klein, Offenbach
Gutachter: Prof. Dr. Hanno Felder, 2005
Beurteilung der Ergebnisse der Querschnittsanalyse: Die Andullationstherapie regt das Lymphgefäßsystem positiv an.

Es ist wissenschaftlich nachgewiesen, dass die Auswirkung der Andullationstherapie das Schmerzempfinden von Patienten mit einer Lymphabflussstörung deutlich lindert. Es lässt sich nachweisen, dass neben der subjektiven Schmerzempfindung die physiologisch messbaren Parameter Mobilität des Gelenks, Umfang und Volumen der unteren Extremität in signifikanter Weise auf die Andullationstherapie reagieren. Fast alle Patienten der Untersuchungsgruppe waren während der Intervention eingeschlafen und anschließend sehr entspannt. Die Wärme wurde als sehr wohltuend und angenehm empfunden. Denn durch Reizung von Thermorezeptoren in der Haut werden afferente Nerven stimuliert, die dafür sorgen, dass im zentralen Nervensystem Zentren aktiviert werden, die für eine Verminderung der Schmerzwahrnehmung sorgen. Dies geschieht durch Freisetzung von Stoffen mit schmerzhemmendem Charakter, sog. Endorphinen. Ein weiterer Faktor für die verbesserte Beweglichkeit ist wahrscheinlich das Umfangs- bzw. Volumenmaß, welches sich sehr signifikant reduziert hat und somit das Gelenk leichter und schmerzfreier bewegen ließ. In Bezug auf die vier abhängigen Variablen Schmerzempfinden, Bewegungsausmaß, Schwellungszustand und Körperflüssigkeitshaushalt kann man also von einem therapeutischen Effekt sprechen. Aufgrund der nachgewiesenen physiologischen Reaktionen auf den menschlichen Körper erstrecken sich die Einsatzgebiete der Andullationstherapie von rehabilitativen Bereichen bei Patienten mit Lymphabflussstörungen über präventive Maßnahmen zur Vermeidung von Durchblutungsstörungen, Verspannungen, Kopf und Gliederschmerzen bis hin zu regenerationsfördernden Maßnahmen wie Muskelkater und Abbau von Stoffwechselprodukten.

Studie 2: Europa Fachhochschule Fresenius
Studie über den positiven Effekt auf lymphatische Stauungen durch die Andullationstherapie Studiengang der Physiotherapie Bachelor

Genehmigte Bachelor-Arbeit von Johanna-Charlotte von Busse, Utrecht
Gutachter: Prof. Dr. Hanno Felder, Utrecht, Juni 2008
Zusammenfassung der Ergebnisse: Die Andullationstherapie hat einen eindeutig positiven Effekt auf den Abbau lymphatischer Stauungen.

Die Erfolge:

- Reduktion der Lymphflüssigkeit in den Extremitäten
- Reduktion der Beinumfänge
- Anstieg der Lymphflüssigkeit im Rumpf

Weitere Vorteile bei der Behandlung mit der Andullation

- Effiziente Zusatzbehandlung in der Physiotherapie – manuelle Lymphdrainage
- Geringer Zeitaufwand
- Geringer (kein) Therapeutenaufwand
- Hohe Kostenersparnis
- Fokus auf Beweglichkeitsverbesserung und/oder therapeutisches Wickeln

Studie 3: SPOREG Ambulantes Rehazentrum
Die Andullationstherapie – bei Unbeweglichkeit und Schmerz
Auszug aus der Studie über die physiologische Wirkung der Andullationstherapie auf den menschlichen Organismus

Durchführung der Studie: Dipl. Sportlehrer Reinhard Gebel; Dr. Roland Stutz, Offenbach, 2004

Die Ergebnisse sind in vielerlei Hinsicht überzeugend. Die Andullation hat im Bereich Therapie, Rehabilitation und in der Prävention einen wichtigen Platz in der medizinischen Versorgung.

Nach Analyse der Studien können folgende Aussagen über den Einsatz der Andullationstherapie gemacht werden:

- Deutliche Verbesserung der Wirbelsäulenbeweglichkeit
- Auflösung von Verspannungen im tiefmuskulären Bereich
- Positive Umverteilung im Körperflüssigkeitssystem (Anregung des Lymphsystems)
- Reduktion des subjektiven Schmerzempfindens

Die Andullationstherapie ist ein überaus innovatives und zur Wiederherstellung und Erhaltung der Gesundheit wertvolles Produkt. Es ist für alle Altersgruppen einsetzbar und auch für den Hausgebrauch ideal.

Studie 4: IMR – Institute for Medical Research Lausanne
Die Andullationstherapie bei Stress-Symptomen
Auswirkungen der Andullationstherapie auf physiologische Stressindikatoren

Durchführung der Studie: Prof. Dr. Peter Knolle, IMR-Lausanne, 2006

Von den 500 untersuchten Kurgästen zeigten bei den Eingangsuntersuchungen 415 Kurgäste erhöhte Stressparameter. Die Kurgäste mit geringen Stressindikatoren nahmen an der Analyse nicht teil. Die Kurgäste mit erhöhtem Stressfaktor nahmen freiwillig an der Studie teil und gaben ihr Einverständnis. Die Stressparameter konnten anhand des Verhältnisses der Flächenanteile von niederen (LF) und hohen (HF) Frequenzen im Gesamtfrequenzspektrum aufgezeigt werden und sind auch an der Höhe der Ausschläge zu ersehen. Ein zusätzlicher positiver Effekt der stressreduzierenden Therapie zeigt sich schon bei der Analyse der Herzfrequenzvariabilität unmittelbar nach Anwendung.

Die Variabilität der Herzfrequenz stieg im Durchschnitt um 28 %. Dies allein deutet schon auf einen enormen Zugewinn an Gesundheit im kardiologischen Sinne hin, denn je höher die Variabilität desto anpassungsfähiger ist das Herz-Kreislauf-System. Bei der Gegenüberstellung der Spektralanteile beider Indikatoren vor und nach der Andullationstherapie, lassen sich hochsignifikante Stressreduktionen um 44 % feststellen.

Eine so schnelle und deutliche Reduktion war nicht zu erwarten gewesen. Umso erfreulicher ist die Erkenntnis, dass eine 15-minütige Andullationstherapie dazu führt, den Stress zu reduzieren. Weitere Untersuchungen mit dieser Therapie sollten folgen, um die Auswirkungen in Gänze aufzuklären.

Stressanalyse vor und nach der Andullationstherapie

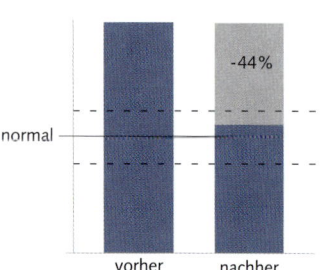
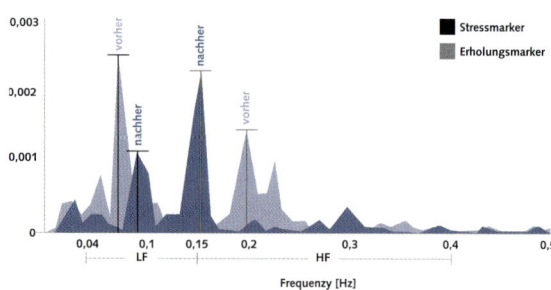

Studie 5: Universität Karlsruhe (TH)
Die Andullationstherapie bei Schmerzen
Studie zum Einfluss der Andullationstherapie auf die Befindlichkeit

Durchführung der Studie: Markus Graf, B.A., Peter Ewig, B.A., 2005
Zusammenfassung und Interpretation: Ziel der Studie war es herauszufinden, ob die Nutzung der Andullationstherapie einen Einfluss auf die Befindlichkeit von Personen hat. Es kann in Anbetracht der erzielten Ergebnisse eindeutig bejaht werden, dass die Nutzung einen positiven Einfluss auf die Befindlichkeit der Testpersonen hatte.

Es konnte auch nachgewiesen werden, dass sich Männer und Frauen bezüglich der Verbesserung der Befindlichkeit nicht überzufällig unterschieden haben. Besonders herauszuheben ist hier der Wert vorher/nachher bei dem dritten Item »Wie entspannt sind Sie?«, der bei der Gesamtstichprobe auf 153 % anstieg. Das ist vor allem vor dem Hintergrund interessant, dass die meisten Menschen in unserer leistungsorientierten Gesellschaft das Wissen um das »Entspannen« verloren zu haben scheinen. Das »Verspannt sein« wird Alltag, und dadurch entsteht eine teuflische Kette: Durch Verspannungen entstehen Schmerzen, ohne dass zunächst körperliche Ursachen erkennbar sind. Die Schmerzverarbeitung zieht wiederum längerfristige Veränderungen nach sich und kann bei Misslingen zu chronischen Beeinträchtigungen führen.

Dies sind körperliche Veränderungen wie emotionale (Unsicherheit, Depressivität, Angst) oder sozioökonomische (reduzierte soziale Kontakte, eingeschränkte Arbeitsfähigkeit). Und genau in diesem Punkt zeigt die Studie das Potenzial der Andullationstherapie: Es hilft den Menschen zu entspannen.

Fazit: Die Andullationstherapie bietet sehr viele Vorteile und hat medikamentösen Behandlungen einiges voraus. Zugleich ist sie von jedem jederzeit anzuwenden und besitzt ein unwahrscheinlich großes Anwendungsspektrum: Diese Therapie schützt und stärkt die Gesundheit auf zahlreichen Ebenen. Zahlreiche Studien belegen die Wirksamkeit und zeigen auf, dass die Therapieform sowohl präventiv als auch bei bereits bestehenden Beschwerdebildern eingesetzt werden kann.

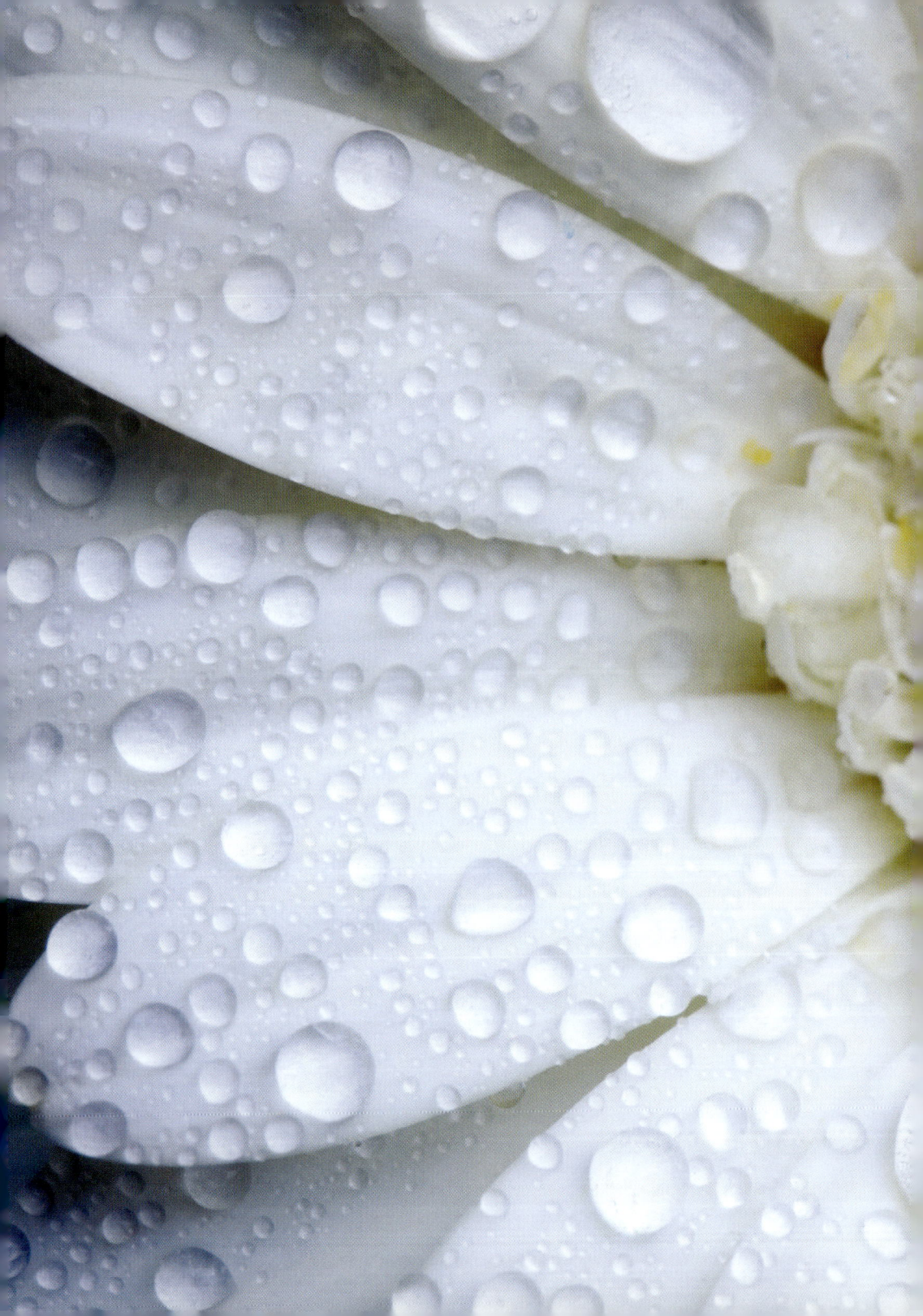

Rundum gesund mit der Andullationstherapie

Die Andullationstherapie setzt an den gemeinsamen Ursachen vieler Beschwerdebilder wirksam und dauerhaft an. Möglich ist dies, weil grundlegende Mechanismen unseres Körpers durch die Frequenzen aktiviert werden.

Dabei ist es irrelevant, ob schon Symptome und Beschwerden vorliegen oder ob man sie empfehlenswerterweise im Sinne der Vorbeugung einsetzt.

Von A bis Z – von Anspannung bis Zellulitis

Wirksam bei zahlreichen Beschwerden

In den vorangegangenen Kapiteln lag der Fokus darauf aufzuzeigen, wie es der Andullationstherapie gelingt, den Organismus wieder zurück zur Quelle der Gesundheit zu führen, ihn auf diese Weise dauerhaft zu heilen und auch wirksam vor Krankheiten zu schützen. Um die Andullationstherapie noch gezielter bei bestimmten Beschwerden einsetzen zu können, ist es notwendig, weitere Kenntnisse zu den einzelnen Beschwerdebildern zu erlangen. Dazu werden hier wesentliche Informationen zu den Ursachen und Symptomen der betreffenden Störungen sowie wissenswerte Details beschrieben und Empfehlungen zur Anwendung der Andullationstherapie gegeben.

Zur besseren Übersichtlichkeit sind die Beschwerden alphabetisch aufgeführt.

Anspannung

Bei immer mehr Menschen steht der Alltag unter dem Diktat von Hektik und Termindruck. Kein Wunder also, dass kontinuierlich die Zahl jener steigt, die unter den Folgen permanenter Anspannung leiden – inzwischen auch Kinder und Jugendliche.

Ursachen von Anspannung

Vorübergehende Belastungen und Stress sind für den Organismus keine Gefahr. Er stellt sich mit seinen Funktionen auf diese Situation ein und kann sie so ohne Schaden bewältigen. Anders sieht es aus, wenn Anspannung und Stress zu Begleitern rund um die Uhr werden. Dann erhält der Organismus keine Gelegenheit mehr, sich zwischendurch wieder zu regenerieren: Seine Mechanismen zur Bewältigung von Stress versagen dann früher oder später ihren Dienst.

Symptome von Anspannung

Die Folgen dauerhafter Überlastung und Anspannung zeigen sich auf allen Ebenen des Organismus – bei einigen der Betroffenen mehr oder schneller, bei den anderen weniger ausgeprägt oder zeitverzögerter. Typische Symptome von Anspannung sind vor allem Nervosität und Gereiztheit sowie Erschöpfungsgefühle und häufig auch Aggressivität. Weitere Anzeichen, mit denen der Körper auf permanente Anspannung reagiert, sind Herzrasen und Herzklopfen, Blutdruckschwankungen sowie erhöhter Blutdruck. Ebenso typisch für Angespanntheit sind Durchfall oder Verstopfung, Rückenschmerzen und nervöse Magenbeschwerden sowie Nackenverspannungen. Bei einigen Menschen zeigt sich dauerhafte Anspannung auch durch Lidzucken, Händezittern, Konzentrationsschwierigkeiten und Kopfschmerzen sowie durch Schlafstörungen. Mitunter führt die Angespanntheit auch zu nachlassender Libido, Stimmungsschwankungen und Ohrgeräuschen (Tinnitus). Diese Symptome lassen in Ruhe und nachts nach, verstärken sich allerdings bei körperlicher und/oder psychischer Belastung, Stress und Lärm rasch wieder.

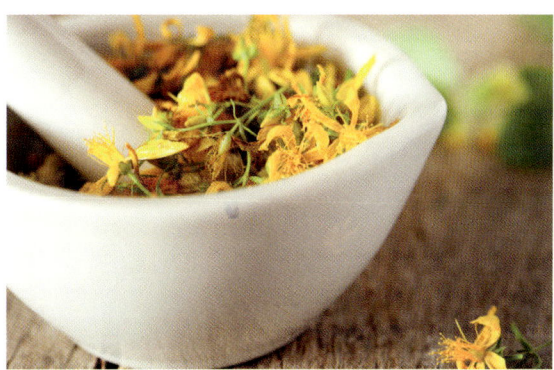

Andullationstherapie bei Anspannung
Zur Behandlung von Anspannung ist die Andullationstherapie prädestiniert. Sie bringt den permanent hochtourig laufenden Sympathikus endlich zur Ruhe und regt im Gegenzug den Parasympathikus an. Mit diesen Wirkungen auf das vegetative Nervensystem führt die Andullationstherapie zu einer tief gehenden und nachhaltigen Entspannung. Die intensiv entspannenden Effekte beruhen darauf, dass das biophysikalische Therapieverfahren zudem die schädliche Wirkung von Stress erheblich reduziert. Erfolgreiche Konzepte einer 15-minütigen Anwendung in der Mittagspause (Powernapping) haben gezeigt, dass die Andullationstherapie Stress abbaut und die zweite Leistungsspitze am Nachmittag garantiert.

Weiterhin wirksam bei Anspannung
Der Anspannung davonlaufen
Körperliche Aktivität eignet sich hervorragend zum Abbau von Anspannung und Stress. Die vermehrte Durchblutung des Körpers wirkt entspannend auf das vegetative Nervensystem. Das stärkt das Nervenkostüm, lässt besser schlafen und wirkt sich positiv auf Entspannungsfähigkeit und Konzentration aus. Weiterhin unterstützt Sport den Abbau von Adrenalin sowie anderen Stresshormonen und reduziert obendrein noch deren schädliche Wirkung. Wichtig ist, eine Sportart zu betreiben, die Freude macht und dabei vor allem nicht wie im Alltag erneut Leistungsdruck erzeugt.

Pflanzliche Arzneimittel
In der »grünen Apotheke« gibt es einige wirksame Mittel gegen Angespanntheit. Bewährte Heilpflanzen sind hier unter anderem Baldrian, Johanniskraut, Hopfen und Melisse. Spezielle Extrakte daraus können in Form von Tabletten oder Tinkturen eingenommen werden. Diese pflanzlichen Arzneimittel gegen Angespanntheit haben den Vorteil, dass bei ihnen keine Gefahr der Abhängigkeit besteht und sie auch so gut wie keine Nebenwirkungen haben.

Autogenes Training

Es gibt einige Techniken, die bereits vielen Menschen aus ihrer dauerhaften Anspannung geholfen haben. Eine davon ist das Autogene Training. Damit kann man sich selbst in einen Zustand tiefer Entspannung versetzen. Dabei laufen Vorgänge ab, die biologisch prinzipiell nicht möglich sind: Atmung, Herzschlag, Blutdruck und andere Prozesse willentlich zu beeinflussen. Doch das Autogene Training geht einen Umweg über das Gehirn. So können körperliche Vorgänge beeinflusst werden, indem Nervenimpulse den Spannungszustand der Muskeln verändern. Eine Kaskade von Reaktionen sorgt ausgehend vom Gehirn dafür, dass körperliche Funktionen wie Atmung oder Verdauungstätigkeiten entspannter ablaufen. Das vegetative Nervensystem wird also gewissermaßen ausgetrickst. Bis das funktioniert, bedarf es allerdings einiger Übung. Deshalb sollte diese Technik zunächst auch unter professioneller Anleitung im Rahmen eines Kurses erlernt werden. Danach kann man das Autogene Training dann jederzeit bei Bedarf zur gezielten Entspannung einsetzen.

Ebenso wissenswert bei Anspannung

Bei anhaltender Anspannung steht das vegetative Nervensystem erheblich unter Druck und gerät damit schließlich aus dem Gleichgewicht. Das hat weitreichende negative Folgen, vor allem auf die Fähigkeit zur Bewältigung von Stress und zum Abbau von Stresshormonen.

Das vegetative Nervensystem

Das vegetative Nervensystem steuert lebenswichtige Körperfunktionen wie unter anderem Herzschlag, Atmung, Blutdruck und Verdauung. Daneben unterliegen auch das Gefäß- und Hormonsystem der Regulation des vegetativen Nervensystems. Diese und die vielen weiteren Funktionen des vegetativen Nervensystems sind allesamt automatisch ablaufende Vorgänge und willentlich nicht beeinflussbar – vor diesem Hintergrund wird es auch »autonomes Nervensystem« genannt. Dessen »Drahtzieher« sind der Sympathikus und der Parasympathikus – Gegenspieler mit gegensätzlichen Wirkungen: Der Sympathikus regt an und aktiviert, während der Parasympathikus entspannt und regeneriert.

Stresshormone haben zwei Seiten

Durch Stress wird der Organismus in erhöhte Alarmbereitschaft versetzt. Dazu werden sogenannte »Stressachsen« mobilisiert. Diese setzen ihrerseits eine Kettenreaktion in Gang, bei der Kaskaden von Botenstoffen ausgeschüttet werden. Am Beginn dieser Reaktion steht der Hypothalamus, die oberste Schaltzentrale im Hormonsystem. Er bringt den Stein ins Rollen, indem er den Corticotropin Releasing Factor (CRF) auf die Reise ins Blut schickt. Dieser bewirkt an der Hirnanhangsdrüse die Freisetzung des Adrenokortikotropen-Hormons (kurz ACTH) dem Stoff, der den Stress verursacht. Denn er gibt der Nebenniere das Signal, die Bildung der Stresshormone Adrenalin, Noradrenalin und Kortisol anzukurbeln. Diese drei Botenstoffe befähigen, schnell und angemessen auf die

Situation zu reagieren, die den Stress auslöst. Steht der Hypothalamus jedoch unter Daueralarm, werden auch ständig Stresshormone ausgeschüttet. Und diese halten den Körper anhaltend unter Hochdruck – das führt ihn langsam, aber sicher in die totale Erschöpfung.

Risikofaktor Dauerstress
Anhaltender Stress ist ein erhebliches gesundheitliches Risiko, denn er macht dem Körper auf allen Ebenen zu schaffen. So greift dauerhafte Anspannung ganz massiv in das ausgewogene Verhältnis sämtlicher Reaktionen auf zellulärer, organischer und emotionaler Ebene ein. Insofern ist dauerhafter Stress als »Gleichgewichtsstörung« zu sehen, welche die körperliche und seelische Gesundheit in hohem Maße beeinträchtigt.

Arteriosklerose

Die Gefäßverkalkung, wie Arteriosklerose umgangssprachlich oft genannt wird, geistert als Schreckgespenst durch die westlichen Industrienationen. Zu Recht, denn sie ist eine enorme Bedrohung für unsere Gesundheit: Arteriosklerose ist unter anderem ein bedeutender Risikofaktor für Herzinfarkt und Schlaganfall.

Ursachen von Arteriosklerose
Der Entstehung der Arteriosklerose liegt ein komplexes Netzwerk an Ursachen zugrunde. Wie bei vielen anderen Erkrankungen sind es keine einzelnen Auslöser, die den schädlichen Prozess in Gang setzen. Vielmehr werden die Funktionen der Gefäßwände durch das Zusammenspiel mehrerer Risikofaktoren aus ihrem Gleichgewicht gebracht. Als da beispielsweise wären: Bluthochdruck, erhöhte Blutfettwerte, Übergewicht sowie Rauchen. Leider addieren sich diese Gefahren nicht einfach, sondern potenzieren sich gegenseitig – und schrauben so das Gesamtrisiko drastisch in die Höhe.

Wie dieses schließlich zur Arteriosklerose führt, ist inzwischen geklärt. Die Schlüsselstelle ist dabei die Wand der Blutgefäße, das sogenannte Endothel – ein eigenes Organ, das eine Reihe von Aufgaben hat. So bildet es Stoffe, welche die Durchblutung regulieren, an entzündlichen Prozessen beteiligt sind und die Stabilität der Gefäßwand beeinflussen. Ebenso sorgt das Endothel dafür, dass sich die Blutgefäße weiten und verengen. Diese wichtigen Abläufe können jedoch nachhaltig durch die genannten und auch andere Risikofaktoren gestört werden. Es kommt zur sogenannten endothe-

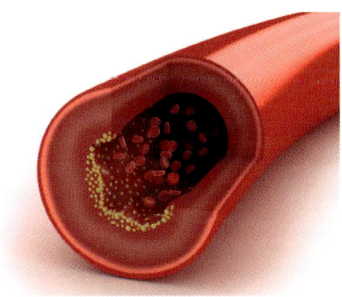

lialen Dysfunktion, womit die Arteriosklerose ihren Lauf nimmt. Nun entstehen an der dünnen Innenhaut der Gefäße Entzündungen und es bilden sich feinste Risse. Diese Schädigungen verändern die Gefäßwände nach und nach. Das begünstigt in hohem Maße die Anlagerung von Blutfetten. An der geschädigten, aufgerauten Oberfläche des Endothels können sich nun Ablagerungen bilden, welche die Gefäße nach und nach verengen – der direkte Weg zur Arteriosklerose.

Symptome von Arteriosklerose
Die Arteriosklerose selbst verursacht keine Beschwerden. Das ist auch das Problem: Sie tut nicht weh, sondern tickt als stille Zeitbombe unbemerkt vor sich hin. Erst wenn der Blutfluss in den Gefäßen deutlich vermindert ist, gibt sich die Arteriosklerose anhand einer Reihe von Symptomen, die jeweils für sich schwerwiegende Erkrankungen sind, zu erkennen. Bei Gefäßverengungen an Becken und Beinen kommt es zur peripheren arteriellen Verschlusskrankheit. Sie wird auch Schaufensterkrankheit genannt, da die Betroffenen durch die auftretenden Schmerzen nach kurzen Gehstrecken zum Anhalten gezwungen werden. Ist die Nierenarterie betroffen, können Bluthochdruck und Nierenschäden bis hin zu Nierenversagen die Folge sein. Da Arteriosklerose die Wand der Aorta, der Hauptschlagader, schwächt, kann es zu einem Aortenaneurysma, einer Erweiterung der Aorta, kommen. Nicht zuletzt entwickeln sich durch die Gefäßverengungen koronare Herzkrankheiten wie Herzschwäche und Angina pectoris. Gefürchtete Folgen sind der Herzinfarkt und der Schlaganfall, deren Risiko durch eine Arteriosklerose massiv erhöht wird.

Andullationstherapie bei Arteriosklerose
Im Kampf gegen die Arteriosklerose ist die Andullationstherapie ein wertvoller Verbündeter. Sie regt die Durchblutung und damit den Blutfluss intensiv an und verbessert die Viskosität, die Fließfähigkeit, des Blutes. Mit all dem fördert sie auch die Funktionsfähigkeit der Gefäßwände. Indem sich diese je nach Erfordernis weit und eng stellen und Entzündungen verhindern, trägt die Andullationstherapie erheblich zum Schutz vor Gefäßablagerungen bei. Zudem reguliert sie den Blutdruck und senkt einen erhöhten.

Damit beseitigt sie einen entscheidenden Risikofaktor für Arteriosklerose. Hierbei kommt der Ausschüttung des Stickstoffmonoxids (Nitrogen Oxid = NO), hervorgerufen durch die Effekte der Andullationstherapie, auf den Zustand der Gefäßwand eine zentrale Bedeutung zu. Weiterhin erhöht die Andullationstherapie das gute HDL-Cholesterin und senkt das schädliche LDL-Cholesterin. Ebenso gleicht sie das vegetative Nervensystem aus, womit sie vor den schädlichen Effekten von Stress schützt und die Resistenz dagegen erhöht – ein weiterer wichtiger Faktor bei Arteriosklerose.

Weiterhin wirksam bei Arteriosklerose

Lebensstil ändern
Neben der konsequenten Meidung der bekannten Risikofaktoren ist vor allem beim Lebensstil Umdenken angesagt. So können regelmäßige körperliche Bewegung und eine Änderung der Essgewohnheiten enorme Verbesserungen bewirken. Das ist umso bedeutsamer, als dass es bis heute kein Medikament gibt, dass die Gefäßablagerungen beseitigt und so die Arteriosklerose heilen könnte.

Aktiv werden
Regelmäßige Bewegung kann die Gesundheit Ihrer Gefäße nicht nur schützen und erhalten, sondern auch wiederherstellen. Je früher Sie diese »Arznei« anwenden, desto besser ist ihre Wirkung. Besonders geeignet für Herz und Kreislauf sind Ausdauersportarten wie Joggen, Walken, Schwimmen oder Radfahren.

Mediterrane Ernährung
Die mediterrane Ernährung hat inzwischen ihren festen Platz unter den Maßnahmen zur Vorbeugung von Herz-Kreislauf-Erkrankungen. In dem, was traditionell rund um das Mittelmeer auf den Tisch kommt, finden sich alle jene Nahrungsfaktoren vereint, die wirksam vor Arteriosklerose schützen können.

Ins richtige Fettnäpfchen treten
Was der Arteriosklerose den Weg bereitet, ist vor allem durch die Art und Zusammensetzung der Fette bedingt. Wie entscheidend es ist, ins richtige Fettnäpfchen zu treten, ist inzwischen hinreichend belegt. Die Bilanz der Blutfette und deren Zusammensetzung spielt eine entscheidende Rolle für die Gesundheit der Gefäße. Zu hohe Triglyzerid- und LDL-Cholesterin-Werte schaden ihr massiv. Das HDL-Cholesterin hingegen bewahrt die Gefäßwände vor Schäden. Das bedeutet auf dem Teller: Essen Sie so viele einfach und mehrfach ungesättigte Fettsäuren und so wenig gesättigte Fettsäuren und Transfette wie möglich.

Medikamentöse Behandlung
Auch wenn es keinen Wirkstoff zur direkten Behandlung der Arteriosklerose gibt, können einige ihrer Risikofaktoren durch Medikamente »entschärft« werden. Dazu gehören Arzneimittel gegen Bluthochdruck sowie zur Senkung erhöhter Blutfettwerte, die sogenannten Lipidsenker. Auch Medikamente zur Blutverdünnung können eingesetzt werden, da diese der Bildung von Blutgerinnseln, den Thrombosen, vorbeugen.

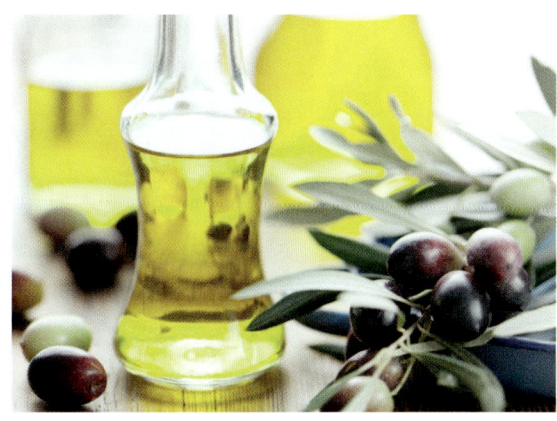

Operative Maßnahmen

Ist eine Arteriosklerose bereits sehr ausgeprägt, können operative Eingriffe erforderlich werden. Dazu gehören das Setzen von Bypässen, die Überbrückung verengter Gefäßstellen sowie das Aufdehnen von verengten Gefäßen mithilfe eines kleinen Ballons, der an einem sogenannten Katheter befestigt ist. Mit einem solchen Katheter lassen sich auch Ablagerungen an den Gefäßwänden abtragen.

Ebenso wissenswert bei Arteriosklerose

Wie dargestellt, lässt sich das Risiko für Arteriosklerose selbst in den Griff kriegen: »Herzgesund leben« lautet das Motto neben einer regelmäßigen Anwendung der Andullationstherapie. Es ist die traditionelle Mittelmeerkost, die das Credo der Ernährungswissenschaft perfekt erfüllt. Das Geheimnis der Mittelmeerküche liegt im Zusammenspiel der Zutaten: Pflanzliche Lebensmittel – Brot und Teigwaren, Gemüse, Salat und Obst – machen den Löwenanteil dessen aus, was täglich auf den Tisch kommt. Fisch und Geflügel werden mehrmals wöchentlich, dunkles Fleisch dagegen nur selten serviert. Milch und Milchprodukte wie Joghurt und Käse gibt es täglich, jedoch in mäßigen Mengen. Diese Dosierung gilt auch für Wein, den man regelmäßig, jedoch vorwiegend zu den Mahlzeiten zu sich nimmt. Die Hauptfettquelle ist Olivenöl. Aus dieser Zusammenstellung des Speiseplans ergibt sich eine optimale Nährstoffbilanz. Mediterran essen heißt: wenig gesättigte Fettsäuren und Trans-Fette, dafür viel einfach und mehrfach ungesättigte Fettsäuren – besonders Omega-3-Fettsäuren. Weiterhin positiv ist der hohe Gehalt an Kohlenhydraten und Ballaststoffen – ganz zu schweigen von den vielen Vitaminen und Mineralstoffen sowie Antioxidantien.

Richtige Fette wählen

Abhängig davon, ob sie gesättigte, einfach ungesättigte oder mehrfach ungesättigte Fettsäuren liefern, haben Fette unterschiedliche Wirkungen. So erhöhen gesättigte Fettsäuren, überwiegend aus tierischen Fetten, das gefäßschädigende LDL im Blut. Ungesättigte Fettsäuren bewirken das genaue Gegenteil. Besonders die mehrfach ungesättigten Fettsäuren haben sich als sehr gesund erwiesen. Da gesättigte Fettsäuren hauptsächlich in tierischen Fetten stecken, sind fette Fleisch- und Wurstwaren, fetter Käse sowie Schweineschmalz, Butter und Sahne gar nicht angesagt. Auch um Cremetorten und Pralinen, fettes Gebäck und Fertigprodukte sollte man besser einen Bogen machen, ebenso um Palm- und Kokosfett, die einzigen Pflanzenfette mit reichlich gesättigten Fettsäuren. Transfette entstehen im Stoffwechsel aus sogenannten teilgehärteten Fetten. Was unser Körper aus ihnen produziert, ist gesundheitlich höchst bedenklich. Deshalb sollte man meiden, was viel Transfette enthält: Allen voran Margarine, Knabbergebäck, wie vor allem Chips, sowie Süßwaren, Kekse, Kuchen und Schokolade. Spitzenreiter sind frittierte Speisen, besonders Pommes frites. Auch Milch und Milchprodukte enthalten einen nicht geringen Prozentsatz der gefährlichen Fette.

Magnesium
Dieses Element ist ein wahres Elixier für das Herz, denn Magnesium wirkt unter anderem der Bildung von Thrombosen und Bluthochdruck entgegen und erhöht das HDL-Cholesterin. Zudem stärkt es die Psyche: Magnesium ist das »Anti-Stress-Mineral«, das hilft, Hektik und Anspannung besser zu bewältigen.

Omega-3-Fettsäuren
Dabei handelt es sich um mehrfach ungesättigte Fettsäuren, welche die Fließeigenschaften des Blutes verbessern und den Gehalt an »gutem« HDL-Cholesterin erhöhen, jenen an »schlechtem« LDL-Cholesterin dafür signifikant senken. Omega-3-Fettsäuren vermindern auch die Verklumpung der Blutplättchen und wirken entzündungshemmend. Aufgrund dieser positiven Effekte sind sie ideal zum Schutz des Herzens geeignet.

Herz in Bewegung bringen
Besonders Ausdauersport ist zur Vorbeugung und Behandlung von Herzbeschwerden überaus wirksam. Sportmediziner empfehlen dreimal wöchentlich dreißig Minuten Ausdauertraining, noch besser sind fünfmal die Woche 45 Minuten.

Blutdruck unter Kontrolle halten
Bluthochdruck ist ebenso wie erhöhter Blutzucker pures Gift für Herz und Gefäße. Schon leicht erhöhte Werte im »hochnormalen Bereich« lassen das kardiale Risiko in die Höhe schnellen. Damit es gar nicht erst soweit kommt, sollten Sie Ihren Blutdruck regelmäßig kontrollieren lassen.

Vom Nikotin trennen
Das wirksamste Herzschutzmittel ist, mit dem Rauchen aufzuhören. Und zwar ganz – denn bereits eine bis vier Zigaretten täglich gefährden Ihr Herz massiv.

Arthritis

Bei Arthritis handelt es sich um eine Entzündung eines oder mehrerer Gelenke. Da sie zu den Erkrankungen des sogenannten rheumatischen Formenkreises gehört, wird Arthritis häufig auch »entzündliches Rheuma« genannt. Die häufigste entzündliche Gelenkerkrankung ist die rheumatoide Arthritis – 800.000 Bundesbürger sind davon betroffen und jährlich kommen bis zu 60.000 neue Fälle dazu. Davon sind zwei Drittel Frauen, denn sie erkranken wesentlich

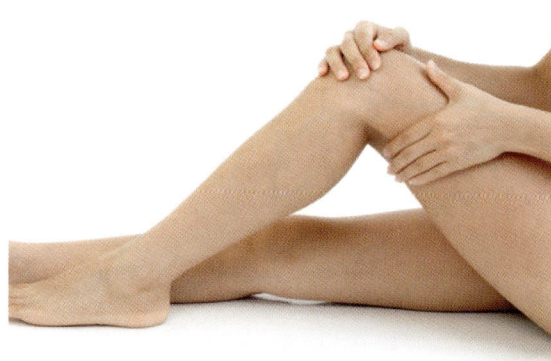

häufiger an den schmerzhaften Gelenkentzündungen. Diese treten meist nicht nur an einem Gelenk, sondern an mehreren Gelenken zugleich auf.

Ursachen von Arthritis

Was zur rheumatoiden Arthritis führt, ist nach wie vor nicht genau geklärt. Vermutet wird als Ursache eine Störung des Immunsystems, eine sogenannte Autoimmunkrankheit. Im Zuge dieser bildet das körpereigene Abwehrsystem Substanzen, die sich gegen die eigenen Gelenke richten, sie angreifen und Entzündungen auslösen. Daneben kann die rheumatoide Arthritis offenbar auch genetisch bedingt sein, die Veranlagung dazu also vererbt werden.

Symptome von Arthritis

Typisch sind nächtliche und morgendliche Schmerzen in den Finger-, Hand-, Knie- und Fußgelenken sowie in den Hüft- und Schultergelenken. Zudem sind die betroffenen Gelenke angeschwollen und morgens nach dem Aufstehen steif. Diese Morgensteifheit kann länger – bis zu einer Stunde – anhalten. Häufig sind die erkrankten Gelenke gerötet und verdickt, unter anderem bedingt durch sogenannte rheumatoide Knoten.

Nach und nach führen diese Beschwerden zur zunehmenden Einschränkung der Beweglichkeit. Es kommt zu irreparablen krankhaften Veränderungen und Fehlstellungen der Gelenke. Häufig sind Schwanenhalsdeformationen, bei denen das letzte Fingerglied nach unten wegknickt, sowie Knopflochdeformationen, bei denen die Knöchel der Fingermittelgelenke nach oben treten. Auch die Muskeln an den Gelenken werden in Mitleidenschaft gezogen – sie verkürzen und versteifen sich. Das alles führt dazu, dass ganz banale Dinge des Alltags, wie das Halten von Besteck oder das Schnüren der Schuhe, den Patienten immer mehr Probleme bereiten – und zwar sehr schmerzhafte.

Im weiteren Verlauf der Erkrankung beschränken sich die Beschwerden schließlich nicht mehr auf die Gelenke, sondern können auch auf die Augen sowie auf Organe wie Lunge und Herz übergreifen. Das zeigt sich beispielsweise in einer Entzündung der Augenwand, des Herzbeutels oder einer Rippenfellentzündung.

Andullationstherapie bei Arthritis

Bei der rheumatoiden Arthritis handelt es sich keineswegs um ein »Zipperlein«, sondern um eine ernst zu nehmende Erkrankung, die möglichst rasch behandelt werden muss. Denn schreiten die Entzündungen in den Gelenken unbehandelt weiter fort, werden diese irreparabel zerstört – ein Prozess, den es zu stoppen gilt. Hierzu empfiehlt sich die Andullationstherapie. Sie bewirkt eine schnelle Linderung der akuten Symptome und hält die Zerstörung der Gelenke durch die Entzündung auf. Das Immunsystem wird gestärkt und der Stoffwechsel aktiviert. Auf diese Weise können bleibende Gelenkschäden vermieden und ihre Bewegungsfähigkeit dauerhaft gesichert werden.

Weiterhin wirksam bei Arthritis
Medikamentöse Behandlung
Hier steht inzwischen eine Reihe von Arzneimitteln zur Verfügung. Dazu gehören kortisonhaltige Medikamente, wie unter anderem Prednison zur Hemmung der Gelenkentzündungen, sowie kortisonfreie Antirheumatika, wie beispielsweise Methotrexat. Mit zum Behandlungskanon gehören auch nicht-steroidale Antirheumatika (kurz NSAR), wie unter anderem Diclofenac und Naproxen.

(Siehe Schmerzmittelstudie – S. 40 ff.)

Biologika
Neben diesen sogenannten Basismedikamenten kommen seit einigen Jahren auch Biologika, wie etwa TNF-alpha-Hemmer, bei Arthritis zum Einsatz. Dabei handelt es sich um molekularbiologisch hergestellte Wirkstoffe, die direkt in die Entzündungsprozesse an den Gelenken eingreifen: Sie blockieren die vom körpereigenen Immunsystem produzierten Entzündungsstoffe in ihrem schädlichen Wirken. Das ist einerseits effektiv gegen die Arthritis, schwächt andererseits jedoch die Abwehrkräfte. So kann es beispielsweise zu einer erhöhten Infektanfälligkeit der mit Biologika behandelten Patienten kommen.

Physio- und Ergotherapie
Begleitend zur medikamentösen Behandlung sollte gezielte Krankengymnastik und Ergotherapie erfolgen, um die Beweglichkeit der Gelenke zu fördern und zu erhalten.

Kältebehandlung
Kälte lindert die Schmerzen und lässt auch die Schwellungen an den Gelenken zurückgehen. Dazu kann man Eisbeutel oder spezielle mit Gel gefüllte Kühlbeutel mehrmals täglich auf die erkrankten Gelenke legen. Dies jedoch nicht länger als fünf Minuten und stets mit einem Tuch umhüllt, um die Haut vor Erfrierungen zu schützen.

Operative Maßnahmen
Mitunter, wenn die Arthritis ein Gelenk bereits sehr stark beeinträchtigt hat, kann eine Operation erforderlich werden – und dann möglicherweise auch der Ersatz des betroffenen Gelenks.

Ebenso wissenswert bei Arthritis
Wer die ersten Anzeichen einer Arthritis verspürt, sollte nicht lange warten, bevor er aktiv wird.

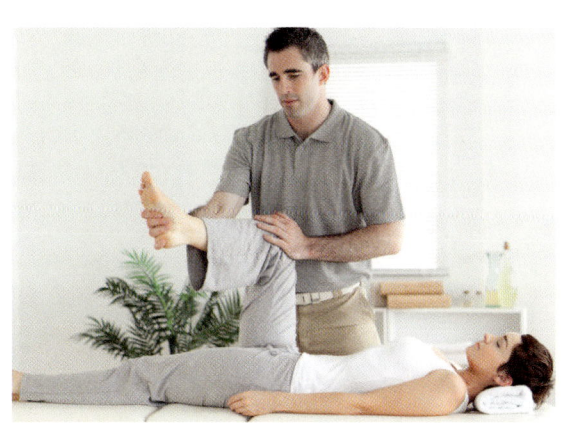

Frühzeitiger Behandlungsbeginn ist erfolgreicher Gelenkschutz
Je schneller reagiert wird, desto besser können nachhaltige Gelenkschäden vermieden und die körperliche Beweglichkeit erhalten werden. Oberste Priorität bei der Behandlung, darauf weisen Experten immer wieder hin, hat die Verhinderung von sogenannten Gelenkerosionen, die das Gelenkgewebe zerstören. Um so bald wie möglich gegen die Gelenkentzündungen vorgehen zu können, ist eine genaue Abklärung der Beschwerden erforderlich.

Diagnose
Zur Diagnose der Arthritis erfolgen mehrere Untersuchungen. Zum einen wird ein Blutbild erstellt, um Veränderungen bestimmter Werte zu erkennen. Dazu gehören die Entzündungswerte, die Geschwindigkeit der Blutsenkung (kurz BSG) sowie die Konzentration des sogenannten C-reaktiven-Proteins (kurz CRP). Bestimmt wird auch der Rheumafaktor im Blut: Antikörper, die körpereigenes Gewebe wie die Gelenke angreifen. Allerdings lässt sich der Rheumafaktor nur bei rund achtzig Prozent der Patienten nachweisen – und ist daher kein hundertprozentiges Indiz für das Vorliegen einer Arthritis. Unerlässlich zur Diagnosestellung sind zum anderen Röntgenaufnahmen der Gelenke, die die Beschwerden bereiten. So lassen sich typische arthritische Veränderungen frühzeitig feststellen.

Wer rastet, der rostet ...
Das trifft vor allem für Gelenke zu: Regelmäßige Bewegung ist die Grundvoraussetzung für die Gesunderhaltung der Knorpel und damit auch der Gelenke. Denn bei körperlicher Aktivität wird die Durchblutung angekurbelt. Erst dies gewährleistet die ausreichende Versorgung der Gelenke mit Nährstoffen – Mineralstoffen, Zucker und Eiweißen, unerlässliches »Futter« für die Knorpel. Zugleich werden die Gelenke durch Bewegung besser von Abbauprodukten und Schadstoffen befreit und die mechanische Stimulation führt zu einer verstärkten Aktivität der Knorpelzellen.

Wichtig ist, die Gelenke nicht zu stark zu belasten, sondern regelmäßig zu bewegen. Dazu eignen sich gelenkschonende Sportarten wie Rückenschwimmen, Gymnastik, Radfahren, Skilanglauf, Wandern, Walking und Nordic Walking. Sportarten, welche die Gelenke dagegen strapazieren und gemieden werden sollten, sind Tennis, Squash, Joggen auf hartem Untergrund, Hand- und Fußball, Bergsteigen, alpiner Skilauf und Kraftsport mit hoher Gewichtsbelastung, wie Hanteln stemmen.

Arthrose

Arthrose ist eine der häufigsten Abnutzungserscheinungen an den Gelenken: Jeder zehnte bis zwanzigste Bundesbürger zwischen fünfzig und sechzig ist Schätzungen zufolge davon betroffen. Der Verschleiß führt zu einer fortschreitenden

Zerstörung des Gelenkknorpels. Zudem können die Kapsel des Gelenks sowie die umliegende Muskulatur betroffen sein. Nach und nach verkümmert das Knorpelgewebe und schließlich kann das Gelenk nicht mehr reibungslos bewegt werden.

Ursachen von Arthrose
Die Vorgänge, die hinter einer Arthrose stehen, sind noch nicht genau geklärt. Widerlegt ist jedoch inzwischen die Annahme, Arthrose sei altersbedingt. Zwar stellt das Alter einen Risikofaktor dar, da mit den Jahren Elastizität und Belastbarkeit des Gelenkknorpels zurückgehen. Doch auch bei vielen jüngeren Menschen lassen sich bereits erste Verschleißerscheinungen an den Gelenken feststellen. So wird heute angenommen, dass Arthrose durch ein Zusammenspiel mehrerer Faktoren entsteht:

Verletzungen und Unfälle
Rund ein Drittel der Arthrosen ist durch Verletzungen und Unfälle bedingt. Um die Degeneration des Gelenkknorpels in Gang zu setzen, genügen bereits kleinste Verletzungen: Selbst kleine Risse in Sehnen und Bändern beeinträchtigen den Knorpel.

Anhaltende Überlastung
Werden bestimmte Bewegungen Tag für Tag und über Jahre hinweg ausgeführt, kann dies zur Überlastung der betreffenden Gelenke führen: Berufsbedingte Arthrosen sind keine Seltenheit. Auch Überlastung durch Übergewicht ist Gift für die Gelenke.

Vererbung
Die Ursache für Arthrose kann auch in den Genen liegen: Studien haben bestätigt, dass erbliche Veranlagung mit für den Verschleiß der Gelenke verantwortlich ist.

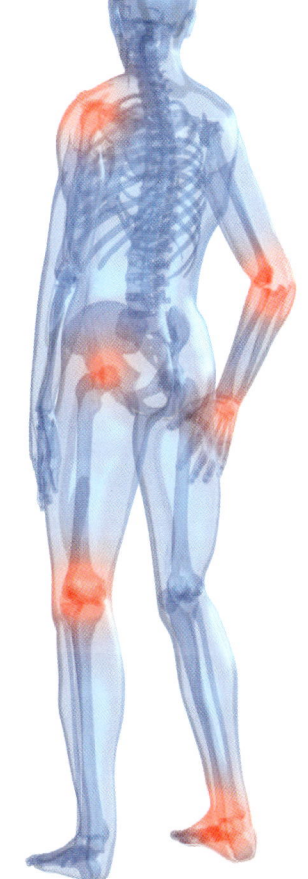

Fehlstellungen
Manche Menschen haben eine angeborene Fehlstellung eines Gelenks. Dies kann dessen Abbau beschleunigen.

Symptome von Arthrose
Typische Anzeichen sind Spannungsgefühle und Steifheit morgens im betroffenen Gelenk. Ebenso charakteristisch sind sogenannte Anlaufschmerzen: Zu Beginn einer Bewegung sind die Schmerzen heftig, lassen jedoch bei weiterer Belastung langsam nach. Weitere Symptome einer Arthrose sind knirschende und knackende Geräusche beim Bewegen des Gelenks sowie Muskelverspannungen und Schwellungen rund um das Gelenk. Viele der Betroffenen haben auch eine erhöhte Empfindlichkeit gegen feucht-kaltes Wetter. Je weiter der Verschleiß des Gelenks fortschreitet, desto intensiver werden schließlich die Symptome: Die Schmerzen treten häufiger und auch in Ruhe auf, und die Bewegungsfähigkeit des erkrankten Gelenks nimmt immer mehr ab.

Andullationstherapie bei Arthrose
Die Andullationstherapie ist zur Behandlung einer Arthrose sehr empfehlenswert. Durch die intensive Aktivierung der Durchblutung bewirkt sie eine tief gehende Entspannung. Muskuläre Verspannungen und Blockaden werden aufgelöst und auf diese Weise die Belastungen von den geschädigten Gelenken genommen. Das zeigt sich in einer umgehenden Reduktion der schmerzhaften Beschwerden. Da diese biophysikalische Therapie auch den Stoffwechsel stark anregt, werden sämtliche Gewebe des Körpers besser mit Sauerstoff und wichtigen Nährstoffen versorgt. Im Zuge dessen können auch die Abnutzungsprozesse in den Gelenkknorpeln gebremst und am weiteren Fortschreiten gehindert werden. All dies bewirkt eine erhebliche Besserung der Beschwerden und schützt vor der Zerstörung der erkrankten Gelenke.

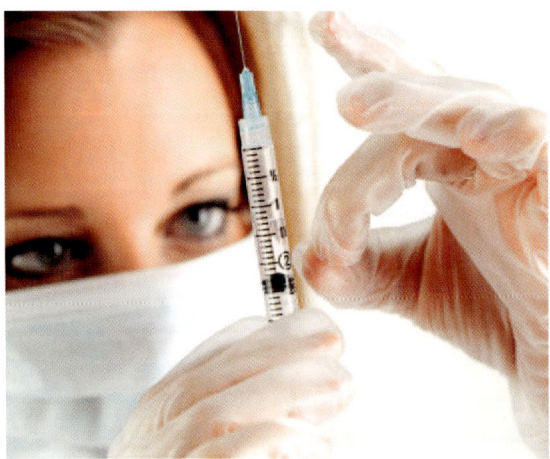

Weiterhin wirksam bei Arthrose
Medikamentöse Behandlung
Solange der Gelenkknorpel noch nicht zu stark beschädigt ist, können auch Medikamente zur Anwendung kommen. Damit sollen die Schmerzen gelindert, Entzündungen gehemmt und so die Bewegungsfähigkeit verbessert werden. Die bekanntesten Arzneimittel bei Gelenkbeschwerden sind nicht-steroidale Antirheumatika (kurz NSAR). Die Bezeichnung »nicht-steroidal« besagt, dass sie kein Kortison enthalten. Dennoch sollten NSAR nur

kurzzeitig und in möglichst geringer Dosierung angewendet werden, da sie zum Teil erhebliche Nebenwirkungen haben. Weitere häufig eingesetzte Medikamente sind selektive Cox-2-Hemmer. Sie wirken ebenfalls gezielt gegen Schmerz und Entzündung, haben aber nicht so viele Nebenwirkungen wie NSAR. Falls die genannten Substanzen nicht ausreichend Besserung bringen, werden Kortisonpräparate eingesetzt. In der Regel als Injektion: Dabei wird Glukokortikoid, das dem körpereigenen Kortikoid verwandt ist, direkt in das erkrankte Gelenk gespritzt. Das hat den Vorteil, dass der Stoff ausschließlich dort wirkt, wo er auch gebraucht wird. Anders als mit Kortison in Tablettenform wird also nicht der gesamte Organismus belastet.

Physiotherapie
Krankengymnastische Übungen verbessern die Beweglichkeit Ihrer Gelenke und wirken schmerzlindernd.

Ersatz der Gelenkflüssigkeit
Diese Behandlung wird besonders bei Kniearthrosen häufig und mit guten Erfolgen eingesetzt. Dabei wird Gelenkflüssigkeit, Hyaluronsäure, direkt in den Gelenkspalt injiziert.

Ebenso wissenswert bei Arthrose
Arthrose ereilt niemanden von heute auf morgen: Der Verschleiß der Gelenke zieht sich vielmehr über viele Jahre hin. Bis jede Belastung des Gelenks Schmerzen verursacht, ist es ein weiter Weg. Dieser schleichende Verlauf ist auch das Tückische. Denn oft wird Arthrose erst erkannt, wenn sie schon fortgeschritten ist. Fatal, denn durch frühzeitiges Erkennen und Behandeln lässt sich viel gewinnen. Daher ist es wichtig, dass Sie die Warnsignale einer Arthrose kennen und durch einen Arzt abklären lassen.

Frühstadium
Ausgangspunkt jeder Arthrose ist ein Defekt im Knorpelüberzug, der sogenannte »Knorpelschaden«. Er ist zunächst meist nur auf kleine Flächen begrenzt, aber keineswegs harmlos: Selbst durch noch so kleine Knorpelschäden kommt es zu einschneidenden Veränderungen im Gelenk. Da auf einigen Abschnitten eine Zusatzlast liegt, werden auf Dauer die unter den erkrankten Knorpelbereichen liegenden Knochen angegriffen – im Röntgenbild erkennbar durch Verdichtungen und Verhärtungen, die den Beginn der Arthrose markieren. Nach und nach lösen sich weitere kleine Knorpelteile ab, die in die Gelenkflüssigkeit gelangen und die Innenhaut des Gelenks angreifen. Dies beschleunigt das Fortschreiten der Arthrose.

Zwischenstadium
Viele Patienten befinden sich in einem Zwischenstadium. Wie lange sich dieses hinzieht, ist individuell verschieden und davon abhängig, wie stark das geschädigte Gelenk belastet wird. Indem der Knorpel nach und nach zurückgeht,

wird der Druck auf den darunter liegenden Knochen immer höher. Das einzige Mittel, ihn auszugleichen, ist ihn besser zu verteilen: Die Gelenkfläche vergrößert sich und bildet dazu knöcherne Ausziehungen, Osteophyten genannt. Diese Auswüchse sind vielfach tastbar und sogar oft von außen am Gelenk zu sehen. Die Veränderungen machen das Gelenk immer unbeweglicher und der Knorpelschaden breitet sich weiter aus.

Spätstadium
Nach und nach ist die Knorpelschicht abgerieben. Die darunter liegenden Knochen liegen nun frei und ohne Schutz auf den Knochen der Gegenseite. Im Röntgenbild ist deutlich zu sehen, dass sich die Knochen direkt berühren. Auch die Gelenkknochen selbst haben sich verändert – sie sind nun wesentlich dichter, härter und daher im Röntgenbild besser erkennbar. Sobald der Gelenkspalt vollkommen verschwunden ist, wird das betroffene Gelenk steif. Zur Behandlung kommen jetzt nur noch eine Operation und ein künstliches Gelenk in Betracht.

Schonen schadet
Verursacht das Bewegen eines Gelenks Schmerzen, nimmt man verständlicherweise ganz unwillkürlich eine Schonhaltung ein – schließlich sollen die Beschwerden, soweit es geht, reduziert werden. Doch mit dem Versuch, das Gelenk zu schonen, fügt man diesem noch mehr Schaden zu. Denn durch das Meiden bestimmter Bewegungsabläufe kommt es zu Verspannungen der Muskeln am Gelenk. Nach einer Weile beginnt der überbeanspruchte Muskel, sich zu verkürzen. Damit zieht er einseitig an dem betroffenen Gelenk, was es zusätzlich belastet.

Gelenkfreundlich bewegen und abnehmen
Die Deutsche Gesellschaft für Sportmedizin und Prävention (DGSP) empfiehlt bei Arthrose vor allem folgende gelenkschonende Sportarten: Gymnastik, Radfahren, Walking, Kraulschwimmen und Aqua-Jogging. Abgesehen von regelmäßiger Bewegung sollte etwaiges Übergewicht abgebaut werden – jedes Kilo zu viel schadet den Gelenken.

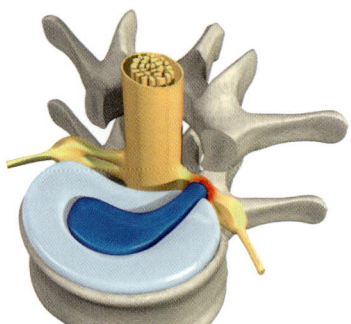

Bandscheibenvorfall
Sie sind die Stoßdämpfer unserer Wirbelsäule: Die 23 Bandscheiben, welche die Wirbelsäule so enorm beweglich machen und vor Erschütterungen schützen. Bis auf den ersten und zweiten Halswirbel sowie dem Kreuz- und Steißbeinwirbel befindet sich zwischen den Wirbelkörpern jeweils eine Bandscheibe. Deren gal-

lertartiger Kern kann verrutschen und den ihn umgebenden Faserkern durchbrechen – es kommt zum Bandscheibenvorfall, medizinisch Diskusprolaps genannt. Er tritt überwiegend im Bereich der Lendenwirbelsäule auf, vor allem zwischen dem vierten und fünften Lendenwirbel.

Ursachen eines Bandscheibenvorfalls

In vielen Fällen ist altersbedingter Verschleiß der Bandscheiben die Ursache. Denn mit den Jahren geht der Wassergehalt im inneren Kern der Bandscheibe zurück. Das nimmt ihr nach und nach die Elastizität und die Fähigkeit, Stöße und Erschütterungen abzudämpfen. Mit der Zeit bilden sich dann Risse im Faserring, was ihn seiner Festigkeit beraubt. Dadurch kann die Bandscheibe schließlich verrutschen und schmerzhaft auf die Nerven des Rückenmarks drücken.

Außer dem Zahn der Zeit nagen auch Fehl- und Überbelastungen der Wirbelsäule, vor allem durch falsches Heben und Tragen von Lasten, an den Bandscheiben und führen zu deren Verschiebung in den Rückenmarkskanal. Eine weitere, im wahrsten Wortsinn gewichtige Ursache von Bandscheibenvorfällen ist Übergewicht.

Symptome eines Bandscheibenvorfalls

Ob und welche Symptome auftreten, hängt davon ab, welche Bandscheibe vorgefallen ist und welche Nervenstrukturen davon betroffen sind. So kann es vorkommen, dass sich keine Schmerzen einstellen – was jedoch leider nur selten der Fall ist. In der Regel haben die Betroffenen vielmehr starke stechende Schmerzen, die akut auftreten und oftmals bis in die Knie und sogar in die Füße ausstrahlen. Typisch sind Kribbeln und Taubheit in der Region, in der sich der Vorfall ereignet hat. Meist sind auch die Muskeln in diesem Bereich geschwächt.

Ein Bandscheibenvorfall kann auch Störungen beim Wasserlassen und Stuhlgang verursachen, die mit einem Taubheitsgefühl an den Genitalien, im Analbereich sowie an den Innenseiten der Oberschenkel einhergehen. Diese Symptome sind Alarmsignale für das sogenannte Kauda-Syndrom, das umgehende ärztliche Behandlung erfordert. Denn um bleibende Schäden an den Nerven, die Lähmungen verursachen können, zu verhindern, muss das vorgefallene Bandscheibengewebe schnellstmöglich operativ entfernt werden.

Andullationstherapie bei Bandscheibenvorfall

Eine sehr wirksame Behandlungsmöglichkeit bietet die Andullationstherapie – dies belegen wissenschaftliche Untersuchungen und bestätigen zahllose praktische Erfahrungen. Sie bewirkt, dass die Muskulatur im Bereich der betroffenen Bandscheibe intensiv entspannt und damit wieder besser durchblutet wird. Dadurch wird der Druck der vorgefallenen Bandscheibe von den Nerven genommen. Das führt umgehend zu einer erheblichen Linderung der Schmerzen.

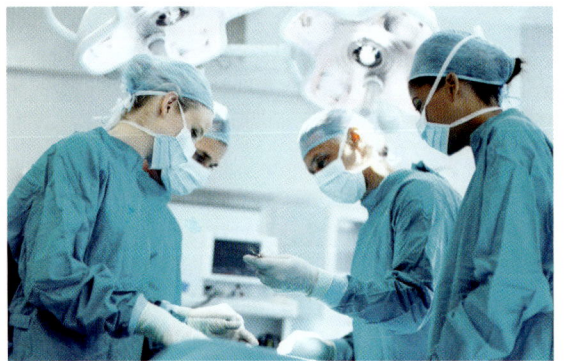

Weiterhin wirksam bei einem Bandscheibenvorfall
Konservative Behandlung

Schonung, Wärmebehandlung und Schmerztherapie über vier bis sechs Wochen hinweg führen in den meisten Fällen zu einer wirksamen Linderung der Beschwerden. Immerhin neunzig Prozent der Patienten können mit diesen konservativen Maßnahmen ohne Operation erfolgreich behandelt werden.

Operativer Eingriff

Falls Schäden an den Nerven und Lähmungen bestehen oder sich die Beschwerden durch konservative Behandlungen nicht bessern, ist eine Operation unumgänglich. Bei solchen Eingriffen werden inzwischen immer häufiger sogenannte minimalinvasive Methoden eingesetzt. Sie erfolgen ambulant unter lokaler Anästhesie und schonen das Gewebe rund um die zu behandelnde Bandscheibe. Allerdings eignen sich minimalinvasive Methoden nur zur Therapie frischer und unkomplizierter Bandscheibenvorfälle. Andernfalls muss eine offene Operation durchgeführt werden, bei der die Bandscheibe dann zum Teil oder komplett entfernt wird.

Ebenso wissenswert bei einem Bandscheibenvorfall

Das schmerzhafte Erlebnis eines Bandscheibenvorfalles ereilt weniger junge Menschen, als jene im »besten Alter«: Die meisten der Patienten sind zwischen 45 und 55 Jahre alt. Bei neunzig Prozent von ihnen sind dann die Lendenwirbel betroffen. Im Bereich der Halswirbelsäule treten Bandscheibenvorfälle eher selten auf. Falls doch, machen sich die Schmerzen in den Armen, Fingern und der Schulterregion bemerkbar.

Aufbau der Bandscheibe

Die gesamte Bandscheibe ist aus Bindegewebe aufgebaut: Ein äußerer fester Faserring, der Anulus fibrosus, umschließt einen weichen, gallertartigen Kern, den Nucleus pulposus. Dieser hat die Fähigkeit, Wasser zu speichern und verleiht der Bandscheibe damit ihre Elastizität. Der Faserring ist mit einem Längsband entlang der Wirbelsäule verbunden und bekommt damit seinen festen Halt.

Im Laufe eines Tages nimmt der Wassergehalt im Kern der Bandscheiben durch die Belastung der Wirbelsäule ab. Das ist der Grund, weshalb wir morgens ein klein wenig größer sind als abends: Der Abstand zwischen den einzelnen Wirbelkörpern wird geringer und wir damit kleiner.

Aufgaben der Bandscheibe
Bandscheiben sind wie Puffer: Sie verhindern, dass die einzelnen Wirbelkörper der Wirbelsäule aufeinander reiben und sich möglicherweise dadurch gegenseitig beeinträchtigen. Darüber hinaus und nicht minder bedeutsam sorgen die Bandscheiben dafür, dass die Wirbelsäule vor Erschütterungen und Stößen geschützt wird.

Untersuchungen bei einem Bandscheibenvorfall
Um festzustellen, in welchem Ausmaß die Nerven durch den Bandscheibenvorfall beschädigt sind, muss eine umfassende neurologische Untersuchung erfolgen. Dabei werden die Reflexe und die Empfindlichkeit sowie die Leitgeschwindigkeit der Nerven im Umfeld der vorgefallenen Bandscheibe überprüft. Weiterhin erfolgt bei einem Bandscheibenvorfall stets eine Pulsmessung an den Beinen beziehungsweise an den Armen, sofern die Halswirbel involviert sind. Dies dient dazu, eine mögliche Störung der Durchblutung durch den Vorfall der Bandscheibe zu erkennen.

Unerlässlich ist ferner das Röntgen jener Region, in der sich der Bandscheibenvorfall ereignet hat. Sogenannte bildgebende Verfahren, wie die Computertomografie und die Magnetresonanztherapie, gehören ebenso zum Kanon der Untersuchungsmethoden bei einem Bandscheibenvorfall. Sie ermöglichen es, einen direkten Einblick in das Rückenmark und die Nerven zu bekommen.

Aktiv weiter behandeln
Einerlei, ob der Bandscheibenvorfall konservativ oder operativ therapiert wurde: Der Patient sollte unbedingt im Anschluss eine aktive Weiterbehandlung bekommen. Diese umfasst gezieltes Training der Bauch- und Rückenmuskulatur sowie physiotherapeutische Maßnahmen. Weiterhin empfehlen sich Ergotherapie sowie eine Stressreduktion. Denn viele der Patienten mit einem Bandscheibenvorfall stehen unter dauerhafter psychosozialer und beruflicher Überlastung.

Bandscheibenvorwölbung

Die Bandscheibenvorwölbung, medizinisch Diskusprotrusion genannt, ist die Vorstufe des Bandscheibenvorfalls. Dabei ist der Gallertkern in ihrem Inneren bereits verrutscht, hat jedoch noch nicht den ihn umgebenden Faserring durchbrochen.

Ursachen einer Bandscheibenvorwölbung

Die Ursachen einer Bandscheibenvorwölbung sind meist in altersbedingtem Verschleiß der betroffenen Bandscheibe zu finden. Denn mit den Jahren geht der Wassergehalt im Gallertkern der Bandscheibe zurück. Das nimmt ihr nach und nach die Elastizität und die Fähigkeit, Stöße und Erschütterungen abzudämpfen.

Ebenso können anhaltende Fehl- und Überbelastungen zu einer Bandscheibenvorwölbung führen. Auch dadurch verliert der Gallertkern zunehmend an Elastizität und Belastbarkeit. Der Faserring kann schließlich ab einem gewissen Zeitpunkt seiner Haltefunktion nicht mehr nachkommen. Er weicht dem Druck des Gallertkerns und wölbt sich über den Rand des Wirbelkörpers hinaus. Eine weitere im wahrsten Wortsinn gewichtige Ursache einer Bandscheibenvorwölbung ist Übergewicht. In seltenen Fällen kann eine Entzündung der Bandscheibe der Auslöser sein.

Symptome einer Bandscheibenvorwölbung
Eine Vorwölbung bereitet in der Regel ebenso starke Schmerzen an der betroffenen Bandscheibe wie ein Vorfall. Die überwiegend stechenden und reißenden Schmerzen können auch in die Arme und Hände sowie in die Beine und Füße ausstrahlen. Mitunter ist auch der Nackenbereich von den Schmerzen betroffen.

Die schmerzenden Bereiche kribbeln, fühlen sich taub an und sind weniger empfindungsfähig als sonst. Durch körperliche Belastung sowie auch bei längerem Sitzen und Stehen verstärken sich die Schmerzen. Daneben kommt es zu Lähmungserscheinungen und Missempfindungen in den schmerzenden Bereichen sowie zu einer sogenannten Strecksteife im Lendenbereich. Die Rückenmuskeln ebenso wie mitunter auch die Beinmuskeln sind geschwächt und verspannt. Weiterhin können Probleme beim Wasserlassen und beim Stuhlgang auftreten. Eine Bandscheibenvorwölbung beeinträchtigt die Bewegungsfähigkeit sehr stark und erschwert zahlreiche alltägliche Tätigkeiten.

Andullationstherapie bei Bandscheibenvorwölbung
Die Andullationstherapie erweist sich als sehr wirksame Behandlung bei einer Vorwölbung der Bandscheibe. Sie bewirkt unter anderem über die Reizung von Rezeptoren in den Blutgefäßen deren Weitstellung. Das führt zu einer intensiven Anregung der Durchblutung und des Lymphflusses – natürlich auch im Bereich der geschädigten Bandscheibe. Die Verspannungen und Blockaden der Wirbelkörper lösen sich und damit erweitert sich der Wirbelzwischenraum. Infolge kommt es umgehend zu einer deutlichen Linderung der Schmerzen. Auf diese Weise kann die Bewegungsfähigkeit wiederhergestellt und auf Dauer erhalten werden. Die Infrarot-Tiefenwärme, die gezielt auf den gesamten Körper einwirkt, fördert die positiven Effekte der Andullationstherapie zusätzlich.

Weiterhin wirksam bei einer Bandscheibenvorwölbung
Konservative Behandlung
Schonung, Wärmebehandlung und Schmerztherapie über einen Zeitraum von mehreren Wochen hinweg führen meist zu einer spürbaren Besserung der Beschwerden: Die Mehrzahl der Patienten können mit diesen konservativen Maßnahmen mit anhaltendem Erfolg behandelt werden.

Gezielter Muskelaufbau
Mit speziellem Muskeltraining werden die Rücken- und Bauchmuskeln gestärkt. Das führt zu einer Entlastung der Bandscheiben und schützt diese vor Schädigungen.

Richtig heben
Schwere Gegenstände sollten ausschließlich aus der Hocke und mit einem gestreckten Rücken gehoben werden.

Ebenso wissenswert bei einer Bandscheibenvorwölbung
Siehe Seite 99.

Beckenschiefstand

Bei einem Beckenschiefstand, auch bekannt als Hüftschiefstand, stehen die beiden Beckenkämme nicht auf der gleichen Höhe. Zum Ausgleich verkrümmt sich die Lendenwirbelsäule zur Seite.

Ursachen eines Beckenschiefstandes
Ein Beckenschiefstand ist in vielen Fällen angeboren oder wurde während der Kindheit erworben. Mitunter geht er auch auf Unfälle oder jahrelange Fehlhaltungen zurück.

Symptome eines Beckenschiefstandes
Die Fehlstellung des Beckens geht mit einer großen Palette an Beschwerden einher. So kann sie die Ursache einer Reihe anderer Erkrankungen des Bewegungsapparates sein, allen voran der Hüften und der Wirbelsäule. Unter anderem kann sich infolge eines Beckenschiefstandes eine sogenannte Skoliose entwickeln. Darunter versteht man eine Seitenverbiegung der Wirbelsäule bei gleichzeitiger Verdrehung der Wirbel. Die Muskulatur kann hier nichts mehr ausrichten.

Des Weiteren bereitet die bei einem Beckenschiefstand meist unterschiedliche Länge der Beine erhebliche Probleme. Denn diese Beinlängendifferenz kann zu Fehlbelastungen der Hüft- und Kniegelenke und damit zu deren vorzeitiger Abnutzung führen. Nicht selten kommt es infolge zu einer Knie- oder Hüftarthrose. Dennoch bleibt anzumerken, dass als Ursache des Beckenschiefstandes selten eine anatomische Beinlängendifferenz gilt. In den meisten Fällen liegen fasziale Züge oder Verkürzungen von muskulären Strukturen vor, die therapeutisch sehr gut zu behandeln sind.

Nicht zu vergessen sind die Schmerzen, die durch einen Beckenschiefstand verursacht werden. Sie sind meist ziehend und beschränken sich keineswegs nur auf den Becken- und Hüftbereich. Vielmehr strahlen sie in die Beine und die Schultern, in den Kopf und Nacken sowie in den Bereich der Halswirbelsäule aus. Die Schmerzen verstärken sich bei körperlicher Belastung und Bewegung.

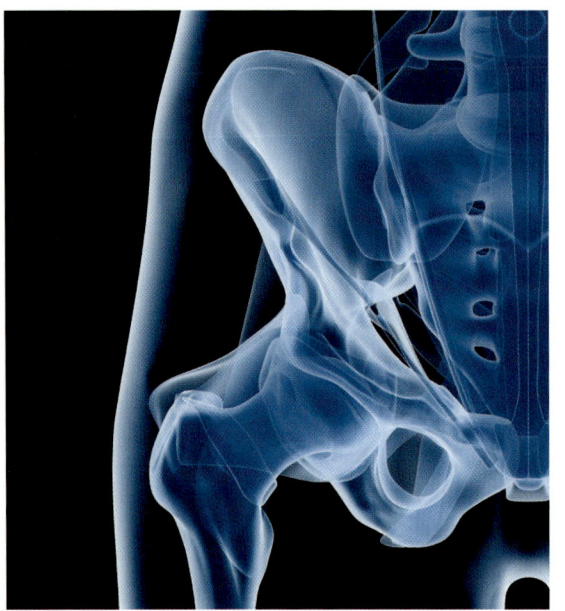

Auch beim Tragen schwerer Lasten nehmen sie zu. Sie schränken die Bewegungsfähigkeit der Betroffenen spürbar ein. Problematisch sind vor allem längeres Stehen und Laufen. Darüber hinaus leiden Patienten mit Beckenschiefstand meist unter starken Muskelverspannungen entlang der Wirbelsäule und im Nacken. Ebenso sind Bandscheibenvorfälle und Beschwerden in den Hüft- und/oder Kniegelenken eine häufige Folge der Fehlstellung des Beckens. Zudem bestehen oftmals Seh- und Konzentrationsstörungen, Schwindelanfälle, Migräneattacken und Ohrensausen. Weitere Beschwerden sind Durchblutungsstörungen in Händen und Füßen, Gangunsicherheiten und Abgespanntheit.

Andullationstherapie bei Beckenschiefstand
Mit der Andullationstherapie lässt sich ein Beckenschiefstand hervorragend behandeln. Sie kann zwar den Höhenunterschied der beiden Beckenkämme bei vorliegender absoluter Beinlängendifferenz nicht beseitigen, die damit einhergehenden Beschwerden indessen wirksam lindern. Diese verschwinden dann nach längerer und regelmäßiger Anwendung vollkommen.

Die hohe Wirksamkeit ist zum einen dadurch bedingt, dass diese biophysikalische Therapie Durchblutung und Stoffwechsel intensiv aktiviert. Damit werden sämtliche Zellen des Körpers erheblich besser mit Sauerstoff und wichtigen Nährstoffen versorgt. Auf diese Weise kann auch der durch den Beckenschiefstand verstärkte Verschleiß der Gelenke – besonders der Knie- und Hüftgelenke – ausgeglichen und an seinem weiteren Fortschreiten gehindert werden. Durch die verstärkte Ausleitung von Schadstoffen und Stoffwechselschlacken wird dieser Effekt noch weiter unterstützt.

Darüber hinaus löst die Andullationstherapie muskuläre Verspannungen und Blockaden der Gelenke in allen vom Beckenschiefstand betroffenen Bereichen effizient und nachhaltig auf. Auch das führt dazu, dass die Schmerzen in kurzer Zeit erheblich gelindert werden und schließlich vollkommen verschwinden.

Weiterhin wirksam bei Beckenschiefstand

Dorn-Therapie
Die von Dieter Dorn begründete Behandlungsmethode kann bei einem Beckenschiefstand mit dazu beitragen, die Längendifferenz der Beine auszugleichen. Dazu werden unter anderem jene Wirbel, die sich durch den Schiefstand in einer falschen Position befinden, durch spezielle Grifftechniken eingerichtet. Zum Teil wird die Dorn-Therapie mit Massagen nach Rudolf Breuß zur Entspannung der Muskulatur und Verstärkung der Behandlungseffekte kombiniert. Bei der Rudolf-Breuß-Massage handelt es sich um eine energetische Massage des Rückens entlang der Wirbelsäule unter Berücksichtigung der Meridiane. Durch den Einsatz von Johanniskraut-Öl werden die Nerven beruhigt und die sanfte, mit relativ wenig Druck ausgeführte Massage führt zu einer tiefen und sofortigen Entspannung.

Gezielte Krankengymnastik
Durch physiotherapeutische Übungen können die durch den Beckenschiefstand hervorgerufenen Beschwerden gelindert werden. Der Schiefstand als solcher wird damit jedoch nicht behoben.

Ebenso wissenswert bei Beckenschiefstand

Um nachvollziehen zu können, weshalb ein Beckenschiefstand so mannigfaltige Beschwerden verursacht, ist es hilfreich, etwas über Aufbau und Funktion der Wirbelsäule sowie der Wirbel selbst zu erfahren.

Aufbau der Wirbelsäule

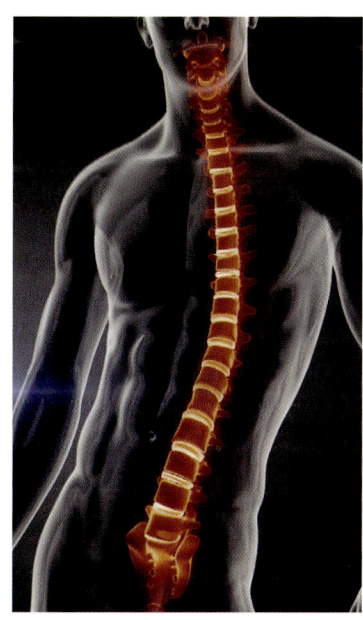

Die Wirbelsäule ist die zentrale Achse des menschlichen Körpers. An ihrem oberen Ende sitzt der Schädel, am unteren Ende das Becken. Die einzelnen Abschnitte der Wirbelsäule sind unterschiedlich geformt. Deshalb weist die Wirbelsäule bei seitlicher Betrachtung eine Doppel-S-Form auf. Dabei wölben sich Hals und Lendenwirbelbereich nach innen, während Brustwirbelsäule sowie Kreuz- und Steißbein eine Wölbung nach außen aufweisen. Von hinten betrachtet hat die Wirbelsäule eine geradlinige Form, die durch Bänder und Sehnen aufrecht gehalten wird. Ursprünglich war die zentrale Körperachse für den vierbeinigen Gang und infolgedessen auf eine unter ihr hängende Last konzipiert. Da der Mensch jedoch im Laufe seiner Evolution einen aufrechten Gang eingenommen hat, musste sich die Wirbelsäule komplett neu anpassen: All ihre Muskeln, Bänder, Bandscheiben, Wirbelgelenke und Nervenstrukturen hatten dieser Veränderung zufolgen.

- Halswirbelsäule: Die Halswirbelsäule muss zwar weniger Lasten tragen als die anderen Bereiche der Wirbelsäule, dafür jedoch volle Beweglichkeit gewährleisten. Daher kommt es in diesem Wirbelsäulenabschnitt häufiger als in den anderen zu Beschwerden durch blockierte Wirbel und verspannte Muskeln.
- Brustwirbelsäule: Die Brustwirbelsäule ist durch die Rippen in ihrer Bewegung einerseits stark eingeschränkt, andererseits aber auch gestützt. Angesichts dessen sind Rückenschmerzen ausgehend von der Brustwirbelsäule eher selten. Wenn in diesem Bereich Schmerzen auftreten, dann meist im Bereich der Rippengelenke. Aufgrund ihrer steten Bewegung im Zuge der Atmung kann es zu sogenannten reflektorischen Rückenschmerzen kommen. Diese starken Schmerzen strahlen bis in den Brustkorb aus und ähneln denen, die bei einem Herzinfarkt auftreten.
- Lendenwirbelsäule: Am häufigsten ist der Bereich der Lendenwirbelsäule von Schmerzen betroffen, da darauf das gesamte Gewicht des Oberkörpers lastet. Die von der Lendenwirbelsäule ausgehenden Schmerzen strahlen oftmals auch in die Beine aus.

Funktionen der Wirbelsäule

Die Wirbelsäule hat zahlreiche Aufgaben. Sie erfüllt wichtige Haltefunktionen, da sie die gesamte Last von Kopf, Hals, Rumpf und Armen trägt. Ebenso ermöglicht die Wirbelsäule zahlreiche Bewegungen. Dank derer lässt sich der Körper nach vorne, nach hinten und zur Seite bewegen, ebenso wie er Drehbewegungen ausführen kann. Darüber hinaus federt die Wirbelsäule den Kopf und das Gehirn gegen Stöße ab, die beim aufrechten Gehen entstehen. Zusammen mit den Rippen schützt sie weiterhin das Rückenmark sowie die inneren Organe.

Die Wirbel

Der tragende Teil der Wirbelsäule zwischen Hals- und Lendenwirbel besteht aus 24 freien Wirbeln. Dazu addieren sich fünf miteinander verwachsene Wirbel im Kreuzbein sowie vier bis fünf verkümmerte und verwachsene Wirbel am Steißbein. Jeder einzelne Wirbel ist nach einem einheitlichen Schema aufgebaut: ein Wirbelkörper, ein Wirbelbogen, ein Dornfortsatz sowie zwei Quer- und vier Gelenkfortsätze. An den Dorn- und Querfortsätzen der einzelnen Wirbel setzen Bänder und Muskeln an, welche die Wirbelsäule stabilisieren. Dieses einheitliche Schema variiert jedoch in den einzelnen Abschnitten der Wirbelsäule. So werden die Wirbel vom Hals abwärts größer, da die Gewichtsbelastung zunimmt und die Beweglichkeit geringer wird.

Bis auf die ersten beiden Halswirbel und die miteinander verschmolzenen Wirbel des Kreuz- und Steißbeins sind alle Wirbel durch eine Bandscheibe miteinander verbunden. Sie wirken als Stoßdämpfer und ermöglichen die Beweglichkeit der Wirbelsäule.

Borreliose

Bei der Borreliose handelt es sich um eine Infektion mit Bakterien namens Borrelia burgdorferi. Diese werden durch Stiche von Zecken auf den Menschen übertragen. Die Infektionskrankheit ist auch bekannt unter der Bezeichnung Lyme-Borreliose. Das kommt daher, dass die ersten Fälle von Borreliose in der US-amerikanischen Kleinstadt Lyme verzeichnet und beschrieben wurden.

Ursachen von Borreliose

Verursacher der Borreliose ist die Bakterienart Borrelia burgdorferi. Diese Bakterien leben im Verdauungstrakt von Zecken. Von dieser Infektion betroffen sind allerdings nur eine Minderheit der Zecken und in unterschiedlichem Ausmaß – je nach Region etwa bis zu 20 Prozent der Tiere. Während die Zecke sticht, um bei einem Wirt wie Mensch oder Hund Blut zu saugen, können die Borrelien übertragen werden.

Bevorzugte Orte für Zecken, um sich festzubeißen, sind feuchte und dunkle Regionen, wie etwa die Achselhöhlen oder der Schambereich. Nach dem Saugen gibt die Zecke Reste von ihrer Blutmahlzeit aus dem Verdauungstrakt wieder in die kleine blutende Wunde des Wirtes ab. Dabei gelangen die Borrelien in den Körper des Wirtes, wo sie dann zur Borreliose führen können. Allerdings ist das nur sehr selten der Fall: In unseren Breiten tritt nur bei zwei bis sechs Prozent der Bevölkerung nach einem Zeckenstich eine Borreliose auf. Diese ist übrigens nicht ansteckend, da die Borreliosen nicht von Mensch zu Mensch oder von Hunden auf den Menschen übertragen werden können.

Symptome von Borreliose

Die Borreliose verläuft in drei Stadien und tritt durch eine Vielfalt an Symptomen in Erscheinung. Bei rund der Hälfte der Infizierten kommt es allerdings zu keinerlei Beschwerden.

Im ersten Stadium, recht rasch nach der Infektion, zeigt sich an der Einstichstelle der Zecke eine Rötung, die sich nach und nach ausbreitet. Dieser rote Fleck wird medizinisch Erythema und umgangssprachlich Wanderröte genannt. Er ist mittig häufig aufgehellt und verursacht keine Schmerzen. Neben der Wanderröte kann es im ersten Stadium der Borreliose zu Fieber und Schwellungen der Lymphknoten, Bindehautentzündung sowie zu Muskel- und Kopfschmerzen kommen. Im zweiten Stadium der Erkrankung, in der Regel wenige Monate nach der Infektion, stellen sich dann brennende Schmerzen im Umfeld der Stichstelle ein.

Weiterhin kann es zu Nervenentzündungen, Lähmungen und Empfindungsstörungen kommen. Auch am Herz können Beschwerden auftreten, wie Rhythmusstörungen oder eine Herzbeutel- oder Herzmuskelentzündung. Mitunter bilden sich rötliche Schwellungen an der Haut, vorzugsweise an den Brustwarzen, Ohrläppchen oder am Hodensack. Das dritte Stadium der Borreliose stellt sich meist erst viele Monate bis Jahre nach der Infektion ein. Es ist gekennzeichnet durch Gelenkentzündungen, die entsprechend Lyme-Arthritis genannt werden. Davon sind meist die Gelenke der Knie, Finger und Zehen sowie des Kiefers und des Ellenbogens betroffen. In schweren Fällen können in diesem Krankheitsstadium an einigen Teilen des Körpers Lähmungen auftreten. Darüber hinaus stellen sich mitunter Hautveränderungen ein, die sogenannte Acrodermatitis atrophicans Herxheimer. Dabei schwillt die Haut bläulich an einigen Körperbereichen an und wird zudem sehr dünn. Selten kommt es in diesem späten Stadium der Borreliose zu mentalen Symptomen wie Konzentrationsschwierigkeiten, nachlassenden kognitiven Fähigkeiten und Koordinationsstörungen.

Andullationstherapie bei Borreliose
In der Behandlung der Borreliose ist die Andullationstherapie ein wertvoller, weil sehr wirksamer Verbündeter. Das gilt vor allem im Hinblick auf die Gelenkbeschwerden, unter anderem durch die Lyme-Arthritis, sowie für die Schmerzen an Muskeln und Gelenken. Bei all diesen Beschwerden bewirkt die Andullationstherapie eine rasche und nachhaltige Linderung. Darüber hinaus verhindert sie eine mögliche Zerstörung der Gelenke durch die Lyme-Arthritis. Auf diese Weise können Gelenkschäden vermieden werden. Durch die stimulierende Wirkung der Andullationstherapie auf Durchblutung und Stoffwechsel kommt es weiterhin zu einer wesentlichen Verbesserung der vielen mit einer Borreliose einhergehenden Beschwerden.

Weiterhin wirksam bei Borreliose
Antibiotika
Wie bei vielen anderen Infektionskrankheiten ist auch bei Borreliose die Einnahme von Antibiotika sinnvoll. Im frühen Stadium der Erkrankung sollte eine zweiwöchige Behandlung mit Wirkstoffen wie etwa Doxycyclin oder Azithromycin erfolgen. Im fortgeschrittenen Stadium der Infektion empfehlen sich antibiotische Substanzen aus der Gruppe der sogenannten Cephalosporine. Diese Antibiotika müssen dann über einen Zeitraum von drei bis vier Wochen eingenommen werden. Natürlich sollte und muss nicht nach jedem Stich einer Zecke vorbeugend gleich zu Antibiotika gegriffen werden – erst bei Vorliegen von ersten Anzeichen für eine Borreliose ist dies erforderlich.

Ebenso wissenswert bei Borreliose
Wie beschrieben, ist nicht jede Zecke mit Borrelien infiziert: Im europäischen Raum ist das bei durchschnittlich zwanzig Prozent der Fall. Die Übertragung auf den Menschen erfolgt ausschließlich in den Sommermonaten.

Vorbeugen

Direkte Vorbeugungsmaßnahmen gegen Borreliose gibt es ebenso wenig wie eine Impfung dagegen. Der beste Schutz ist es, Zeckenstiche zu vermeiden.

Dazu ist es vor allem wichtig, bei längeren Aufenthalten in Regionen oder Bereichen, in denen Zecken häufig vorkommen, solche Kleidungsstücke zu tragen, die viel vom Körper bedecken: lange Hosen und langärmelige Oberteile sowie feste Schuhe. Denn Zecken sitzen besonders gerne in hohem Gras und Sträuchern. Da sie auch von unten durch Hosenbeine geklettert kommen, empfiehlt es sich, diese in die Socken zu stecken. Da kommt dann keine Zecke mehr durch. Gut ist weiterhin, Insektenschutzmittel zu verwenden. Das wirkt auch gegen Zecken, allerdings nur rund zwei Stunden. Danach ist der Schutzeffekt im wahrsten Wortsinn verpufft. Zu Hause angelangt, sollte stets der gesamte Körper aufmerksam auf Zecken untersucht werden.

Zecken richtig entfernen

Ist es trotz aller Vorsicht passiert und eine Zecke hat sich fest gebissen, heißt es rasch, aber auch richtig handeln. Dazu gilt es vor allem, die Zecke möglichst nah über der Haut zu packen und sie dann langsam aus der Haut zu ziehen. Das geht am besten mit einer Pinzette. Wichtig ist, die Zecke herauszuziehen und nicht herauszudrehen, da hierbei ihr Saugrüssel abbrechen und in der Haut verbleiben kann. Ebenso darf der Körper der Zecke nicht gequetscht werden, da sonst möglicherweise die Erreger, die Borrelien, über den Stechrüssel in das Blut des Wirtes gelangen können. Ist es geschafft und die Zecke entfernt, wird die Einstichstelle desinfiziert. Finden sich noch Reste des Tieres, sollte ein Arzt aufgesucht werden. Er kann die Reste dann durch einen kleinen ambulanten Eingriff vollkommen entfernen. Hausmittel wie beispielsweise Alkohol oder Klebstoff zum besseren Entfernen der Zecke sind übrigens absolut tabu! Denn derartige Maßnahmen erhöhen die Infektionsgefahr noch und erleichtern mitnichten die Entfernung des ungebetenen Gastes.

Diagnose

Zur Klärung der Diagnose wird nach der Untersuchung der Einstichstelle eine Blutprobe des Patienten genommen und im Labor untersucht. Finden sich dabei Antikörper gegen Borrelia burgdorferi, ist die Diagnose Borreliose jedoch nicht vollkommen gesichert. Denn die Antikörper gegen die Erreger sind mitunter erst Monate nach dem Stich der Zecke im Blut nachweisbar. Es kann also sein, dass keine Antikörper gefunden werden, der Betreffende aber dennoch mit Borrelien infiziert ist – einfach weil die Blutuntersuchung zu früh stattgefunden hat. Genauso gut kann es vorkommen, dass sich in der Blutprobe Antikörper finden, jedoch keine akute Infektion besteht. Denn die Antikörper sind über Jahre nachweisbar und können damit auch von einer weit früheren Infektion stammen.

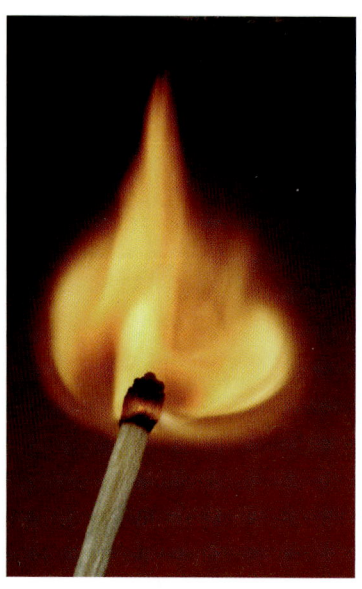

Burnout

Burnout, zu Deutsch »ausgebrannt« und perfekt passend für diesen Zustand der totalen körperlichen und seelischen Erschöpfung. In diesen geraten immer mehr Menschen, denn die Zahl derer, die zu viel Stress über die Grenzen ihrer Belastbarkeit hinaus führt, hat deutlich zugenommen. Und zwar quer durch alle Berufs- und Altersgruppen: Die einstige »Krankheit der Manager« hat sich gewandelt und bedroht uns inzwischen alle.

Ursachen von Burnout

Als Ursache für das Burnout-Syndrom gilt heute übereinstimmend Dauerstress. Wie gut dieser bewältigt und in seinen schädlichen Effekten kompensiert werden kann, ist individuell sehr unterschiedlich. Die sogenannte Anpassungskapazität – die Fähigkeit, Stresssituationen erfolgreich zu meistern – hängt unter anderem von genetischen Voraussetzungen, der Erfahrungsgeschichte und der gesamten aktuellen Reizsituation des Betreffenden ab. Da dauerhafter Stress der Auslöser des Burnouts ist, verwundert die wachsende Zahl der Betroffenen nicht. So bringt die wachsende Belastung im heutigen Berufsleben, die Angst vor dem Verlust des Arbeitsplatzes gepaart mit stetig steigenden Anforderungen immer mehr Menschen über die Grenzen ihrer Leistungsfähigkeit hinaus. Daneben bewirkt der Rückgang sozialer Vernetzungen die Zunahme des Burnout-Syndroms. Wie zahlreiche Studien belegt haben, stellt der Mangel an sozialen Kontakten und persönlichen Bindungen einen eigenständigen Stressor (Bezeichnung für Stressfaktor) dar. Dieser psychische Stress verstärkt die negativen Effekte der Belastungen in Beruf und Privatleben zusätzlich.

Symptome von Burnout

Der dauerhafte Stress fordert seinen Tribut in einer vielfältigen Symptomatik – wie es für ein Syndrom charakteristisch ist. Die einzelnen Symptome des Burnouts werden mittlerweile in vier Komplexe eingeteilt:

- Emotionale Erschöpfung. Sie ist gekennzeichnet durch eine zunehmende Antriebslosigkeit gepaart mit Schuldgefühlen, Frustration, Aggressionen und mangelndem Selbstwertgefühl. Die Betroffenen stumpfen emotional ab und ihre Zweifel am Lebenssinn verstärken sich mit zunehmender Intensität der Erschöpfung bis hin zu Suizidgedanken.

- Sozialer Rückzug. Die abnehmende Konzentrationsfähigkeit macht gesellschaftliche Interaktionen allmählich zu anstrengend. Das verstärkt das Gefühl der Einsamkeit und des Ausgeliefertseins.

- Körperliche Erschöpfung. Sie zeigt sich allen voran in ständiger Müdigkeit, geschwächtem Immunsystem und Muskelverspannungen. Weiterhin typisch sind Ohrgeräusche (Tinnitus), Kopfschmerzen, Herz-Kreislauf-Beschwerden, Rücken- und Gliederschmerzen sowie Schweißausbrüche.

- Schwächung der geistigen Leistungsfähigkeit. Charakteristisch und meist gefürchtet ist das drastische Absinken des Konzentrations- und Erinnerungsvermögens. Auch Kreativität und das Erkennen logischer Sachverhalte gehen deutlich zurück.

Andullationstherapie bei Burnout

Menschen mit Burnout sind gefangen in einer Stressspirale, aus der sie nicht mehr aus eigener Kraft herausfinden. Deshalb ist der wichtigste Schritt bei Burnout, Stress besser meistern zu lernen – was bedeutet, widerstandsfähiger gegen die Auslöser dessen zu werden, was stresst. Medizinisch wird dieser Prozess »Steigerung der Anpassungskapazität« genannt – mit anderen Worten: eine höhere Resistenz gegenüber stressigen Situationen zu erlangen. Und genau das bewirkt die Andullationstherapie: Sie hilft Stress besser zu bewältigen, indem sie die körpereigenen Mechanismen zum Umgang mit Stress intensiv aktiviert. Zudem stoppt die Andullationstherapie den Stress in seinem schädlichen Wirken: Sie bringt den auf hohen Touren laufenden Sympathikus zur Ruhe und regt im Gegenzug den Parasympathikus an. Die Balance der beiden Akteure wird wiederhergestellt.

Weiterhin wirksam bei Burnout

Entspannungstechniken

Die Möglichkeiten, sich effektiv entspannen zu lernen, sind vielfältig. Jeder muss selbst herausfinden, welche Methode ihm am besten hilft. Infrage kommen unter anderem Autogenes Training oder auch Muskelentspannungstraining nach Jacobson. Wer es exotischer mag, kann auch durch Yoga und Meditation zur Entspannung finden.

Dem Stress davonlaufen ...

Regelmäßige körperliche Aktivität ist eine überaus wirksame Maßnahme zum Abbau von Stress und zur Erhöhung der Resistenz dagegen. Denn damit kann der Körper schädlichen Stressreaktionen besser entgegensteuern. Die vermehrte Durchblutung des Körpers wirkt entspannend auf das vegetative Nervensystem. Das stärkt nicht nur das Nervenkostüm und lässt besser schlafen, sondern wirkt sich auch positiv auf Regenerationsfähigkeit und Konzentration aus. Weiterhin unterstützt Sport den Abbau von Adrenalin sowie anderen Stresshormonen und reduziert deren schädliche Wirkungen.

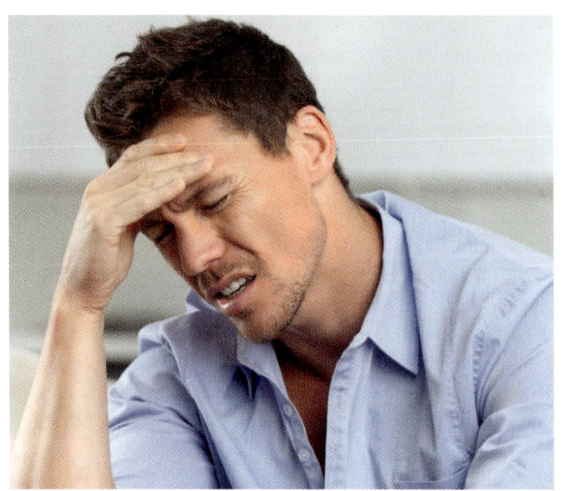

Ebenso wissenswert bei Burnout

Die Weltgesundheitsorganisation (WHO) kürte Stress bereits vor einigen Jahren zur »bedeutsamsten Gesundheitsgefahr des 21. Jahrhunderts«. Doch was eigentlich ist Stress? Über den eigentlichen Kern jenes Phänomens, das uns alle so sehr in Atem hält, herrscht Unklarheit.

Jeder ist anders gestresst

Die Auswirkungen von Stress kennt jeder, allerdings nicht dessen Auslöser. Das hat seinen Grund und der liegt darin, dass Stress bei jedem Menschen durch etwas anderes ausgelöst wird: Nicht das, was auf uns einwirkt, sondern wie wir damit umgehen, macht uns Stress. Mit anderen Worten ist Stress das Ergebnis dessen, wie Anforderungen gedanklich verarbeitet werden. Und das ist individuell sehr unterschiedlich: Was für den einen Stress bedeutet, ist für den anderen Alltagsroutine. Entscheidend ist, wie man die Situation selbst bewertet. Solange wir uns einer Situation gewachsen fühlen, ist alles gut. Sind Leistungen durch Erfolgserlebnisse und Anerkennung gekrönt, hat Stress durchaus sein Gutes und heißt demnach – von griechisch eu = gut – Eu-Stress. Ergeben sich beim Abgleich zwischen den gestellten Anforderungen und den persönlichen Möglichkeiten zu deren Bewältigung jedoch Lücken, entsteht Dis-Stress. Je größer die Kluft, desto stärker ist dieser. Indem jeder Mensch an seinem Stresserleben aktiv beteiligt ist, wird das Problem zwar nicht kleiner, aber lösbarer. Denn damit verfügt jeder auch über eigene Möglichkeiten, mit »seinem« Stress besser umzugehen: Den Schlüssel zur Stressbewältigung tragen wir in uns selbst. Daraus ergeben sich zwei Lösungsansätze. Hat sich gefunden, was Stress macht, kann die Umwelt dahingehend verändert werden, dies – soweit möglich – auszuschalten. Daneben können persönliche Strategien aufgebaut werden, die einen effektiveren Umgang mit all jenem ermöglichen, was stresst, jedoch unabänderlich ist.

Dauerstress – schädlich in jeder Hinsicht

Anhaltender Stress macht dem Körper auf allen Ebenen zu schaffen. Schließlich greift er massiv in das ausgewogene Verhältnis der Abläufe ein, die auf zellulärer, organischer und emotionaler Ebene wirken. Kurz: Dauerstress bringt die körpereigenen Rhythmen durcheinander und uns damit aus der inneren Balance. Insofern ist dauerhafter Stress als »Gleichgewichtsstörung« zu sehen, welche die körperliche und seelische Gesundheit in hohem Maße beeinträchtigt. Worin Dauerstress am meisten Tribut von der Gesundheit fordert, ist Burnout. Als Ursache für das Syndrom gilt in der Forschung heute übereinstimmend dauerhafte Überforderung. Wie gut diese bewältigt und in ihren schädlichen Effekten kompensiert werden kann, ist individuell sehr unterschiedlich. Wird die sogenannte Anpassungskapazität – die Fähigkeit, Stresssituationen erfolgreich zu meistern – überschritten, kommt es zu zahlreichen körperlichen und seelischen Beschwerden.

Schutz und Gefahr zugleich: Stresshormone
Stress versetzt den Körper in erhöhte Alarmbereitschaft, indem er sogenannte »Stressachsen« mobilisiert. Am Beginn dessen steht der Hypothalamus, oberste Schaltzentrale im Hormonsystem. Er schickt den Corticotropin Releasing Factor (CRF) auf die Reise ins Blut. Dieser bewirkt an der Hirnanhangsdrüse die Freisetzung des Adrenokortikotropen Hormons (kurz ACTH), dem Stoff, aus dem der Stress ist: Denn er gibt der Nebenniere das Signal zur Bildung der Stresshormone Adrenalin, Noradrenalin und Kortisol. Diese drei Botenstoffe befähigen, schnell und angemessen auf die Situation zu reagieren, die den Stress auslöst. Steht der Hypothalamus jedoch unter Daueralarm, werden auch ständig Stresshormone ausgeschüttet. Und diese führen den Körper langsam, aber sicher in die totale Erschöpfung – mitten hinein in das Burnout-Syndrom.

Durchblutungsstörungen

Störungen der Durchblutung sind genau genommen keine eigenständige Erkrankung für sich, sondern ein Symptom anderer Erkrankungen, wie beispielsweise Arterienverkalkung (Arteriosklerose). Durch Durchblutungsstörungen ist die Blutversorgung bestimmter Körperregionen oder Organe nicht mehr oder nicht mehr in vollem Umfang gewährleistet – je nachdem, welches Blutgefäß in welchem Ausmaß betroffen ist. Prinzipiell kann es in jedem Blutgefäß des Körpers zu Störungen der Durchblutung und damit zur unzureichenden Zufuhr von Sauerstoff und Nährstoffen kommen.

Ursachen von Durchblutungsstörungen

Die Ursachen von Durchblutungsstörungen sind vielfältig. So kann es durch eine Arteriosklerose dazu kommen, dass der Blutfluss bedingt durch Anlagerungen innerhalb der Arterien behindert ist. Auch eine Embolie kann zu Störungen der Durchblutung führen. Bei einer Embolie ist ein Blutgefäß durch über das Blut eingeschwemmtes Material, wie etwa Fetttröpfchen, oder auch durch Luftblasen plötzlich verstopft. Eine weitere Ursache kann eine Gefäßentzündung sein. Bei dieser sogenannten Vaskulitis sind Blutgefäße entzündlich erkrankt, wobei eine primäre und sekundäre Form voneinander unterschieden werden: Die primäre Vaskulitis ist eine eigenständige entzündlich-rheumatische Erkrankung, während die sekundäre im Rahmen anderer entzündlicher Krankheiten auftritt. Auch Bluthochdruck und Diabetes gehen häufig mit Durch-

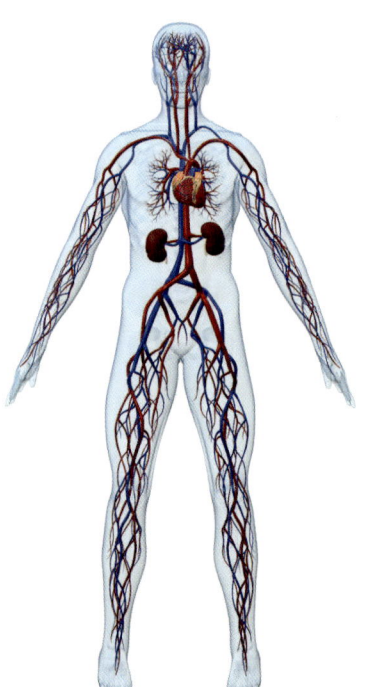

blutungsstörungen einher. Neben den genannten Erkrankungen können auch bestimmte Risikofaktoren zu Störungen der Durchblutung führen. Dazu gehören unter anderem Rauchen, Übergewicht, Bewegungsmangel, Stress und eine zu fettreiche Ernährung.

Symptome von Durchblutungsstörungen
Typische Auswirkungen von Durchblutungsstörungen sind Kältegefühl, Kribbeln und Schmerzen. Im schlimmsten Fall kann es zum Absterben der unterversorgten Region oder eines Organs kommen. Die Ausprägung der einzelnen Symptome hängt allerdings stark davon ab, welche Blutgefäße betroffen sind. So können Durchblutungsstörungen im Darm zu heftigen Schmerzen führen, während diese hingegen im Gehirn nicht zwingend Schmerzen verursachen.

Hier einige Beispiele für die Symptome in verschiedenen Körperbereichen:

Im Gehirn kommt es durch Durchblutungsstörungen zu einem Nachlassen der Hirnfunktionen, beispielsweise erkennbar an Gedächtnisstörungen und Schwindel. Im Herz führen Störungen der Durchblutung unter anderem zu Angina pectoris, in den Nieren zu Bluthochdruck sowie in schweren Fällen zum Versagen eines oder beider dieser Organe. Ist die Aorta betroffen, führt dies zur Erweiterung der Hauptschlagader. Durchblutungsstörungen im Beckenbereich können bei Männern eine Beeinträchtigung der Potenz bewirken.

Andullationstherapie bei Durchblutungsstörungen
Die Andullationstherapie bietet eine der wirksamsten Möglichkeiten zur Behandlung von Durchblutungsstörungen – einerlei, welcher Körperbereich oder welches Organ davon betroffen ist. Durch die Einkoppelung von Frequenzen bestimmter Wellenlänge in den Körper wird vor allem die Viskosität des Blutes verbessert und nachfolgend der Blutfluss intensiv aktiviert. Wie effektiv die Andullationstherapie Durchblutungsstörungen beseitigt, haben wissenschaftliche Untersuchungen ebenso wie praktische Erfahrungen inzwischen hinreichend belegt.

Weiterhin wirksam bei Durchblutungsstörungen

Gezielte Bewegung

Körperliche Aktivität fördert die Durchblutung – dies ist hinreichend bekannt, allerdings leider nicht so hinreichend gut umzusetzen. Doch durch gezieltes Training können Durchblutungsstörungen wirksam behandelt werden, etwa durch Gehtraining, Schwimmen und Radfahren. Auch Krankengymnastik kann mit Erfolg eingesetzt werden.

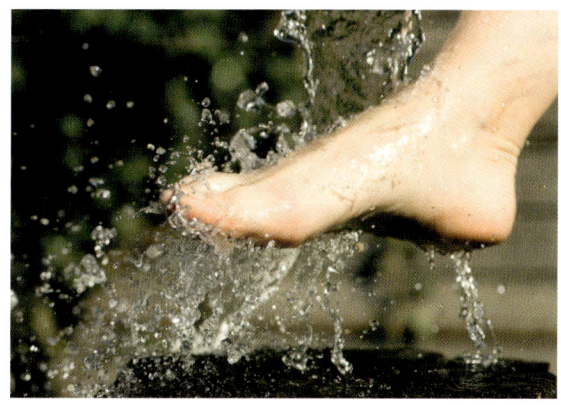

Medikamentöse Behandlung

Durch bestimmte Arzneimittel lassen sich zwar nicht die Ursachen, indessen jedoch die Symptome der Durchblutungsstörungen beseitigen. So werden sogenannte Thrombozytenaggregations-Hemmer zur Verbesserung der Fließeigenschaften des Blutes eingesetzt, beispielsweise Acetylsalicylsäure. Darüber hinaus können Infusionen mit Prostaglandinen die Durchblutung anregen. Zur Linderung von Schmerzen werden nicht-steroidale Antirheumatika (kurz NSAR) oder auch Opiate wie Morphium verabreicht.

Physiotherapie

Einige Anwendungen aus der Physiotherapie haben sich als sehr wirksam gegen Durchblutungsstörungen erwiesen. Dazu gehört beispielsweise das Kohlensäurebad. Auch so manches aus dem Repertoire der Kneipp-Kuren ist hilfreich – etwa aufsteigende warme Armbäder, Wechselgüsse und Wassertreten.

Operative Eingriffe

Ist ein Blutpropf die Ursache der Durchblutungsstörung, kann dieser unter örtlicher Betäubung aus dem Blutgefäß entfernt werden. Sind nur kurze Strecken von Blutgefäßen betroffen, lassen sich diese mithilfe eines Ballonkatheters weiten. Bei dieser sogenannten Gefäßdilatation kann auch ein »Stent« eingesetzt werden, der das Blutgefäß dauerhaft dehnt und offen hält. Die Rede ist von einer Gefäßstütze, einem medizinischen Implantat, das in Hohlorgane eingebracht wird, um sie offen zu halten. Mitunter wird auch ein Eingriff erforderlich, bei dem der verengte Abschnitt des Blutgefäßes freigelegt und das entfernt wird, was zur Verengung geführt hat. Neben diesem Desobliteration genannten Verfahren kann auch ein Bypass gelegt werden. Dieser bildet gewissermaßen eine »Umleitung« um die verengte Stelle des Gefäßes.

Ebenso wissenswert bei Durchblutungsstörungen

Durchblutungsstörungen nehmen zwar mit steigendem Alter zu, können jedoch auch bei jüngeren Menschen auftreten. In jedem Fall sind Männer weitaus häufiger davon betroffen: Das Verhältnis zwischen Mann zu Frau beträgt hier vier zu eins. Generell kann jedes Blutgefäß des Körpers betroffen sein, dennoch kommt es überwiegend in den Beinen zu Störungen.

Durchblutung – unerlässlich zur Funktionsfähigkeit
Mit dem Blut wird der gesamte Körper mit Sauerstoff und Nährstoffen versorgt – jede einzelne Zelle vom Kopf bis zu den Füßen. Ist die Durchblutung in einer Region beeinträchtigt, hat dies sofortige Konsequenzen. Besonders hinsichtlich der Unterversorgung mit Sauerstoff: Je weniger ein Organ oder ein Gewebe, wie beispielsweise ein Muskel, damit versorgt wird, desto mehr schwindet seine Leistungs- und Funktionsfähigkeit. Dabei ist die Fähigkeit, ohne oder nur mit wenig Sauerstoff auszukommen, von Zelle zu Zelle verschieden. Jene Zellen im Gehirn vermögen unter solchen Umständen nur wenige Minuten zu überleben. Zellen in der Leber oder in den Nieren kommen indessen bis zu vier Stunden ohne Sauerstoff aus. Das Herz schafft dies sogar über mehrere Stunden hinweg.

Diagnose von Durchblutungsstörungen
Dass möglicherweise Störungen der Durchblutung vorliegen, wird in der Regel bereits durch die typischen Beschwerden wie Kribbeln oder Kälteempfindungen erkenntlich. Mittels einer Reihe von Untersuchungen kann die Diagnose dann bestätigt werden. Dazu gehört zunächst eine Ultraschalluntersuchung. Mit ihrer Hilfe können Verengungen und Verschlüsse großer Blutgefäße sichtbar gemacht werden. Kleinere Blutgefäße werden mit einer sogenannten Angiografie untersucht. Dabei wird ein Röntgenkontrastmittel direkt in die Schlagader gespritzt. Dieses gelangt in die kleinen Gefäße und macht auch hier Verengungen und Verschlüsse erkennbar – diesmal radiologisch. Weitere Methoden zur Diagnose von Durchblutungsstörungen sind Dopplersonografie, Messungen des Blutdrucks, Elektrokardiogramm (EKG) sowie Untersuchungen von Herz- und Lungenfunktionen.

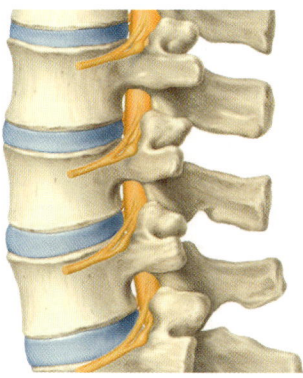

Facettensyndrom

Von einem Facettensyndrom ist bei Abnutzung der kleinen Wirbelgelenke, der sogenannten Facetten, die Rede. Entsprechend wird diese Erkrankung auch Wirbelgelenkverschleiß oder Arthrose der Wirbelgelenke genannt. Ein Facettensyndrom kann die gesamte Wirbelsäule betreffen. In den meisten Fällen tritt es jedoch im Bereich der Lendenwirbelsäule auf.

Ursachen eines Facettensyndroms

Ursache des Facettensyndroms ist in der Regel der altersbedingte Verschleiß der Wirbelgelenke. Dieser Abbauprozess wird durch Über- und Fehlbelastungen beim Sport oder im Beruf sowie durch häufiges Tragen schwerer Lasten zusätzlich gefördert. Darüber hinaus kann das Facettensyndrom auch durch Schäden an den Bandscheiben und insbesondere durch einen Bandscheibenvorfall verursacht werden.

Symptome eines Facettensyndroms

Die wichtigsten Anzeichen des Facettensyndroms sind mehr oder weniger stark ausgeprägte dumpfe und diffuse Schmerzen im Bereich der abgenutzten Wirbelgelenke. Diese bleiben oftmals nicht lokal begrenzt, sondern können bis in das Gesäß, die Beine und mitunter auch die Arme ausstrahlen. Charakteristisch für das Facettensyndrom ist, dass die Schmerzen bei körperlicher Belastung sowie beim Tragen schwerer Gegenstände zunehmen. Auch beim Zurückbeugen des Oberkörpers sowie beim Anheben der Beine in Rückenlage verstärken sie sich. Im Liegen und in Ruhe bessern sich die Beschwerden hingegen. Die Schmerzen beim Facettensyndrom führen zu einer erheblichen Einschränkung der Beweglichkeit und erschweren zahlreiche Tätigkeiten im Alltag. Darüber hinaus kommt es häufig zu Verspannungen der Nacken- und Rückenmuskeln sowie zu Empfindungsstörungen in den Beinen und Morgensteifigkeit.

Andullationstherapie bei Facettensyndrom

Die Andullationstherapie zeigt beim Facettensyndrom eine hohe Wirksamkeit. So werden durch die biophysikalische Therapie Durchblutung und Stoffwechsel intensiv angeregt. Das führt dazu, dass sämtliche Zellen des Körpers deutlich besser mit Sauerstoff und wichtigen Nährstoffen versorgt werden. Damit kann der Verschleiß der Knorpel an den Wirbelgelenken wirksam gestoppt werden. Denn Knorpeldefekte sind immer auch bedingt durch systemischen Einfluss auf die Gesamtversorgung. Durch die verstärkten Stoffwechselaktivitäten der Zellen untereinander und die Ausleitung von Schadstoffen und Stoffwechselschlacken wird dieser Effekt noch weiter unterstützt. Darüber hinaus löst die Andullationstherapie mit ihrer gezielten Infrarot-Tiefenwärme muskuläre Verspannungen und Blockaden der Gelenke effizient und nachhaltig auf. Auch damit bewirkt sie, dass die Schmerzen in kurzer Zeit erheblich gelindert werden und nach längerer Anwendung schließlich vollkommen verschwinden.

Weiterhin wirksam bei Facettensyndrom

Physiotherapie
Sehr wirksam, um die schmerzhaften Beschwerden zu lindern, ist eine gezielte Krankengymnastik. Dabei wird die Muskulatur an Bauch und Rücken aufgebaut und auf diese Weise die gesamte Wirbelsäule entlastet und stabilisiert.

Wirbelsäulenfreundlich bewegen
Zusätzlich zu den krankengymnastischen Übungen sollten regelmäßig Sportarten betrieben werden, welche die Wirbelgelenke nicht belasten, aber bewegen. Dazu gehören unter anderem Radfahren, Walking oder Rückenschwimmen.

Medikamentöse Schmerzbehandlung
Kurzfristig können zur Linderung der Schmerzen nicht-steroidale Antirheumatika (NSAR), eingenommen werden. Die Bezeichnung »nicht-steroidal« besagt, dass sie kein Kortison enthalten. Dennoch sollten NSAR nur vorübergehend und in möglichst geringer Dosierung angewendet werden, da sie zum Teil erhebliche Nebenwirkungen haben. Weitere häufig eingesetzte Medikamente sind selektive Cox-2-Hemmer. Sie wirken ebenfalls gegen Schmerz und Entzündung, haben aber nicht so viele Nebenwirkungen wie NSAR.

Physikalische Schmerztherapie
Flankierend zur medikamentösen eignet sich die Schmerzbehandlung mit physikalischen Maßnahmen wie Ultraschallbehandlungen oder Therapien mit niederfrequentem Strom.

Facettenblockade
Sie wird durchgeführt, wenn alle anderen Behandlungsmethoden keinen Erfolg gezeigt haben. Dabei wird in die erkrankten Wirbelgelenke ein lokales Betäubungsmittel, versetzt mit Kortison gespritzt. Das dient der Linderung der Schmerzen und hemmt entzündliche Prozesse in den betroffenen Gelenken.

Ebenso wissenswert bei Facettensyndrom
Der Verschleiß der Wirbelgelenke ist nicht heilbar im eigentlichen Sinn. Doch durch regelmäßige gelenkschonende Bewegung, Krankengymnastik und die Anwendung der Andullationstherapie ist der Abbauprozess aufzuhalten.

Diagnose des Facettensyndroms
Um den Verschleiß der Wirbelgelenke zu erkennen, wird zunächst eine Röntgenuntersuchung vorgenommen. Darin zeigen sich Veränderungen, die Indizien für die Erkrankung sein können. Dazu gehören Aufhellungen des gelenknahen Bereichs im Vergleich zum restlichen Knochen. Weitere typische Anzeichen sind knöcherne Anbauten an den Wirbelkörpern. Allerdings genügt das Röntgenbild allein nicht zur endgültigen Sicherung der Diagnose. Hierzu muss dann eine Probeinjektion in die Wirbelgelenke durchgeführt werden. Im Rahmen dieser sogenannten Facetteninjektion wird das vermeintlich erkrankte Wirbelgelenk gezielt betäubt. Dies geschieht unter der Kontrolle bildgebender Verfahren wie der Computertomografie. Nachdem eine kleine Menge Kontrastmittel in das Gelenk gespritzt wurde, um die Lage der Injektionsnadel zu prüfen, folgt die Gabe eines lokal wirksamen Narkotikums. Sind die bei der Injektion verspürten Schmerzen den vom Patienten zuvor gefühlten sehr ähnlich und bessern sich nach Wirkeintritt des Narkotikums, hat sich der Verdacht auf ein Facettensyndrom bestätigt.

Fibromyalgie

Fibromyalgie steht für Faser-Muskel-Schmerz. Die Erkrankung, auch als Weichteilrheumatismus und Fibrositis bekannt, wurde erst im Jahr 1990 als eigenes Krankheitsbild beschrieben und anerkannt. Es handelt sich dabei um eine schwere nicht-entzündliche chronische Erkrankung in der Muskulatur und in den Ansätzen der Sehnen. Bis zu zwei Prozent der Bundesbürger leiden an Fibromyalgie, vor allem Frauen. Denn diese sind neunmal häufiger von dieser Erkrankung betroffen als Männer. Der Faser-Muskel-Schmerz kann in jedem Lebensalter auftreten, sowohl bei Kindern als auch bei Senioren.

Ursachen von Fibromyalgie

Die Ursachen der Fibromyalgie sind bislang nicht geklärt. Da eine familiäre Häufung zu beobachten ist, wird eine genetische Veranlagung für die Erkrankung vermutet. In einigen Fällen tritt diese nach entzündlich-rheumatischen Krankheiten, Autoimmunerkrankungen und viralen Infekten auf. Auch bösartige Tumorerkrankungen, neurologische Krankheiten wie beispielsweise Morbus Parkinson und Unfälle können die Auslöser sein. Sind derartige Ursachen der Fibromyalgie bekannt, wird diese als sekundäres Fibromyalgie-Syndrom eingestuft. Doch in den meisten Fällen ist die konkrete Ursache der Fibromyalgie nicht bekannt. Dann spricht der Mediziner von einem primären Fibromyalgie-Syndrom ohne bekannten Auslöser.

Symptome von Fibromyalgie

Typisch sind starke teils dumpfe, teils brennende Schmerzen an den sogenannten Tender points. Diese liegen in den Muskeln und Sehnenansätzen am gesamten Körper verteilt und haben einen Umfang von etwa einem Zentimeter. Bereits bei leichtem Druck auf diese Schmerzpunkte kommt es zu den Beschwerden. Der Schmerz kann dabei von dem Tender point aus auch in weiter abgelegene Körperbereiche ausstrahlen. Die Schmerzen können sowohl tagsüber wie nachts auftreten und halten über lange Zeit, oftmals über Jahre hinweg an. Zu den begleitenden Symptomen gehören Müdigkeit, Kopfschmerzen, Schlafstörungen, morgendliche Steifheit von Gelenken und Sehnen sowie Schwellungen an den Händen und Füßen als auch im Gesicht. Weitere häufige Beschwerden sind Konzentrations- und Antriebsschwäche, depressive Verstimmungen, Übelkeit sowie Wetterfühligkeit.

Andullationstherapie bei Fibromyalgie

Die Andullationstherapie bewährt sich in der Behandlung von Faser-Muskel-Schmerz sehr gut. Durch ihren anregenden Effekt auf Durchblutung und Stoffwechsel kommt es zu einer erheblich besseren Versorgung der Zellen mit Sauerstoff und wichtigen Nährstoffen. Zudem wird die Ausscheidung von Schadstoffen und Stoffwechselschlacken verbessert. Das bewirkt, dass die Schmerzen deutlich vermindert werden. Die Andullationstherapie führt zudem zur tiefgreifenden Entspannung im gesamten Körper, da das deutlich erhöhte Aktivierungspotenzial des Sympathikus, welches mit dauerhaften Schmerzen einhergeht, zunächst kurzfristig und nachfolgend dauerhaft gesenkt werden kann. Muskuläre Verspannungen und Blockaden der Gelenke werden so aufgelöst und damit die Belastung von den geschädigten Nerven- und Muskelfasern genommen.

Weiterhin wirksam bei Fibromyalgie
Regelmäßige Bewegung
Das regelmäßige Ausüben von Ausdauersportarten wie beispielsweise Joggen, Walken, Radfahren oder Schwimmen hat sich als wirksame Hilfe bei Fibromyalgie erwiesen. Auch ein Herz-Kreislauf-Training unter Aufsicht eines Sporttherapeuten kann sehr hilfreich sein.

Physiotherapie
Eine Reihe von physiotherapeutischen Behandlungen trägt wirksam dazu bei, die schmerzhaften Beschwerden zu lindern. Dazu gehören sowohl Kälte- als auch Wärmebehandlungen am gesamten Körper, Massagen des Bindegewebes sowie gezielte krankengymnastische Übungen.

Psychotherapie
Ein bei Fibromyalgie besonders bewährtes Verfahren ist die sogenannte kognitive Verhaltenstherapie. Damit lassen sich deutliche Verbesserungen der Beschwerden erreichen, die vielfach seit Jahren bestehen.

Entspannungstechniken
Die anhaltenden Schmerzen stellen eine enorme Belastung dar, die die Betroffenen unter starken Stress setzt. Deshalb ist es wichtig, dass gerade bei Fibromyalgie für regelmäßige Entspannung gesorgt wird. Dazu eignen sich unter anderem Methoden wie das Autogene Training, Yoga, Meditation oder die progressive Muskelentspannung nach Jacobson.

Schmerzbehandlung
Um die Schmerzen zu lindern, ist besonders die Substanz Tramadol geeignet. Der Nachteil dieses Wirkstoffes ist jedoch, dass er bei längerer Einnahme abhängig machen kann. Dieses Risiko sollte bei seinem Einsatz gut abgewogen werden. Alternativ kann durch Akupunktur sowie durch osteopathische Behandlungen eine spürbare Schmerzlinderung erzielt werden.

Antidepressiva
Zur medikamentösen Behandlung der Fibromyalgie empfehlen sich antidepressiv wirksame Arzneimittel. Vor allem die klassischen, sogenannten trizyklischen Antidepressiva helfen den Patienten gut: Sie mindern die Schmerzen, verbessern die Schlafqualität und das allgemeine Befinden. Ähnlich gute Effekte haben die ebenfalls zu den Antidepressiva gehörenden Serotonin-Wiederaufnahme-Hemmer.

Ebenso wissenswert bei Fibromyalgie
Anhaltende Schmerzen am ganzen Körper, oft über Jahre hinweg: Das bedeu-

tet für Menschen mit Fibromyalgie, sowohl körperlich wie auch psychisch eine enorme Last zu tragen.

Diagnose der Fibromyalgie

Fibromyalgie ist schwierig zu erkennen. Aus diesem Grund haben viele der Patienten bereits eine Odyssee von Arzt zu Arzt hinter sich, bevor endlich die Diagnose gestellt wird. Zunächst wird der Betroffene eingehend über seine Krankengeschichte befragt und als nächstes gründlich körperlich untersucht. Besonders wichtig ist dabei die Untersuchung der Schmerzpunkte, der Tender points, die für diese Erkrankung typisch sind. Obwohl bei der Fibromyalgie keine charakteristischen Veränderungen im Blutbild, bei den Laborwerten sowie bei Röntgenaufnahmen auftreten, werden die entsprechenden Untersuchungen durchgeführt. Auf diese Weise können andere Erkrankungen wie beispielsweise rheumatisch-entzündliche Krankheiten, Autoimmunerkrankungen oder Entzündungen der Muskeln ausgeschlossen werden.

Die Tender points

Kennzeichnend für diese Erkrankung ist die hohe Empfindlichkeit auf Druck an den sogenannten Tender points, den Schmerzpunkten. Inzwischen wurden 18 Punkte identifiziert, die sich am ganzen Körper verteilt befinden. Zum einen liegen Schmerzpunkte am Hinterkopf, an den Ansätzen der Nackenmuskeln am Hinterhaupt sowie am unteren Nackenbereich. Weitere Schmerzpunkte finden sich an den Querfortsätzen der fünften bis siebten Halswirbel. Zwei besonders sensible Punkte befinden sich in der Muskulatur der Schultern. Die nächsten Schmerzpunkte liegen auf dem zweiten Rippenbogen, jeweils nahe am Brustbein sowie am Oberarm im Bereich des Ellenbogens. Auch im Beckenbereich sitzen Tender points und zwar am Beckenknochen unter dem Beckenkamm. An den Hüften liegen Punkte an jener Stelle, wo der Vorsprung des Hüftknochens zu tasten ist. Schließlich befindet sich noch ein Schmerz-

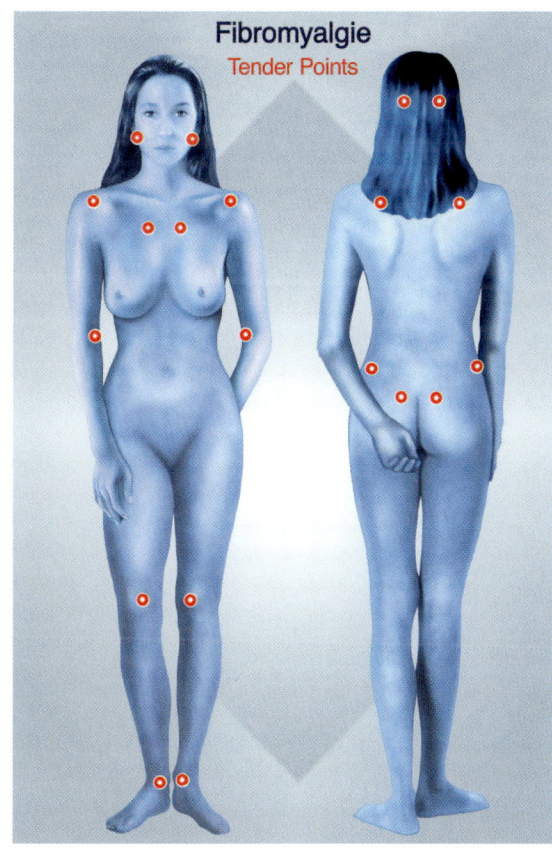

punkt an der Innenseite der Knie, etwas über dem Kniegelenk gelegen. Bereiten 11 der 18 Schmerzpunkte Beschwerden, indem sie auf Druck schmerzhaft reagieren, wird die Diagnose Fibromyalgie gestellt. Voraussetzung dafür ist allerdings, dass die Beschwerden an den Tender points über mindestens drei Monate hinweg bestanden haben.

Gelenkschmerzen

Volkskrankheit Gelenkschmerzen: Zwanzig Millionen Bundesbürger sind Schätzungen zufolge davon betroffen – keineswegs nur die Älteren unter uns. Gelenkschmerzen ziehen sich quer durch alle Altersstufen, bei Frauen wie Männern. Ihre Behandlung ist allerdings leider nach wie vor eine Herausforderung für die Medizin. Das ist umso schwerwiegender, weil Gelenkschmerzen die Betroffenen in ihrer Lebensqualität erheblich einschränken – und das oft über viele Jahre hinweg.

Ursachen von Gelenkschmerzen
Gelenkschmerzen sind ein Symptom vieler verschiedener Erkrankungen im Bereich der Gelenke: unter anderem Entzündungen, Verschleißerscheinungen oder Stoffwechselstörungen, um nur drei aufzuzählen. Insgesamt kennt man in der Medizin bis zu vierhundert verschiedene Krankheiten, die mit Gelenkschmerzen einhergehen. Das lässt bereits erahnen, wie komplex die Fahndung nach den Ursachen ist. Der häufigste Grund dafür, dass die Gelenke schmerzen, sind chronische Entzündungen. Dazu kommt es im Zuge der sogenannten rheumatoiden Arthritis, auch »entzündliches Rheuma« genannt. Dabei ist die Innenhaut des Gelenks dauerhaft entzündet. Auslöser der Entzündung ist eine Autoimmunerkrankung, die zu einer Fehlsteuerung des Immunsystems führt. Im Zuge dessen werden Stoffe gebildet, die körpereigenes Gewebe angreifen und chronische Entzündungen verursachen. Diese betreffen vor allem die Gelenke, besonders an den Händen und Füßen, und können diese mit der Zeit vollkommen zerstören. Verschleißerscheinungen sind ebenso eine häufige Ursache für Gelenkschmerzen. Denn der Zahn der Zeit nagt auch an den Gelenken: Durch ungleichmäßige oder zu starke Belastung kommt es mit der Zeit zu Abnutzungsschäden. Durch den Abrieb bilden sich feinste Partikel, die eben-

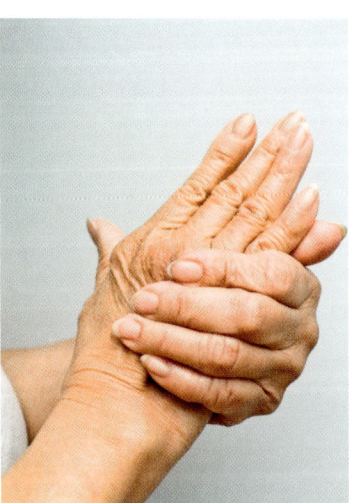

so wieder zu einer Entzündung des Gelenks führen können. Diese durch Abnutzung hervorgerufene Erkrankung der Gelenke wird auch treffend »degeneratives Rheuma« genannt. Weitere Gründe für Gelenkschmerzen können unter anderem Fibromyalgie oder Osteoporose sein.

Symptome von Gelenkschmerzen
Die Beschwerden sind verschieden, weshalb Gelenkschmerzen unterteilt werden. Zum einen in den Anlaufschmerz: Dabei setzen die Schmerzen ein, sobald das Gelenk bewegt wird – gleich zu Beginn. Anlaufschmerz ist typisch für degenerative Veränderungen von Gelenken. Zum anderen in den Nacht- oder Ruheschmerz, der, wie der Name schon sagt, dann auftritt, wenn das Gelenk in Ruhe ist. Entsprechend macht er den Betroffenen auch häufig nachts zu schaffen. Ruheschmerz kann viele Ursachen haben. Häufig ist er allerdings infolge von entzündlichen Gelenkerkrankungen. Auch nach einer Überlastung von degenerativ veränderten Gelenken stellt er sich oftmals ein. Die dritte Form von Gelenkschmerzen ist der Belastungsschmerz. Die Schmerzen treten dabei dann auf, wenn das Gelenk belastet wird. Sobald das Gelenk wieder in Ruhe ist, schmerzt es nicht mehr. Belastungsschmerz kann bei Verletzungen eines Gelenks als auch infolge von entzündlichen oder degenerativen Veränderungen eines Gelenks auftreten.

Andullationstherapie bei Gelenkschmerzen
Eine der wirksamsten Behandlungsmaßnahmen gegen Gelenkschmerzen ist die Andullationstherapie – einerlei, welche Ursachen zu den Beschwerden geführt haben. Denn das Verfahren führt zu einer umgehenden Linderung der Schmerzen lokal und allgemein. Zudem kann die Andullationstherapie die Funktions- und damit die Bewegungsfähigkeit der Gelenke wieder herstellen und erhalten. Dies gelingt sehr gut durch die Anregung des Lymphdrainageabflusses und die erhöhte Stoffwechselaktivität. Die Andullationstherapie ist heute in der Lage, den Prozess der Zellreparatur mithilfe einer spezifischen Induktionsmethode zu unterstützen. Hierdurch kann gezielt Knorpelgewebe positiv beeinflusst werden.

Weiterhin wirksam bei Gelenkschmerzen
In Bewegung bleiben
Die lange verordnete Schonung bei Gelenkschmerzen hat sich als riskant erwiesen. Denn dadurch werden die Beschwerden nicht besser, sondern nehmen vielmehr sogar noch zu. Regelmäßige Trainingseinheiten wirken dagegen positiv auf die Gelenke: Nährstoffe werden in den Knorpel hinein-, Abbauprodukte heraus befördert, und die mechanische Stimulation führt zu einer verstärkten Aktivität der Knorpelzellen. Bei der Auswahl der Sportart gilt die Maxime »viel bewegen, wenig belasten«. Sportarten, welche die Gelenke ausreichend bewegen und dabei schonen, sind Schwimmen, Radfahren, Skilanglauf, Wandern, Walking sowie Training an isokinetischen Geräten.

Jedem Gelenk sein Trimm-Dich
Die Deutsche Gesellschaft für Sportmedizin und Prävention (DGSP) empfiehlt bei

- Fußgelenkschmerzen: Rudern, Reiten, Schwimmen, Radfahren, Inline-Skating
- Kniegelenkschmerzen: Gymnastik, Radfahren, Walking, Kraulschwimmen
- Hüftgelenkschmerzen: Gymnastik, Schwimmen, Radfahren, Walking
- Schultergelenkschmerzen: Gymnastik, Schwimmen, Skilanglauf, Walking

Physikalische Therapie
Gezieltes krankengymnastisches Training stärkt die Muskeln, die das Gelenk stabilisieren, und erhält die Beweglichkeit des Gelenks.

Medikamentöse Behandlung
Sie dient dazu, die Schmerzen zu lindern wie auch die Entzündungen zu hemmen. So kann die Bewegungsfähigkeit verbessert werden – unerlässlich für den Behandlungserfolg.

Häufig eingesetzt werden die sogenannten nicht-steroidalen Antirheumatika (kurz NSAR). Sie lindern nicht nur Schmerzen, sondern hemmen auch Entzündungen. NSAR haben allerdings viele Nebenwirkungen, weshalb sie nur kurzzeitig und in geringer Dosierung angewendet werden sollten. Auch Cox-2-Hemmer wirken gezielt gegen Schmerz und Entzündung. Aufgrund der zielgerichteten Wirkung haben sie nicht so viele Nebenwirkungen wie die NSAR. Weiterhin zum Einsatz bei Gelenkschmerzen kommen Kortisonpräparate: In der Regel werden diese direkt in das erkrankte Gelenk gespritzt.

Ebenso wissenswert bei Gelenkschmerzen
Die Erkrankungen, die Gelenkschmerzen verursachen, werden umgangssprachlich meist unter dem Begriff »Rheuma« zusammengefasst. Er leitet sich ab vom griechischen »rheumatismos« und bedeutet übersetzt so viel wie »fließender, ziehender Schmerz«. Der ist auch für viele rheumatische Erkrankungen typisch, dennoch: Rheuma steht nicht für eine einzige, sondern für ca. vierhundert verschiedene Gelenk-, Knochen- und Weichteilerkrankungen. Diese sind zum Teil ähnlich, partiell aber auch vollkommen unterschiedlich – sowohl was ihre Symptome, ihre Ursachen wie auch ihren Verlauf und demzufolge ihre Behandlung anbelangt. Zudem beschränken sich rheumatische Erkrankungen nicht allein auf den Bewegungsapparat: Fast alle Organe und Gewebe des Körpers können davon betroffen sein.

Aufbau eines Gelenks
Mehr als 143 Gelenke garantieren die Beweglichkeit unseres Körpers. Je nach ihren Aufgaben sind die einzelnen Gelenke zwar unterschiedlich aufgebaut,

die Bauteile sind jedoch stets die gleichen. Nämlich: Gelenkfläche mit Knorpelüberzug, ausgehöhlte Gelenkpfanne und Gelenkkapsel. Die Knorpelschicht hat – je nachdem, wie stark das betreffende Gelenk belastet ist – eine Dicke von bis zu fünf Millimetern. Ist der Knorpel gesund, besitzt er eine glatte und glänzende Oberfläche. Damit schützt er die Knochen, wirkt als Stoßdämpfer und verringert Reibung. Die Gelenkkapsel schließt die Gelenkpfanne nach außen ab. Die innere Kapselschicht bildet die Gelenkschmiere, Synovia genannt. Diese versorgt den Knorpel mit Nährstoffen und ermöglicht als Schmiermittel und Schutzfilm das mühelose Gleiten der Gelenkflächen. Muskeln und Bänder schließlich schützen und stabilisieren das Gelenk von außen. Dank dieser Konstruktion und dem Knorpelüberzug treffen Belastungen nicht punktförmig auf, sondern werden auf die größere Oberfläche der Gelenkknochen verteilt. So kann ein Gelenk hohen Beanspruchungen standhalten. Am besten gelingt das, wenn Form und Position der Gelenkteile exakt aufeinander abgestimmt sind. Wie beim Hüftgelenk: Hier ruht der runde Kopf des Oberschenkelknochens sicher eingebettet in der Pfanne des Hüftknochens. Das gewährleistet große Beweglichkeit bei zugleich hoher Stabilität. Beim Schulter- und Kniegelenk ist die Gelenkpfanne flacher. Das ist nicht ganz so optimal wie an der Hüfte und wird durch halbmondförmige Knorpelscheiben ausgeglichen, den sogenannten Menisken.

Verschiedene Gelenkarten
Nicht alle Gelenke sind gleich beweglich. So lässt sich das Daumengelenk nur beugen und strecken – charakteristisch für ein Sattelgelenk und der Garant für sicheres Zupacken. Scharniergelenke wie an den Ellenbogen wiederum ermöglichen nur Bewegungen um eine Achse – kennt man von den Scharnieren an Türen, deshalb auch diese Bezeichnung. Kugelgelenke wie z. B. das Schultergelenk erlauben hingegen Bewegungen um bereits drei Achsen, was für eine sehr viel größere Beweglichkeit sorgt. Allerdings hat das auch seinen Preis. Die hohe Mobilität geht auf Kosten der Stabilität: Denn je komplexer und flexibler ein Gelenk aufgebaut ist, desto anfälliger ist es.

Gicht
Bei Gicht handelt es sich um eine Störung des Stoffwechsels, die zur erhöhten Konzentration von Harnsäure führt. Infolge kommt es zu Ablagerungen von Harnsäurekristallen in Gelenken, Sehnen und Schleimbeuteln.

Ursachen von Gicht
Grund für die Entstehung dieser Erkrankung ist ein Überschuss an Harnsäure im Körper, eine sogenannte Hyperurikämie. Dabei ist die Balance zwischen Bildung und Ausscheidung von Harnsäure verloren gegangen, was auf ein Ungleichgewicht der sogenannten Purine zurückgeht. Denn wenn diese Stoffe im Stoffwechsel abgebaut werden, entsteht Harnsäure. Ist davon zu viel im Körper,

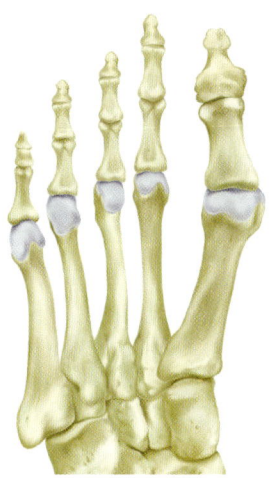

kann das verschiedene Ursachen haben. Einerseits könnte die Nahrung reichlich Purine enthalten, so dass infolgedessen zu viel Harnsäure produziert wird. Andererseits kann es sein, dass die Nieren zu wenig Harnsäure ausscheiden. Ein weiterer möglicher Grund ist, dass im Körper viele Zellen zerfallen. Auch dabei werden Purine frei und es kann sich verstärkt Harnsäure daraus bilden. Bei vielen der Betroffenen liegt eine Kombination der genannten Ursachen vor. Darüber hinaus sind auch genetische Faktoren bei der Entstehung von Gicht bedeutsam.

Symptome von Gicht
Beim ersten akuten Gichtanfall ist meist nur ein einzelnes Gelenk betroffen. Besonders häufig ist es das Grundgelenk der großen Zehe. Tritt der Anfall dort auf, spricht die Medizin auch von Podagra. Andere häufig betroffene Gelenke sind die Sprung- und Mittelfuß- sowie die Kniegelenke. Auch die Daumengrundgelenke sind häufige Kandidaten für einen Gichtanfall. Dazu kommt es nahezu immer ganz plötzlich: Von einem Moment auf den anderen treten sehr starke Schmerzen in dem betreffenden Gelenk auf. Oft ist dies nachts oder in den frühen Morgenstunden der Fall und reißt die Betroffenen höchst unsanft aus dem Schlaf. Das vom Anfall betroffene Gelenk ist in der Regel sehr berührungsempfindlich, heiß und teigig angeschwollen. Zudem kommt es zu rötlichen oder bläulichen Verfärbungen. Durch Bewegen des Gelenks verstärken sich die Schmerzen weiter. Häufig besteht während des akuten Gichtanfalls auch Fieber.

Andullationstherapie bei Gicht
Die Andullationstherapie aktiviert die Durchblutung und den Stoffwechsel intensiv und sorgt für eine vermehrte Ausscheidung der überschüssigen Harnsäure. Zusätzlich wird die Nierentätigkeit angeregt, was die Ausleitung von Harnsäure weiterhin fördert. Darüber hinaus löst die Andullationstherapie muskuläre Verspannungen und Schwellungen an den erkrankten Gelenken effizient und nachhaltig auf. Damit bewirkt sie, dass die Schmerzen in kurzer Zeit erheblich reduziert werden und nach längerer Anwendung schließlich vollkommen verschwinden.

Weiterhin wirksam bei Gicht
Medikamentöse Behandlung
Zur Linderung der Beschwerden während des akuten Gichtanfalls werden entzündungshemmende kortisonfreie Antirheumatika wie beispielsweise Colchi-

cin verabreicht. Es kommen aber auch Kortisonpräparate zum Einsatz, entweder als Injektionen direkt in das betroffene Gelenk oder als Tabletten. Um den Harnsäurespiegel dauerhaft wieder ins Gleichgewicht zu bringen, werden nach dem akuten Gichtanfall weitere Medikamente verabreicht. Dabei handelt es sich um Allopurinol, ein sogenanntes Urostatikum, das die Bildung von Harnsäure unterdrückt. Eine weitere, relativ neue Substanz ist Febuxostat. Sie kann alternativ zu Allopurinol gegeben werden, sofern der zu hohe Harnsäurespiegel bereits Ablagerungen verursacht hat. Andere oftmals bei Gicht angewendete Medikamente sind die sogenannten Urikosurika, welche die Ausscheidung der Harnsäure verstärken. Falls der Patient auch zwischen den Gichtanfällen Schmerzen hat, werden schmerzlindernde Arzneimittel verabreicht.

Purinarm ernähren
Purine sind sowohl Bestandteil der Zellen im Körper als auch in vielen Nahrungsmitteln enthalten. Wie beschrieben, entsteht im Stoffwechsel beim Abbau von Purinen Harnsäure. Entsprechend ist es bei Gicht sehr wichtig, die Zufuhr von Purinen aus der Nahrung zu begrenzen. Wie viel davon in welchen Nahrungsmitteln enthalten ist, lässt sich speziellen Nährstofftabellen entnehmen. Daneben kann man sich in ernährungstherapeutischen Schulungen über die beste Zusammenstellung eines Speiseplans informieren.

Generell gilt:

- Zurückhaltung bei Fleisch, Hülsenfrüchten und bestimmten Fischsorten; denn sie sind sehr reich an Purin.
- Innereien komplett meiden, da sie am meisten Purin liefern.
- Möglichst fettarm essen und kochen, da eine zu hohe Fettzufuhr sich ungünstig auf den Harnsäurespiegel auswirkt.
- Fleisch sollte am besten gekocht und nicht gebraten oder gegrillt werden. Denn beim Kochen gelangt ein Teil der Purine aus dem Fleisch in den Sud und wird somit nicht verzehrt.
- Spinat, Rosenkohl und Tomaten sollten ebenfalls gemieden werden. Günstig sind dagegen die meisten anderen Gemüsesorten.

Ausreichend trinken
Um die Ausscheidung der Harnsäure und die Nierentätigkeit zu fördern, ist es wichtig, sehr viel zu trinken.

Nicht zu üppig, nicht zu asketisch
Extreme bei der Nahrungsaufnahme sollten Sie besonders bei Gicht vermeiden: also weder zu üppige Mahlzeiten mit zu viel Alkohol, noch Fastenkuren oder radikale Diäten.

Kein Alkohol ...
Alkohol sollte möglichst nicht konsumiert werden, da er den Harnsäurespiegel erhöht.

Aktiv sein
Regelmäßige körperliche Bewegung unterstützt die Reduzierung der Harnsäure im Körper und ist insofern besonders für Gichtpatienten immens wichtig.

Ebenso wissenswert bei Gicht
Gicht gehört ebenso zu den Erkrankungen, bei denen Sie außerordentlich viel selbst zur Besserung und Beseitigung Ihrer Beschwerden unternehmen können.

Gewicht regulieren
Übergewicht ist ein Risikofaktor für die Entwicklung eines erhöhten Harnsäurespiegels und damit für Gicht. Deshalb sollten etwaige überflüssige Pfunde abgebaut werden – allerdings langsam und nicht zu radikal, da Hungerkuren bei Gicht zu vermeiden sind. Strenges Fasten kann durchaus einen Gichtanfall provozieren.

Hexenschuss

Er hat schon so manchen lahm gelegt – der Hexenschuss hat seinen Namen nicht von ungefähr. Denn der stechende Schmerz im Rücken schießt im wahrsten Sinne des Wortes ganz plötzlich von einem Moment auf den anderen ein, was die Bewegungsfähigkeit des Betroffenen mitunter erheblich einschränkt. Nach vorne gebücktes Humpeln ist die charakteristische Schonhaltung jener, denen die Hexe eingeschossen ist.

Ursachen von Hexenschuss
Der plötzlich auftretende Rückenschmerz beim Hexenschuss, medizinisch Lumbago genannt, geht auf Blockierungen eines Wirbelsäulengelenks oder auf Zerrungen und Verkrampfungen der Muskeln am Rücken zurück. Beides kann unterschiedliche Ursachen haben. Die Gelenke der Wirbelsäule können sich durch eine vorübergehende Fehlhaltung oder eine zu abrupte Bewegung gewissermaßen »verhaken« oder gezerrt werden. Das führt dazu, dass die Gelenke blockieren und in ihrer Funktion behindert sind. Da rund um die Gelenke der Wirbelsäule zahllose Nerven und Nervenendigungen sitzen, können derartige Gelenkblockaden auch so heftige Schmerzen auslösen.

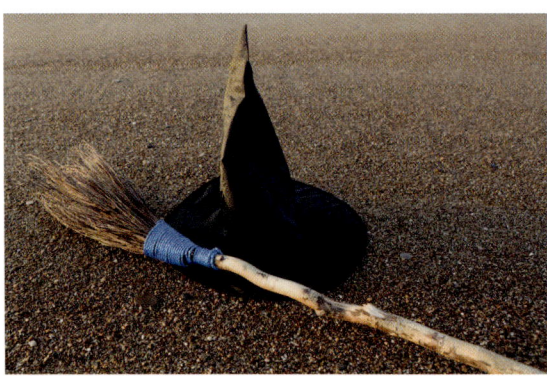

Zerrungen und Verkrampfungen in der tiefen Muskulatur an der Wirbelsäule, der sogenannten autochthonen Rückenmuskulatur, entstehen ebenso durch ungünstige Körperhaltungen oder zu hektische, adynamische Bewegungsabläufe. Ein Bandscheibenvorfall ist entgegen häufiger Vermutungen der Betroffenen nur selten der Grund für einen Hexenschuss. Falls doch, gesellen sich zu den starken Rückenschmerzen meist auch Lähmungen und Empfindungsstörungen in den Beinen. Noch seltener als durch einen Bandscheibenvorfall wird ein Hexenschuss von Verengungen an den Wirbelsäulengelenken, beispielsweise durch entzündliche Prozesse oder Tumorerkrankungen, verursacht.

Symptome von Hexenschuss
Das typische Kennzeichen des Hexenschusses sind die plötzlich einsetzenden Schmerzen im Bereich der Lendenwirbel. Sie sind in der Regel sehr heftig und stechend. In einigen Fällen strahlen diese Schmerzen auch aus – bevorzugt in die Beine oder in das Gesäß. Mitunter kommt es im Rahmen eines Hexenschusses auch zu Störungen der Verdauung oder der Blasenfunktion.

Andullationstherapie bei Hexenschuss
Die Andullationstherapie bietet eine sehr effektive Behandlungsoption bei Hexenschuss. Als Schutzmechanismus verspannt die Muskulatur sofort die betroffene Region und geht in ein Ausweichmuster bzw. eine Schonhaltung. Andullation führt zu einer Erweiterung der Blutgefäße, und erreicht hierdurch eine deutliche Verbesserung der Durchblutung. Infolgedessen stellt sich eine intensive Entspannung sämtlicher Strukturen des Körpers ein. Damit verbunden wird auch der Druck durch Gelenkblockaden oder Muskelverspannungen von den Nerven im Lendenwirbelbereich genommen. Auf diese Weise bewirkt diese biophysikalische Therapie eine umgehende Reduzierung der Beschwerden. Die gezielte Infrarot-Tiefenwärme verstärkt diese positive Wirkung, indem sie die Durchblutung der Gewebe zusätzlich aktiviert. Dadurch entspannt sich die Muskulatur im Bereich der betroffenen Nerven und Wirbelgelenke weiterhin.

Weiterhin wirksam bei Hexenschuss
Einrenken
Ist der Hexenschuss auf ein blockiertes Wirbelgelenk zurückzuführen, kann dessen Beweglichkeit oft durch Deblockieren erfolgreich wiederhergestellt werden. Dieses Einrenken darf nur von darin erfahrenen Ärzten durchgeführt werden.

Medikamentöse Behandlung
Wichtig ist, die Schmerzen rasch zu lindern, um auch weitere Verkrampfungen zu verhindern. Dazu eignen sich neben der Einnahme von schmerzlindernden Mitteln auch Injektionen, die direkt in den betroffenen Bereich des Rückens gespritzt werden. Bei den dabei verabreichten Wirkstoffen handelt es sich unter anderem um Schmerzmittel, lokal wirksame Anästhetika und entzündungshemmende, entspannende Arzneimittel.

Wärme- oder Kältebehandlung
Manchen bekommt bei Hexenschuss lokale Wärme besser, anderen hingegen Kälte. Das gilt es individuell herauszufinden. Wer Wärme bevorzugt, dem seien Heizkissen oder spezielle Wärmepflaster aus der Apotheke empfohlen. Für lokale Kälteeinwirkung sorgen Kühlbeutel, die Gel enthalten.

Physiotherapie
Gezielte Krankengymnastik empfiehlt sich vor allem bei Hexenschuss, der durch Verkrampfungen oder Zerrungen der Muskulatur hervorgerufen wurde. Zwar sind die Übungen im akuten Zustand angesichts der Schmerzen meist noch nicht durchführbar. Sobald die Beschwerden etwas abgeklungen sind, tragen sie jedoch wirksam zur weiteren Besserung und zur Verhinderung eines Rückfalls bei.

Hüftarthrose

Als Hüftarthrose wird der fortschreitende Verschleiß des Hüftgelenks bezeichnet.

Ursachen einer Hüftarthrose
Die Ursachen der Arthrose am Hüftgelenk sind sehr vielfältig. So kann es sich dabei unter anderem um angeborene oder erworbene Fehlbildungen des Gelenks handeln, wie etwa eine Hüftdysplasie. Dabei hat sich der Knochen zwischen Hüftpfanne und Hüftkopf in einem falschen Winkel ausgebildet. Weiterhin können Fehlstellungen des Hüftgelenks, beispielsweise durch O- oder X-Beine, zu einer Hüftarthrose führen. Sie bewirken eine ungleichmäßige Belastung des Gelenkknorpels, was dessen Verschleiß provoziert. Ursachen können ferner Verletzungen am Hüftgelenk oder Brüche – vor allem am Oberschenkelhals – sein. In einigen Fällen ist die Arthrose des Hüftgelenks auf Störungen im Gelenkstoffwechsel oder Entzündungsprozesse im Gelenk zurückzuführen. Nicht zuletzt begünstigt auch starkes Übergewicht den Verschleiß des Hüftgelenks. Denn überflüssige Pfunde sind eine erhebliche Gefahr für die Gelenke. Besonders für jene, die am schwersten an der Leibesfülle zu schleppen haben – die Hüft- und Kniegelenke.

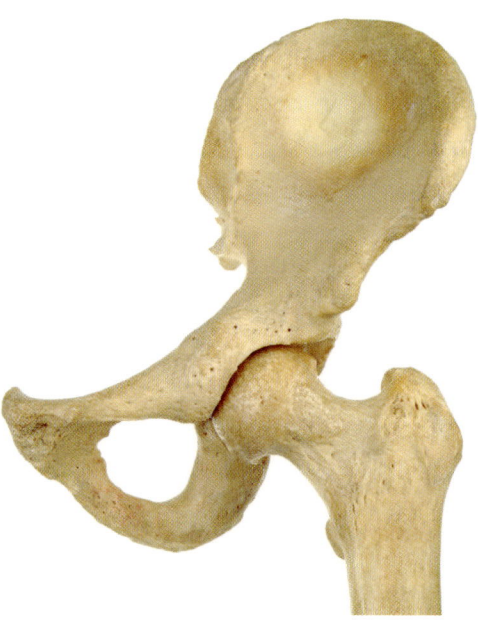

Symptome einer Hüftarthrose

Zu den wichtigsten Symptomen einer Hüftgelenksarthrose gehören die Schmerzen auf der Seite des betroffenen Hüftgelenks. Diese strahlen meist in die Leisten und die Lendenwirbelsäule sowie in die Oberschenkel bis in die Kniegelenke aus. Typisch ist der sogenannte Anlaufschmerz, der sich zu Beginn einer Bewegung einstellt und dann allmählich nachlässt. Er tritt vor allem nach längerem Sitzen oder Liegen und entsprechend auch morgens nach dem Aufstehen auf. Doch auch längere körperliche Belastung, etwa beim Sport, verstärkt die Schmerzen oftmals. Im weiteren Verlauf der Hüftarthrose kommt es dann auch in Ruhe zu Beschwerden. Weiterhin sind Hinken nach längerem Gehen und Einknicken auf die von der Arthrose betroffene Seite charakteristisch. Daneben kommt es zu Verspannungen und Verkürzungen der Muskeln sowie zu Reibegeräuschen in den schmerzenden Regionen. Diese sind ferner meist angeschwollen. Insgesamt schränken die Beschwerden die Beweglichkeit deutlich ein. Sie bereiten besonders Probleme beim Bücken und Abwärtssteigen von Treppen und erschweren Drehbewegungen des Beines. Ebenso machen sie Beugen und Strecken der Oberschenkel schwierig und erschweren das Spreizen und Heranziehen der Beine.

Andullationstherapie bei Hüftarthrose

Die Andullationstherapie bietet eine sehr wirksame Behandlungsmethode bei Hüftgelenksarthrose. Denn zum einen werden durch diese biophysikalische Therapie die Durchblutung und der Stoffwechsel intensiv aktiviert. Das führt dazu, dass sämtliche Zellen des Körpers deutlich besser mit Sauerstoff und wichtigen Nährstoffen versorgt werden. Damit wird auch der Verschleiß der Knorpel an den Hüftgelenken gestoppt und an seinem weiteren Fortschreiten gehindert. Durch die verstärkten Stoffwechselaktivitäten der Zellen untereinander und die Ausleitung von Schadstoffen und Stoffwechselschlacken wird dieser Effekt noch weiter unterstützt. Eine lokale Knorpelschädigung ist auch immer verursacht durch eine Mangelversorgung der Knorpelfläche mit Nährstoffen. Zum anderen löst die Andullationstherapie muskuläre Verspannungen und Blockaden der Umgebung der betroffenen Gelenke effizient und nachhaltig auf. Damit bewirkt sie, dass die Schmerzen in kurzer Zeit erheblich gelindert werden und nach längerer Anwendung schließlich vollkommen verschwinden. Die gezielte Infrarot-Tiefenwärme fördert die Wirksamkeit zusätzlich.

Weiterhin wirksam bei Hüftarthrose

Kältebehandlung

Bei einer sogenannten aktivierten Arthrose, die sich mit Überwärmung zeigt, empfiehlt sich der Einsatz von Kältebehandlungen. Diese erfolgen meist durch Auflegen von Eisbeuteln. Um die Haut nicht zu schädigen, muss unter die Eisbeutel ein Tuch gelegt werden. Länger als zwanzig Minuten darf die Kältebehandlung nicht durchgeführt werden.

Wärmebehandlung
Bei einer sogenannten ruhenden Arthrose – die häufigere Form – sollte hingegen Wärme zur Anwendung kommen. Dazu eignen sich eine Wärmflasche, Heizkissen, warme Vollbäder sowie Fangopackungen.

Gezielte Krankengymnastik
Mit geeigneten Übungen lässt sich die Muskulatur rund um das erkrankte Hüftgelenk stärken. Auf diese Weise kann das Gelenk entlastet und geschützt werden, was einem weiteren Verschleiß entgegenwirkt.

Regelmäßige Bewegung
Die Empfehlung, ein erkranktes Gelenk zu schonen, ist lange überholt. Vielmehr sollte der Stoffwechsel im Gelenk durch regelmäßige Bewegung aktiviert werden. Bei einer Hüftgelenksarthrose empfehlen sich dazu vor allem Radfahren und Schwimmen, da dies das Gelenk nicht weiter belastet.

Medikamente
Durch die Gabe entsprechender Substanzen können die Schmerzen gelindert, Entzündungen gehemmt und so die Bewegungsfähigkeit verbessert werden. Die bekanntesten Arzneimittel bei Gelenkbeschwerden sind nicht-steroidale Antirheumatika (siehe Seite 40/41).

Operativer Eingriff
Der Ersatz des Hüftgelenks stellt die Ultima Ratio dar. Das künstliche Gelenk besteht in der Regel aus einem Oberschenkelkopf und einer Gelenkpfanne. Eine ausschließliche Kopf-Endoprothese wird selten eingesetzt.

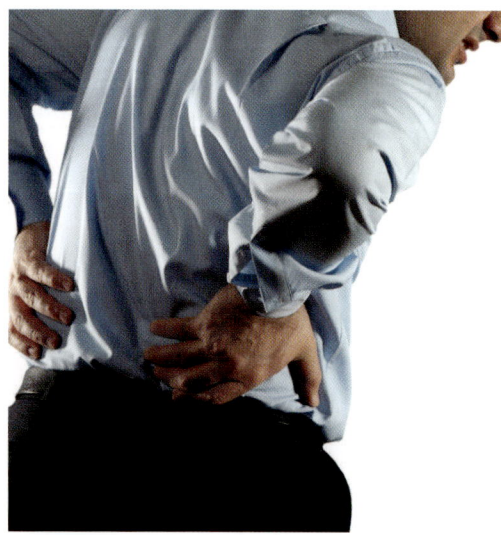

Ischias

Ischias gehört zu den sogenannten Neuralgien. Denn der dabei auftretende Schmerz wird durch den Ischiasnerv, Nervus ischiadicus, verursacht. Er tritt in der Regel ganz plötzlich auf und strahlt von der Lendenregion über das Gesäß bis in das Bein aus. Meist ist nur eine Körperseite, nur ein Bein, von den heftigen Schmerzen betroffen.

Ursachen von Ischias
In vielen Fällen sind abnutzungsbedingte Veränderungen an den beiden unteren Bandscheiben der Lendenwirbelsäule die Ursache für Ischias.

Diese liegen zwischen dem vierten und fünften Lendenwirbel sowie zwischen dem fünften Lendenwirbel und dem ersten Kreuzbeinwirbel. In diesem Bereich des Rückens entspringt der Ischiasnerv, der längste und dickste Nerv des menschlichen Körpers. Durch die Vorwölbung, die sogenannte Protrusion, der Bandscheiben wird Druck auf die Lendenwirbel ausgeübt. Das führt zu den berüchtigten, heftigen Ischiasschmerzen: Der Ischiasnerv selbst oder aber Nervenwurzeln im Rückenmark werden eingeklemmt, was verständlicherweise nicht ohne Folgen bleibt.

Weitere Ursachen für eine Ischialgie können Verspannungen der Muskeln im Bereich der Lendenwirbelsäule, dem Ursprungsgebiet des Ischiasnervs, sein. Auch Blockaden der Wirbelkörper in diesem Bereich können zu Ischiasschmerzen führen. Diese treten mitunter auch bei werdenden Müttern auf. Nach der Geburt, wenn der Druck durch das Ungeborene wegfällt, klingen die Schmerzen dann wieder ab. Nach Operationen im Hüftbereich können ebenfalls Ischiasschmerzen auftreten, sofern starker Druck auf den Ischiasnerv ausgeübt oder dieser beschädigt wurde. Entzündliche Erkrankungen wie eine Nervenentzündung sowie Tumorerkrankungen können weitere, allerdings nur seltene, Ursachen sein.

Symptome von Ischias
Charakteristisch sind plötzlich einsetzende Schmerzen, die vom Bereich der Lendenwirbelsäule bis hinunter in das Bein ziehen. Diese Schmerzen können oftmals so stark sein, dass sie Bewegung nahezu unmöglich machen. So bereitet Bücken und Drehen des Oberkörpers den Betroffenen immense Probleme. Viele können auch nicht mehr aufrecht stehen, sondern müssen eine nach seitwärts gekrümmte Schonhaltung einnehmen. Nicht selten kommt es zu Kribbeln und Lähmungserscheinungen in dem Bein, das vom Schmerz betroffen ist. Diese gehen einher mit Taubheitsgefühlen und einer gestörten Wahrnehmung von Temperaturreizen. Bei sehr schweren Beschwerden machen den Patienten zusätzlich mitunter auch Störungen der Entleerung von Blase oder Darm zu schaffen.

Andullationstherapie bei Ischias
Mit der Andullationstherapie können Sie Ischias überaus wirkungsvoll behandeln. Denn durch die kombinierte Einwirkung von Infrarot-Tiefenwärme und gezielten Resonanzschwingungen kommt es zur Reizung von Rezeptoren in den Blutgefäßen. Dies führt zu einer Weitstellung der Gefäße und infolgedessen zu einer deutlich verbesserten Durchblutung und Lymphfluss. Das bewirkt auch eine tief gehende Entspannung im gesamten Körper: Auf diese Weise wird der Druck auf den Ischiasnerv genommen beziehungsweise jene Blockaden gelöst, die den Nerv eingeklemmt halten. Damit bewirkt diese biophysikalische Behandlungsmethode eine rasche Schmerzlinderung, was auch die Bewegungsfähigkeit der Patienten wieder herstellt und dauerhaft erhält.

Weiterhin wirksam bei Ischias

Schmerzlinderung
Wichtig ist zunächst, die starken Schmerzen möglichst rasch zu lindern. Dazu bekommt der Patient beispielsweise Schmerzmittel unmittelbar im betroffenen Bereich in die Muskeln gespritzt. Vielfach werden auch lokal wirksame Anästhetika oder entzündungshemmende Wirkstoffe wie Kortison verabreicht, welche auch zur Entspannung der Muskulatur beitragen.

Schonen und warm halten
Neben der Schmerzbehandlung sollten Sie sich schonen, gegebenenfalls auch Bettruhe halten und das von der Ischialgie betroffene Bein hoch lagern. Empfehlenswert ist zudem, den Bereich der Lendenwirbel gut warm zu halten. Dazu eignen sich eine Wärmflasche oder aber ein Heizkissen, die in dieser Körperregion aufgelegt werden.

Physiotherapie und Massagen
Eine gute Hilfe, auch zur Vorbeugung von Ischias, sind gezielte krankengymnastische Übungen sowie Massagen.

Operationen
Ist Ischias durch einen schweren oder wiederholten Bandscheibenvorfall bedingt, ist mitunter ein operativer Eingriff erforderlich. Das ist auch dann der Fall, wenn es im Zuge des Ischias zu ausgeprägten Störungen der Blasen- oder Darmfunktionen gekommen ist.

Ebenso wissenswert bei Ischias
Der Nervus ischiadicus, wie der Ischiasnerv medizinisch heißt, hat so manchen bereits übel mitgespielt. Wer bereits einmal unter den massiven Ischiasschmerzen gelitten hat, weiß um die enormen Belastungen, die damit einhergehen.

Ein Kaliber von Nerv
Der Ischiasnerv ist der längste und zugleich auch dickste Nerv des menschlichen Körpers. Er nimmt seinen Ursprung im Rückenmark: Zwischen dem vierten Lumbalwirbel, zu Deutsch Lendenwirbel, und dem zweiten Sakralwirbel, zu Deutsch Kreuzbeinwirbel, liegen seine Wurzeln. Von dieser Region aus zieht sich der Ischiasnerv dann über das Gesäß und den Oberschenkel durch das gesamte Bein hindurch bis zum Fuß.

Der Ischiasnerv dient dazu, Reize und andere Informationen wie beispielsweise Temperaturempfindungen aus seinem Verteilungsgebiet an das Rückenmark zu übermitteln. Von dort aus gelangen diese Botschaften dann an das Gehirn, wo sie verarbeitet und entsprechend beantwortet werden. Ebenso ist es die Aufgabe des Ischiasnervs, Befehle aus der obersten Schaltzentrale, dem Gehirn, über das Rückenmark weiter an das Bein zu übermitteln. Das können beispielsweise Anweisungen an die Muskeln sein, sich zu dehnen oder aber zusammenzuziehen.

Diagnose von Ischias
Anhand der charakteristischen Schmerzsymptome lässt sich rasch die Diagnose eines Ischias stellen. Um die Schmerzen genauer zu lokalisieren und den Schweregrad der Ischialgie festzustellen, wird jedoch eine Reihe von Untersuchungen durchgeführt. Dazu gehören Röntgenaufnahmen sowie Computer- und Kernspintomografien im Bereich der Lendenwirbel und der Hüften. Die Erstellung eines Blutbildes und Ultraschalluntersuchungen gehören ebenso zum Kanon der Diagnosemethoden. Geht der Ischias mit Lähmungserscheinungen, etwa bedingt durch Bandscheibenschädigungen hervor, erfolgen zudem neurologische Untersuchungen. Mitunter wird auch eine Punktion am Rückenmark vorgenommen, um Rückenmarksflüssigkeit zu entnehmen und diese zu untersuchen.

Kniearthrose

Die Arthrose des Kniegelenks gehört zu den häufigsten Verschleißerscheinungen an den Gelenken. Diese führt zu einer fortschreitenden Zerstörung des Kniegelenkknorpels. Zudem können die Kapsel des Kniegelenks sowie die umliegende Muskulatur betroffen sein. Nach und nach verkümmert das Knorpelgewebe und schließlich kann das Gelenk nicht mehr reibungslos bewegt werden. Allmählich wird das Kniegelenk dadurch steif.

Ursachen einer Kniearthrose

Die Prozesse, die hinter einer Arthrose des Kniegelenks stehen, sind nach wie vor nicht vollständig aufgeklärt. Angenommen wird, dass sie durch das Zusammenspiel mehrerer Faktoren verursacht wird, die den Abbau des Gelenkknorpels in Gang setzen. Rund ein Drittel aller Kniearthrosen treten infolge von Unfällen und Verletzungen auf – mitunter erst nach Jahren. Um die Degeneration des Gelenkknorpels in Gang zu setzen, genügen bereits kleinste Verletzungen. Ebenso können anhaltende Überlastungen zu einer Kniearthrose führen. Die Ursache kann zudem auch in den Genen liegen. Studien haben gezeigt, dass erbliche Veranlagung mit für den Verschleiß der Kniegelenke verantwortlich ist. Weitere Ursachen sind angeborene Fehlstellungen des Kniegelenks, die dessen Abbau beschleunigen, sowie Übergewicht.

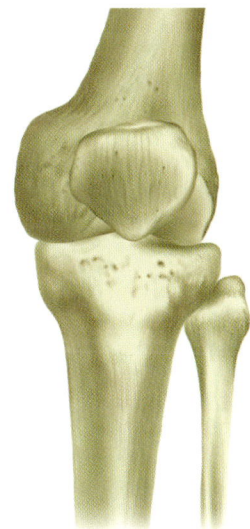

Symptome einer Kniearthrose

Typische Beschwerden sind Schmerzen im Kniegelenk und hinter der Kniescheibe. Diese treten vor allem zu Beginn einer Bewegung auf und lassen dann langsam nach – der sogenannte Anlaufschmerz. Er zeigt sich nach längerer körperlicher Belastung dann wieder erneut. Die Schmerzen strahlen zudem in den Unterschenkel und den Fuß des Beines mit dem erkrankten Knie aus. Beim Treppensteigen sowie beim Gehen auf unebenem Gelände nehmen sie zu, ebenso beim Tragen von schweren Gegenständen und feucht-kalter Witterung. Das betroffene Knie ist oftmals angeschwollen und gerötet, mitunter heiß und verspannt. Zudem kommt es zu knirschenden und knackenden Geräuschen beim Bewegen des Knies. Weitere charakteristische Beschwerden sind Steifheit morgens und nach längerem Sitzen sowie Gangunsicherheiten. Je weiter die Beeinträchtigung des Kniegelenks fortgeschritten ist, desto intensiver die Symptome: Die Bewegungsfähigkeit des Knies nimmt immer mehr ab, wodurch viele Tätigkeiten des Alltags erheblich erschwert werden.

Andullationstherapie bei Kniearthrose

Die Andullationstherapie hat sich als überaus wirksame Behandlung bei einer Arthrose des Kniegelenks erwiesen. Durch diese biophysikalische Therapie werden Durchblutung und Stoffwechsel intensiv aktiviert. Das führt dazu, dass sämtliche Zellen des Körpers deutlich besser mit Sauerstoff und wichtigen Nährstoffen versorgt werden. Damit kann auch der Verschleiß der Knorpel am Kniegelenk gestoppt und sein weiteres Fortschreiten verhindert werden. Durch die verstärkten Stoffwechselaktivitäten der Zellen untereinander und die Ausleitung von Schadstoffen und Stoffwechselschlacken wird dieser Effekt noch weiter unterstützt.

Weiterhin sorgt die Andullationstherapie dafür, dass muskuläre Verspannungen und Blockaden im Bereich der Kniegelenke aufgelöst werden. Damit bewirkt sie, dass die Schmerzen in kurzer Zeit erheblich gelindert werden und nach regelmäßiger, längerer Anwendung schließlich vollkommen verschwinden. Die gezielte Infrarot-Tiefenwärme fördert die Wirksamkeit zusätzlich. Insbesondere ein neu entwickelter Lokalapplikator der Andullationstherapie ist in der Lage, die Zellreparatur mithilfe einer spezifischen Induktionsmethode zu unterstützen. Hierdurch kann gezielt Knorpelgewebe positiv beeinflusst werden.

Weiterhin wirksam bei Kniearthrose

Krankengymnastik
Krankengymnastische Übungen verbessern die Beweglichkeit der Kniegelenke und wirken zugleich schmerzlindernd. Eine gute und regelmäßige Krankengymnastik kann im Frühstadium der Arthrose bereits ausreichend sein, um die Beschwerden zu lindern.

Elektrotherapie
Elektrische Ströme verhindern oder verlangsamen die Weiterleitung von Schmerzsignalen, regen die Regeneration des Gewebes an und verbessern die Durchblutung.

Akupunktur
Akupunktur kann die Schmerzen lindern und die Funktionen des Gelenks verbessern. Bereits ein einmaliger Akupunkturzyklus bringt eine spürbare Besserung für die Dauer von mindestens acht Wochen.

Ersatz der Gelenkflüssigkeit
Diese Behandlung wird besonders bei Kniearthrosen häufig und mit guten Erfolgen eingesetzt. Dabei wird Gelenkflüssigkeit, Hyaluronsäure, direkt in den Gelenkspalt injiziert. Das verursacht in der Regel keine Schmerzen und sollte ca. fünf Mal wiederholt werden. Die Behandlungserfolge halten durchschnittlich ein halbes Jahr an.

Medikamentöse Behandlung
Zum Einsatz kommen überwiegend nicht-steroidale Antirheumatika (kurz NSAR). Sie enthalten kein Kortison, daher ihr Name. Dennoch sollten NSAR nur kurzzeitig und in möglichst geringer Dosierung angewendet werden.

Operationen
Heute stehen verschiedene Verfahren zur Verfügung. Unter anderem die Arthroskopie, mit der sich das Gelenk säubern und spülen sowie der Knorpel glätten lässt. Eine weitere Methode ist die Entfernung der entzündeten Innenhaut des Gelenks. Nach dem Eingriff wächst die Haut innerhalb weniger Wochen wieder nach. Ein sogenanntes Regenerat entsteht, das am Entzündungsprozess meist nicht mehr teilnimmt. Langzeitstudien belegen, dass auch Jahre nach der Operation Schmerz und Schwellung immer noch deutlich gebessert sind.

Erfolgreich ist ferner die Abrasion, bei der die oberste Schicht des Gelenkknorpels mechanisch abgetragen wird. Das regt den Körper an, selbst neues Knorpelmaterial herzustellen. Der neue Gelenküberzug ist zwar nicht so belastbar und elastisch wie der ursprüngliche Knorpel, kann aber dessen Aufgaben doch zu einem guten Teil übernehmen. Die Ultima Ratio ist schließlich der Gelenkersatz – allerdings erst dann, wenn alle anderen Therapien keine Besserung der Beschwerden mehr bringen.

Ebenso wissenswert bei Kniearthrose
Wird eine Arthrose des Kniegelenks frühzeitig erkannt, sind die Erfolgsaussichten für eine zufriedenstellende Behandlung gut. Das Problem dabei ist indessen, dass die Arthrose in ihren Anfängen unbemerkt bleibt. Sind die Schäden am Knorpel zwar schon da, aber noch nicht so ausgeprägt, um sie zu spüren, kommt man einer Kniearthrose oft nur zufällig auf die Spur.

Diagnose der Kniearthrose
Am Beginn stehen eine ausführliche Befragung des Patienten sowie eine umfassende körperliche Untersuchung. Dabei werden zunächst Gang und Haltung geprüft, um mögliche Fehlstellungen wie einen Beckenschiefstand, Muskelschwächen oder Schonhaltungen zu erkennen. Im Anschluss daran richtet sich die Aufmerksamkeit auf die Funktionsfähigkeit der Kniegelenke. Im Rahmen dieser sogenannten Palpation werden die Gelenke mit den Händen abgetastet und so untersucht, ob und welche druckempfindlich oder geschwollen sind. Auf diese Weise kann auch festgestellt werden, ob sich bereits Knochenauswüchse an den Gelenkflächen gebildet haben – die Arthrose also bereits fortgeschritten ist. Nach der Palpation wird die Beweglichkeit überprüft. So lässt sich eingrenzen, ob und inwieweit die Arthrose bereits zu Beeinträchtigungen führt. Dabei werden nicht nur die Kniegelenke, sondern auch die Muskeln untersucht. Hat sich der Verdacht auf eine Arthrose des Kniegelenks erhärtet, geht es ans Röntgen. Ist der Abstand zwischen Gelenkkopf und Pfanne schmal, ist das ein typisches Zeichen für den Verschleiß des Knorpels. Je kleiner der Gelenkspalt, desto ausgeprägter die Arthrose. Sind die Knorpelschäden allerdings noch gering, können sie im Röntgenbild meist nicht erkannt werden. Weshalb Röntgen allein noch nicht genug Information über die Beschwerden liefert. Da man sich nicht allein auf den Röntgenbefund verlassen kann, erfolgt zusätzlich meist eine sogenannte Sonografie. Sie ist eine gute Ergänzung, da sich mit Ultraschall auch die Weichteile optisch darstellen lassen. Anders als beim Röntgen sind also nicht nur knöcherne Strukturen zu erkennen. Eine weitere häufig eingesetzte Diagnosemethode ist die Szintigrafie, ein Verfahren aus der Nuklearmedizin. Dabei wird ein Kontrastmittel in die Blutgefäße gespritzt, das sich über die Blutbahn im Knochengewebe verteilt. Die verwendeten Substanzen haben die Eigenschaft, sich vor allem in entzündetem oder krankhaft verändertem Gewebe zu sammeln.

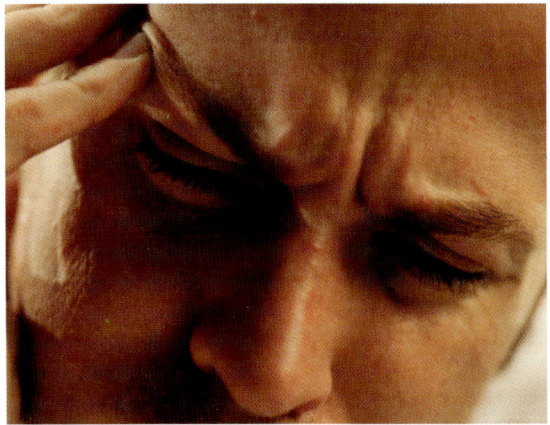

Kopfschmerzen

Volkskrankheit Kopfschmerz: 54 Millionen Bundesbürger leiden regelmäßig darunter. Keineswegs immer unter den gleichen – Kopfschmerz ist nicht gleich Kopfschmerz. Prinzipiell werden primäre von sekundären Kopfschmerzen unterschieden. Letztere sind meist Symptome anderer Erkrankungen. So werden beispielsweise Erkältungen oft von Kopfschmerzen begleitet. Zu den sekundären gehören auch Kopfschmerzen, die durch Missbrauch oder Entzug von Drogen,

Alkohol und Medikamenten entstehen. Sind Kopfschmerzen jedoch selbst eine Erkrankung und haben keine organische Ursache, nennt der Mediziner sie primäre Kopfschmerzen. Darunter sind Spannungskopfschmerzen die häufigsten.

Ursachen von Kopfschmerzen
Wie es zu Spannungskopfschmerzen kommt, ist noch nicht vollständig aufgeklärt. Vermutlich sind jedoch Verspannungen der Nacken- und Schultermuskulatur, bedingt durch Haltungsfehler und vor allem Stress der Auslöser. Aber auch Zugluft, Sauerstoffmangel und Wetterwechsel können die Ursachen sein.

Symptome von Kopfschmerzen
Spannungskopfschmerzen sind durch dumpfe Schmerzen gekennzeichnet, die aus einer Richtung auf den Kopf drücken und sich oftmals wie ein Band um den Kopf legen. Die Schmerzen strahlen meist vom Nacken aus und treten beidseitig auf.

Andullationstherapie bei Kopfschmerzen
Die Andullationstherapie ist überaus wirksam gegen Kopfschmerzen – einerlei ob primäre oder sekundäre. Denn über die intensive Anregung von Durchblutung und Stoffwechsel führt sie zur tief gehenden Entspannung der Muskulatur und damit zur deutlichen Verringerung der Schmerzen. Zudem besitzt die Andullationstherapie eine stark ausgleichende Wirkung auf das vegetative Nervensystem, was ebenso zur nachhaltigen Besserung der Beschwerden beiträgt.

Weiterhin wirksam bei Kopfschmerzen
Nicht gleich Schmerzmittel
Acetylsalicylsäure, Ibuprofen und Paracetamol sind die Wirkstoffe, die am häufigsten gegen Kopfschmerzen eingenommen werden. Experten, wie z.B. von der Deutschen Migräne- und Kopfschmerzgesellschaft, raten jedoch, nicht sofort zu Schmerzmitteln zu greifen, sondern zu versuchen, die Beschwerden mit anderen Mitteln in den Griff zu bekommen. Denn bei Kopfschmerzmitteln besteht immer die Gefahr der Gewöhnung. Zudem kann sich Medikamentenkopfschmerz entwickeln. Wenn jedoch Schmerzmittel genommen werden, gilt grundsätzlich: Die Mittel dürfen an höchstens zehn Tagen im Monat, nur drei Tage hintereinander und maximal drei Monate lang genommen werden. Abgesehen vom Suchtpotenzial besteht bei Schmerzmitteln die Gefahr, dass sie bei längerem Gebrauch ihrerseits Kopfschmerzen auslösen können – so gerät man schnell in einen Teufelskreis. Er trägt den Namen »medikamenteninduzierter Kopfschmerz«. Zudem können Schmerzmittel auf Dauer den Magen-Darm-Trakt und die Nieren schädigen.

Entspannung
Oft hilft schon, sich einfach mal zu entspannen: bei einem warmen Bad, einem Spaziergang an der frischen Luft oder durch gezielte Techniken zur Entspannung. Zu empfehlen sind Autogenes Training, progressive Muskelrelaxation nach Jacobson, Yoga und Akupressur.

Magnesium

Das »Anti-Stress-Mineral« spielt auch bei Kopfschmerzen und Migräne eine Schlüsselrolle. Denn Magnesium schützt vor den Schmerzattacken. Unter anderem, weil es Verspannungen der Nackenmuskulatur löst. Täglich sollten Sie 300 Milligramm Magnesium, zur Behandlung wie zur Vorbeugung, einnehmen – am besten abends. Denn nachts ist die Aufnahme in den Körper besser und zudem reagieren einige Menschen auf Magnesium mit Stuhlerweichung bis hin zu leichtem Durchfall. Dies ist immer ein Zeichen dafür, dass der Körper dann keine höheren Mengen Magnesium toleriert.

Gute alte Hausmittel

Altbewährt ist es, Stirn und Schläfen mit Pfefferminzöl oder Franzbranntwein einzureiben. Wirksam sind weiterhin: kalte Kompressen oder Eisbeutel, die auf die Stirn und in den Nacken gelegt werden sowie wechselwarme Fußbäder und kalte Wadenwickel.

Ebenso wissenswert bei Kopfschmerzen

Durch oft nur kleine Änderungen in der Lebensführung lässt sich die Anfälligkeit ebenso wie die Häufigkeit bei Kopfschmerzen reduzieren.

Gezielt vorbeugen

Regelmäßig Sport zu treiben, beugt Kopfschmerzen vor. Auch bei der Ernährung lässt sich einiges tun: Ein Zuviel an Fett, Süßigkeiten, Zitrusfrüchten sowie an Kaffee, Alkohol und Nikotin sollte gemieden werden, wenn man zu Kopfschmerzen neigt. Wichtig ist weiterhin, ausreichend zu trinken. Denn Flüssigkeitsmangel erhöht die Anfälligkeit für die schmerzhaften Attacken.

Schmerztagebuch

Es empfiehlt sich, ein Tagebuch über die Kopfschmerzen zu führen. Das hilft, die Auslöser, wie etwa bestimmte Nahrungsmittel, ausfindig zu machen und künftig zu meiden.

Sehfähigkeit prüfen

Hinter Kopfschmerzen kann sich auch eine Sehstörung verbergen. Deshalb sollte man beim Augenarzt oder Optiker die Sehfähigkeit testen lassen – vielleicht ist gegen die Beschwerden schlichtweg eine Brille erforderlich – oder möglicherweise eine neue Sehhilfe. Falsche beziehungsweise schlecht angepasste Brillen und Kontaktlinsen sind nicht selten Ursache hartnäckiger Kopfschmerzen.

Krampfadern

Bei Krampfadern, sogenannten Varizen, handelt es sich um Venen in den Beinen, in denen der Blutfluss von den Füßen zum Herzen hin verlangsamt ist. Obwohl davon prinzipiell jede Beinvene betroffen sein kann, bilden sich Krampfadern meist nur in den oberflächlich gelegenen Gefäßen.

Die Veränderungen der Venen sind überaus häufig: Schätzungen zufolge leiden neunzig Prozent der Bundesbürger daran, wobei Frauen dreimal so häufig betroffen sind wie Männer.

Ursachen von Krampfadern
Bei der Entstehung von Krampfadern wirken meist mehrere Faktoren zusammen. Je nach diesen Auslösern unterscheidet man primäre von sekundären Krampfadern. Primäre Krampfadern sind die häufigere und harmlosere Form. Sie sind in den meisten Fällen auf eine genetische Veranlagung zu Bindegewebsschwäche zurückzuführen. Die dadurch bedingten Störungen in der Funktion der Venenklappen lassen Krampfadern bei den Betroffenen bereits in

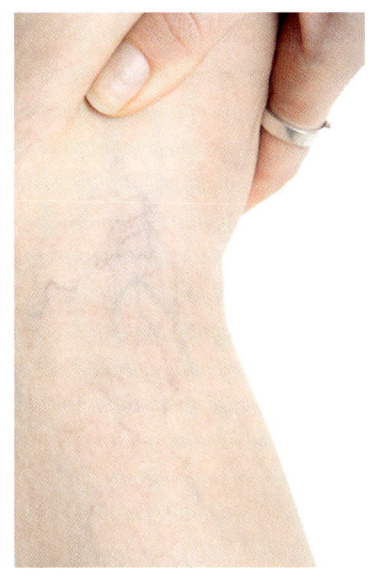

jungen Jahren entstehen. Jahrelange Fehlhaltungen, Übergewicht und zu wenig Bewegung können die Bindegewebsschwäche verstärken und die Bildung von Krampfadern fördern. Das gilt auch für die Einnahme der Antibabypille.

Sekundäre Krampfadern entstehen infolge einer Vorerkrankung, aufgrund derer das Blut durch die tiefer liegenden Venen nicht mehr uneingeschränkt fließen kann. Ursachen dafür können Blutgerinnsel, Ablagerungen an der Gefäßwand oder gar ein Tumor im Bauchbereich sein. Diese schweren Formen sind jedoch eher die Ausnahme und nicht die typische Ausprägung von Krampfadern.

Symptome von Krampfadern
Die ersten Anzeichen zeigen sich oft bereits in jungen Jahren in Form von Besenreisern – der abgeschwächten Form von Krampfadern. Dabei handelt es sich um kleinste erweiterte Venen dicht unter der Haut, die mit Blut gefüllt sind und daher durch die Haut als hellrote Gefäßbäumchen, dunkelblaue Äderchen oder rötliche Flecken sichtbar werden. Mit zunehmendem Alter werden diese Venenveränderungen dann intensiver und treten deutlich als bläulich, knotig verdickte und geschlängelte Venen hervor. Dazu gesellt sich ein Schwere-, Müdigkeits- oder Spannungsgefühl in den Beinen, das jedoch bei Bewegung oder beim Hochlegen der Beine nachlässt. Darüber hinaus kann es zu Schwellungen, Juckreiz, Schmerzen sowie zu Fuß- und Wadenkrämpfen kommen. Bei Frauen verschlimmern sich diese Beschwerden häufig vor und während der Menstruation sowie in der Schwangerschaft.

Andullationstherapie bei Krampfadern

Da die Andullationstherapie die Durchblutung intensiv und nachhaltig anregt, bietet sie bei Krampfadern eine sehr wirksame Behandlungsmöglichkeit. Denn damit wird der Blutabfluss in Richtung zum Herzen gefördert, was zur Linderung der Beschwerden beiträgt und der Bildung weiterer Krampfadern vorbeugt. Lediglich sollte das Infrarot bei diesem Beschwerdebild ausgeschaltet bleiben. Unterstützend zur Andullationstherapie wirken immer Kompressionsstrümpfe.

Weiterhin wirksam bei Krampfadern

Operative Eingriffe

Um Krampfadern der großen Beinvenen dauerhaft zu entfernen, ist in der Regel ein operativer Eingriff erforderlich. Hierfür stehen zwei verschiedene Methoden zur Verfügung. Das am häufigsten eingesetzte Verfahren ist das sogenannte Venenstripping. Dabei wird die Krampfader mithilfe einer speziellen Sonde komplett entfernt.

Die zweite Methode ist die sogenannte Krossektomie. Im Zuge dieser wird die große Beinvene (Vena saphena magna) exakt an jener Stelle durchtrennt, an der sie in die tiefe Beinvene (Vena femoralis) einmündet.

Verödung

Bei kleineren Krampfadern genügt meist eine Verödung, medizinisch Sklerosierung genannt, zur deren Beseitigung. Dabei wird in die zu entfernende Krampfader eine Flüssigkeit eingespritzt, welche die Innenwand der Vene schädigt. Dies führt dazu, dass die Krampfader nach und nach zu einem Bindegewebsstrang umgebaut wird, der nicht mehr von außen sichtbar ist.

Kompressionsbehandlung

Sehr wirksam bei Krampfadern ist die sogenannte Kompressionsbehandlung. Dabei erfolgt eine gezielte Kompression, Zusammendrücken, wodurch ein dosierter Druck auf das Bein ausgeübt wird. Damit wird die geschwächte Muskelpumpe in den Venen unterstützt und der Abfluss des venösen Blutes gefördert. Allerdings lindert die Kompressionsbehandlung nur die Beschwerden, die Krampfadern selbst werden damit nicht beseitigt.

Praktisch umgesetzt wird die Behandlung in Form von individuell angepassten Stützstrümpfen, die als Kniestrümpfe oder Strumpfhosen zu tragen sind. Stützstrümpfe sollten stets im Liegen angezogen werden, denn im Stehen fließt zu viel Blut in die Venen. Eine weitere Anwendungsmöglichkeit bieten Kompressionsverbände, die ebenfalls den Druck in den Beinen wohldosiert erhöhen.

Pflanzliche Venenmittel

Zur Linderung der Symptome bewähren sich auch eine Reihe von Heilpflanzen, die entweder innerlich oder äußerlich zur Anwendung kommen. Besonders empfehlenswert sind Extrakte aus Rosskastanien und rotem Weinlaub, die als

Tabletten eingenommen werden. Ebenso sehr wirksam sind Einreibungen der betroffenen Regionen mit Rosmarintinktur sowie mit Ringelblumensalbe.

Bewährte Hausmittel
Zur Linderung der Beschwerden eignen sich gut kalte Güsse am Unterschenkel, Wassertreten sowie kalte Wadenwickel. Wärmebehandlungen wie beispielsweise warme Voll- oder Fußbäder, aber auch Sauna und Dampfbad sollten Sie bei Krampfadern unterlassen.

Ebenso wissenswert bei Krampfadern
Bei Krampfadern können Sie sehr viel selbst zur Besserung Ihrer Beschwerden beitragen. Diese Maßnahmen beugen zugleich der Entstehung von Krampfadern vor.

Selbst aktiv werden
Mit an erster Stelle steht regelmäßige Bewegung. Denn vor allem Ausdauersportarten wie Walken, Joggen, Radfahren oder Schwimmen sind eine wirksame Hilfe bei Krampfadern. Ein sehr gutes Venentraining ist übrigens auch Treppensteigen. Im Dienste der Venengesundheit sollten Sie Lift und Rolltreppe also möglichst selten in Anspruch nehmen. Was zwar das Gegenteil von Bewegung ist, aber dennoch sehr wichtig, ist das häufige und regelmäßige Hochlagern der Beine. Denn das erleichtert den Rückfluss des Blutes aus den Beinen.

Muskelpumpe unterstützen
Die sogenannte Muskelpumpe (siehe unten) kann und sollte gezielt bei ihrer Arbeit unterstützt werden. Dazu eignet sich beispielsweise Fußgymnastik: Mit den Füßen wippen und auf den Zehenspitzen gehen. Auch des Öfteren auf hohen Absätzen zu gehen, hilft der Muskelpumpe. Das trainiert die Wadenmuskeln und erhöht deren Pumpleistung. Gute Dienste leistet man der Muskelpumpe darüber hinaus dadurch, dass man beim Sitzen nicht die Beine übereinander schlägt und bei längeren Autofahrten oder Flugreisen auf genügend Beinfreiheit achtet.

Die Muskelpumpe in den Beinen
In den Extremitäten, vorwiegend in den Beinen, muss das Blut gegen die Schwerkraft zum Herzen zurückgepumpt werden. Darauf ist der Körper eingerichtet: mit den sogenannten Venenklappen, die das Blut in den Venen nur in Richtung Herz durchfließen lassen. Darüber hinaus verlaufen die Venen nahe der Beinmuskulatur. Damit wird durch Kontraktion der Muskeln beim Bewegen das Blut zum Herzen aus den Venen herausgepresst – die sogenannte Muskelpumpe. Leider haben diese Konzepte ihre Schwachstellen. Denn im Unterschied zu den Arterien sind die Wände der Venen recht dünn. Das führt dazu, dass sie beispielsweise durch langes Stehen ausbeulen. In diesen ausgeweiteten Venen finden die Klappen keinen Halt mehr. Damit können sie nicht mehr richtig schließen und infolgedessen staut sich das Blut in den Beinvenen. Hat dieser Prozess einmal begonnen, schreitet er immer weiter fort. Deshalb sollten bereits die ersten Anzeichen einer beginnenden Venenschwäche ernst genommen werden.

Über den Wolken kann es gefährlich werden
Das lange Sitzen auf Langstreckenflügen bedeutet einen enormen Stress für die Venen. Nicht zuletzt auch durch den höheren Druck im Flugzeug. Wer mit Venenbeschwerden zu tun hat, sollte noch mehr als sonst trinken und reichlich Magnesium zu sich nehmen. Darüber hinaus sollte man öfters aufstehen und die Gänge auf und ab gehen – dabei zwischendurch auf den Fußballen wippen, um die Wadenmuskeln noch mehr zu beanspruchen.

Lumbalgie

Lumbalgie steht für Lendenschmerz: »Lumb« leitet sich ab von lumbus (Lende) und »algie« bezeichnet Schmerz beziehungsweise Schmerzhaftigkeit.

Ursachen von Lumbalgie

Schmerzen im Lendenbereich resultieren überwiegend aus abnutzungsbedingten Verschleißerscheinungen – unter anderem durch Fehlhaltungen, Überbelastung und Übergewicht sowie durch Alterung. Diese sogenannten degenerativen Prozesse laufen in der Mehrheit an den kleinen Wirbelgelenken ab. Aufgrund ihrer Anordnung, die jener von Dachziegeln gleicht, werden die kleinen Gelenke der Lendenwirbelsäule auch Facettengelenke genannt. Weitere Ursache einer Lumbalgie können Bandscheibenschäden; wie ein Bandscheibenvorfall oder eine -vorwölbung sein. Beides sind in der Regel ebenso Folgen von Abnutzung. Zudem gehen auch Osteoporose sowie Tumorerkrankungen im Bereich der Lende nicht selten mit einer Lumbalgie einher. Hinter den Schmerzen können mitunter auch krankhafte Veränderungen an den Wirbelkörpern der Lendenwirbelsäule sowie funktionelle Störungen der Haltebänder der Wirbel stehen.

Symptome von Lumbalgie

Charakteristisch für eine Lumbalgie ist, dass die Schmerzen im Lendenwirbelbereich lokalisiert sind. Sie sind meist stark, stechend und auf den Lendenbereich beschränkt. Weitere typische Symptome sind örtliche Missempfindungen und Muskelverspannungen entlang der Wirbelsäule. Diese Verspannungen werden von den Patienten als störende Blockade empfunden und infolgedessen nehmen sie eine seitlich geneigte Schonhaltung ein. Auch aus diesem Grund schränkt eine Lumbalgie die Bewegungsfähigkeit erheblich ein. Besonders Bücken und Drehungen des Oberkörpers sind durch die Beschwerden erschwert.

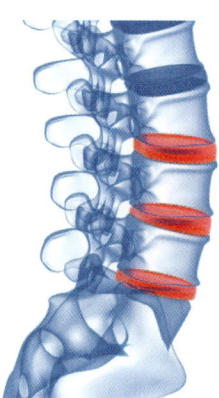

Andullationstherapie bei Lumbalgie

Die Andullationstherapie hat sich als sehr wirksame Behandlungsmethode bei einer Lumbalgie erwiesen. Denn durch die Anregung der Durchblutung im Bereich der Lendenwirbelsäule werden Verspannungen aufgelöst und der Druck von den Wirbelkörpern genommen. Darüber hinaus lösen sich Blockaden, welche die Gelenke der Lendenwirbel möglicherweise eingeklemmt halten. Damit bewirkt die Andullationstherapie eine umgehende, deutliche Linderung der Beschwerden. Die Infrarot-Tiefenwärme verstärkt die Wirkung, indem sie die Durchblutung der Gewebe zusätzlich aktiviert und somit die Nerven und Wirbelgelenke im Lendenwirbelbereich weitergehend entspannt.

Weiterhin wirksam bei Lumbalgie

Grunderkrankung behandeln

Grundlegend für den Behandlungserfolg ist selbstverständlich die Grunderkrankung zu therapieren, die zur Lumbalgie geführt hat – wie beispielsweise ein Bandscheibenvorfall oder Muskelverspannungen. Allerdings ist das nicht immer möglich. Verschleißerscheinungen durch Abnutzung etwa lassen sich nicht mehr rückgängig machen.

Schmerzmittel

Zur Linderung der akuten Schmerzen eignen sich allen voran die sogenannten nicht-steroidalen Antirheumatika (NSAR). Gegen Muskelverspannungen, die häufig zu den schmerzhaften Beschwerden führen können, hilft die Einnahme von Muskelrelaxantien.

Lokale Anästhesie

Eine gute Alternative zu Schmerzmitteln, frei von Nebenwirkungen und Suchtgefahr, ist eine lokale Anästhesie mit einem lang wirkenden Betäubungsmittel. Diese erfolgt in der Regel mittels eines Katheters, einem dünnen Kunststoffschlauch. Er wird im Bereich der Lendenwirbelsäule nahe den schmerzenden Regionen unter die Haut eingebracht.

TENS

Ein Verfahren aus der Elektrotherapie, die transkutane Nervenstimulation über Elektroden (TENS), hat sich ebenso zur wirksamen Linderung der Schmerzen bewährt. Dabei werden Elektroden rechts und links neben der Wirbelsäule in den schmerzenden Bereichen auf die Haut des Patienten geklebt, über die niederfrequenter Strom fließt.

Krankengymnastik

Von großer Bedeutung für eine nachhaltige Besserung der Beschwerden ist es, das Muskelkorsett zu verstärken, welches die Wirbelsäule stützt. Dies gilt vor allem für den Bereich der Lendenwirbelsäule. Gezielte krankengymnastische Übungen, die zunächst unter fachkundiger Anleitung erlernt werden, sind dazu eine sehr empfehlenswerte Maßnahme.

Ebenso wissenswert bei Lumbalgie

Der Bereich der Lendenwirbel ist am häufigsten unter allen Wirbelsäulenabschnitten von schmerzhaften Beschwerden betroffen. Grund dafür ist, dass darauf das gesamte Gewicht des Oberkörpers lastet. Darüber hinaus gehen die meisten Bewegungen der Wirbelsäule – Drehen, Bücken und andere – von der Lendenwirbelsäule aus. Entsprechend ist diese vermehrt anfällig für Verschleißerscheinungen und Funktionsstörungen.

Die Lendenwirbelsäule

Abgekürzt LWS genannt, besteht die Lendenwirbelsäule aus fünf einzelnen Wirbelkörpern. Bei einigen Menschen ist der letzte dieser Wirbelkörper allerdings mit dem ersten der Kreuzbeinwirbel verwachsen – was medizinisch als Lumbalisation bezeichnet wird. Die LWS ist in der Regel im gesunden Zustand leicht nach hinten gekippt. Diese Krümmung heißt Lordose.

Lumboischialgie

Vielfach wird sie auch Rücken-Bein-Schmerz genannt – denn das Hauptmerkmal einer Lumboischialgie ist ein in das Bein fortgeleiteter Rückenschmerz. Der Begriff an sich setzt sich zusammen aus Lumbalgie, zu Deutsch Schmerz in der Region der Lendenwirbelsäule und Ischialgie, zu Deutsch über den Ischiasnerv weitergeleiteter Beinschmerz.

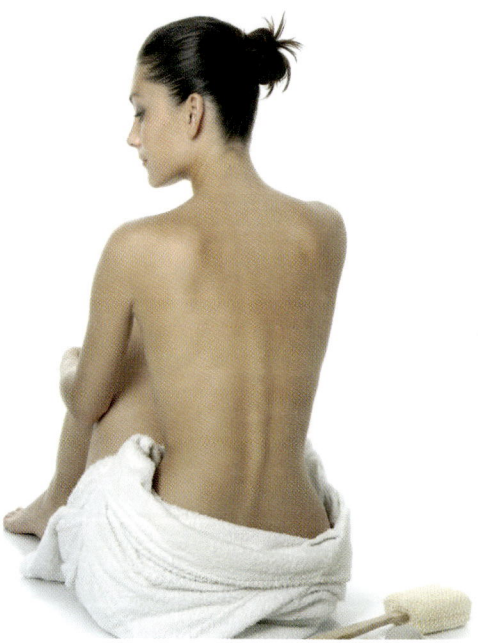

Ursachen einer Lumboischialgie

Häufig ist eine Lumboischialgie auf Bandscheibenvorfälle an den Lenden- oder Kreuzbeinwirbeln zurückzuführen. Weitere Ursachen können Zysten an den Wirbelgelenken oder Entzündungen des Ischiasnervs sein. Mitunter führen auch abnutzungsbedingte Verengungen an den Austrittslöchern der Nerven an der Lendenwirbelsäule zu einer Lumboischialgie.

Symptome einer Lumboischialgie

Ihr wichtigstes Symptom sind die bereits erwähnten Schmerzen, die von der Lendenwirbelsäule in das Bein ausstrahlen. Dabei werden sie meist vom unteren Rücken über das Gesäß und dann über die Rückseite des Oberschenkels in den Unterschenkel und bis in den Fuß weitergeleitet. Die Schmerzen sind in der Regel stechend und reißend und können sehr heftig sein. Die Bereiche, in denen sie auftreten, kribbeln und fühlen sich oftmals taub an. Zudem sind sie weniger empfindungsfähig als sonst. Eine Lumboischialgie schränkt die Bewegungsfähigkeit ganz erheblich ein. Besonders Bücken und Drehungen des Oberkörpers sind durch die Beschwerden erschwert. Aufrechtes Stehen kann mitunter unmöglich sein. Zudem führen die Schmerzen dazu, dass eine seitwärts gekrümmte Schonhaltung eingenommen wird. Darüber hinaus kann eine Lumboischialgie zu Problemen beim Wasserlassen und beim Stuhlgang führen. Sehr häufig kommt es zu Muskelverspannungen um unteren Rücken und zu Gefühlsstörungen in den schmerzenden Regionen.

Andullationstherapie bei Lumboischialgie

Die ausgeprägt gute Wirksamkeit der Andullationstherapie bei der Lumboischialgie ist zum einen darauf zurückzuführen, dass sie direkt dort ansetzt, wo die Schmerzen ihren Ursprung haben. Indem diese biophysikalische Therapie die Durchblutung im Bereich der Lendenwirbelsäule und damit auch der Bandscheiben intensiv aktiviert, bewirkt sie, dass sich die Muskulatur nachhaltig entspannt. Dadurch wird der Druck auf den Ischiasnerv genommen. Ebenso lösen sich Blockaden, die den Nerven möglicherweise eingeklemmt halten. Damit bewirkt die Andullationstherapie eine rasche und deutliche Linderung der Beschwerden.

Durch die Infrarot-Tiefenwärme wird dieser positive Effekt noch zusätzlich verstärkt. Zum anderen führt die Andullationstherapie mit ihrem anregenden Effekt auf den Stoffwechsel dazu, dass die geschädigten und schmerzenden Strukturen – Bandscheiben und Wirbelgelenke – wieder deutlich besser mit Sauerstoff und wichtigen Nährstoffen versorgt werden. Auch dies trägt erheblich mit dazu bei, dass eine Lumboischialgie mit der Andullationstherapie so erfolgreich zu behandeln ist.

Weiterhin wirksam bei Lumboischialgie

Stufenlagerung
Eine hilfreiche kurzfristige Maßnahme stellt die Stufenlagerung dar. Dazu legen Sie sich auf den Boden und platzieren die Unterschenkel auf einem Stuhl. Durch die angewinkelten Beine wird der Ischiasnerv entlastet, was zu einer vorübergehenden Linderung der Schmerzen führt.

Krankengymnastik und Massagen
Durch gezielte Übungen kann der gereizte Ischiasnerv beruhigt werden. Auch Massagen helfen.

Akupunktur
Die bekannte Therapiemethode aus der traditionellen chinesischen Medizin bewährt sich auch bei einer Lumboischialgie.

Medikamentöse Behandlung
Um die Schmerzen zu lindern und etwaige Entzündungen an der Wurzel des Ischiasnerv zu hemmen, können auch Arzneimittel verabreicht werden. Es werden überwiegend nicht-steroidale Antirheumatika, kurz NSAR, welche kein Kortison enthalten (daher ihr Name) eingesetzt. Dennoch sollten NSAR nur kurzzeitig und in möglichst geringer Dosierung angewendet werden, da sie viele Nebenwirkungen haben.

Periradikuläre Therapie
Ein wirksames Verfahren, bei dem ein Gemisch aus einem lokal wirksamen Narkotikum und Kortison direkt in die betroffenen Nervenwurzeln injiziert wird. Dies geschieht unter Kontrolle von bildgebenden Verfahren, meist der Computertomografie.

Ebenso wissenswert bei Lumboischialgie
Diagnose einer Lumboischialgie
Die Beschwerden, die der Patient hat, sind in der Regel bereits ein aussagekräftiges Indiz für einen Rücken-Bein-Schmerz. Zur Sicherstellung der Diagnose werden dann weitere Untersuchungen durchgeführt. Dazu gehört allen voran der sogenannte Lasegue-Test. Dabei legt sich der Patient auf den Rücken auf die Behandlungsliege. Anschließend hebt der Arzt das von den Schmerzen betroffene Bein langsam an. Dabei ist das Bein gestreckt und wird im Hüftgelenk ein wenig gebeugt. Liegt tatsächlich eine Lumboischialgie vor, tritt durch das Anheben des Beins eine deutliche Verstärkung der Schmerzen ein – benannt als Zeichen nach Lasegue. Denn durch das Heben des Beins kommt es zur Dehnung des Ischiasnervs, was sich umgehend auf dessen Wurzel auswirkt und die Schmerzen verstärkt. Um den Ischiasnerv noch weiter zu dehnen, wird mitunter die Fußspitze des angehobenen Beins in Richtung des Körpers des Patienten gezogen. Dieser sogenannte Bragard-Test ist ein weiteres Indiz für eine Lumboischialgie. Geben die beschriebenen Tests noch nicht ausreichend Sicherheit, um die Diagnose zu stellen, kann eine Untersuchung mit bildgebenden Verfahren durchgeführt werden. Dazu kommt in der Regel die Magnetresonanztomografie zum Einsatz, welche die Nervenwurzeln im Rückenmark sichtbar macht.

LWS-Syndrom

LWS ist die Abkürzung für Lendenwirbelsäule: Der Begriff LWS-Syndrom steht entsprechend für alle Schmerzen, die von der Lendenwirbelsäule ausgehen oder diese Region betreffen. Das LWS-Syndrom ist insofern keine eigenständige Krankheit für sich, sondern umfasst verschiedene Beschwerden – das typische Charakteristikum eines Syndroms. Beschwerden im Bereich der Lendenwirbelsäule sind häufiger als im Bereich der Brust- oder Halswirbelsäule. Das liegt vor allem daran, dass dieser untere Abschnitt der Wirbelsäule besonders hohen Belastungen ausgesetzt ist.

Ursachen eines LWS-Syndroms

Die häufigsten Ursachen für das LWS-Syndrom sind degenerative Veränderungen. Es handelt sich dabei um Veränderungen, die durch Abnutzung der Lendenwirbel bedingt werden. In den meisten Fällen sind dabei die Bandscheiben beteiligt: Vorfälle oder Vorwölbungen der Bandscheiben sind oftmals die Auslöser der Beschwerden beim LWS-Syndrom. Des Weiteren können sich die Gelenke zwischen den Lendenwirbeln durch Abnutzung verändern und auf diese Weise ebenso zu Schmerzen führen. Natürlich können auch Verletzungen, beispielsweise Brüche, zu degenerativen Veränderungen und damit zu Beschwerden der Lendenwirbelsäule führen. Weitere Ursachen eines LWS-Syndroms können rheumatisch-entzündliche Erkrankungen sowie Infektionen sein. Auch Osteoporose und Osteomalazie (eine schmerzhafte Knochenerweichung bei Erwachsenen, meist durch einen Vitamin-D- oder Kalzium-Mangel ausgelöst wird) verursachen häufig die typischen Beschwerden an der Lendenwirbelsäule.

Angeborene Missbildungen wie beispielsweise Spina bifida sind seltenere Ursachen für das LWS-Syndrom. Das gilt auch für Wachstumsstörungen, wie sie unter anderem im Zuge einer Skoliose auftreten. Nicht zuletzt lässt sich ein LWS-Syndrom auch auf Tumore in der Lendenwirbelsäule oder Metastasen in diesem Bereich zurückführen. Allerdings sind diese Ursachen ebenfalls selten.

Symptome eines LWS-Syndroms

Typische Anzeichen des LWS-Syndroms sind Rückenschmerzen, die lokal auf den Bereich der Lendenwirbelsäule beschränkt sind. Diese Schmerzen werden meist als dumpf, weniger als stechend empfunden.

Andullationstherapie bei LWS-Syndrom

Die Andullationstherapie führt zu einer raschen und anhaltenden Besserung der Beschwerden beim LWS-Syndrom. Denn ihre Anwendung bewirkt, dass die Belastungen von den Lendenwirbeln genommen werden. Darüber hinaus sorgt die Andullationstherapie durch eine intensive Anregung der Durchblutung dafür, dass sich Muskeln, Sehnen und Gelenke in dem betroffenen Wirbelsäulenbereich spürbar entspannen.

Weiterhin wirksam bei LWS-Syndrom

Gezieltes Training der Muskulatur

Durch das gezielte Trainieren der Bauch- und Rückenmuskeln können Sie eine deutliche Linderung der Schmerzen erreichen. Zugleich wird damit erneuten Beschwerden im Bereich der Lendenwirbelsäule vorgebeugt. Die geeigneten Übungen zur muskulären Stabilisierung der Lendenwirbel sollten Ihnen zunächst von einem erfahrenen Physiotherapeuten gezeigt werden.

Manuelle Behandlung

Durch spezielle Techniken der Mobilisation, umgangssprachlich auch Einrenken genannt, lassen sich Blockaden in den Wirbelkörpern der Lendenwirbelsäu-

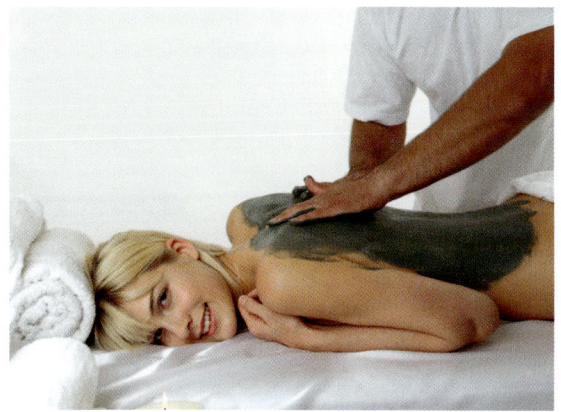

le lösen. Diese Maßnahmen sollten Sie jedoch nur von sachkundigen und gut geschulten Therapeuten durchführen lassen, um mögliche Komplikationen zu vermeiden. Denn zum Einrenken bedarf es einiges an Erfahrung und Fingerspitzengefühl.

Wärmebehandlungen

Eine weitere wirksame Möglichkeit zur Behandlung des LWS-Syndroms sind Wärmebehandlungen. Denn Wärme regt die Durchblutung in dem betroffenen Bereich der Wirbelsäule an und führt zur Lockerung der verspannten Muskeln und Gelenke. Infolge kommt es zu einer deutlichen Linderung der Schmerzen. Eine solche sogenannte Thermotherapie kann beispielsweise durch Moor- oder Fangopackungen erfolgen. Diese werden dem Patienten auf die schmerzenden Regionen aufgelegt. Für die Wärmebehandlung im eigenen Zuhause empfehlen sich ein Heizkissen oder schlicht und einfach die gute alte Wärmflasche.

Ebenso wissenswert bei LWS-Syndrom

Wie so oft können Sie eine Menge selbst dazu beitragen, um Ihre Beschwerden zu bessern. Das Gleiche gilt natürlich für die Vorbeugung. Bereits kleine Änderungen täglicher Gewohnheiten tragen dazu bei, die Anfälligkeit für Beschwerden der Wirbelsäule zu verringern.

Regelmäßige Bewegung

Regelmäßige körperliche Aktivität ist eine der besten Maßnahmen, um die Beweglichkeit und Belastbarkeit der Wirbelsäule wieder herzustellen und zu erhalten. Allerdings eignet sich nicht jede Sportart dazu. So sind Sportarten wie Tennis, Golf, Fuß- oder Handball nicht zu empfehlen, da sie die Wirbelsäule und die Gelenke zu sehr belasten. Sportarten, bei der die Wirbelsäule ausreichend trainiert und dabei dennoch geschont wird, sind hingegen Schwimmen, Radfahren, Skilanglauf, Wandern und Walking.

Entspannung

Hinter Beschwerden der Wirbelsäule stehen vielfach auch zu große Anspannung und Stress. Dies bewirkt, dass sich die Muskulatur im Bereich der einzelnen Wirbelkörper verkrampft und verkürzt. Abhilfe bringen hier Entspannungsmethoden wie Autogenes Training und die progressive Muskelrelaxation nach Jacobson. Auch Yoga ist eine wirksame Möglichkeit, sowohl Körper wie Geist aktiv zu entspannen.

Lymphödem

Bei einem Lymphödem handelt es sich um eine sichtbare Weichteilschwellung. Diese ist dadurch bedingt, dass Lymphe in dem betreffenden Bereich nicht mehr abtransportiert werden kann. Aus diesem Grund spricht man im Zusammenhang mit einem Lymphödem auch von einer Lymphstauung. Diese tritt vorwiegend an Armen oder Beinen auf, mitunter können auch mehrere Gliedmaßen und sogar der Gesichtsbereich betroffen sein. Ein Lymphödem ist eine vergleichsweise seltene Erkrankung. Sie tritt wenn, dann häufiger bei Frauen auf als bei Männern.

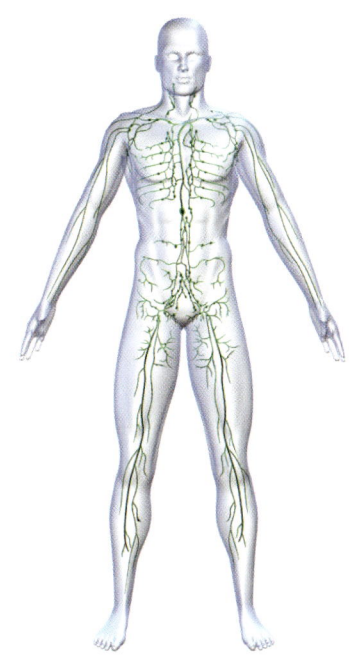

Ursachen eines Lymphödems

Die Ursache eines Lymphödems ist stets eine Ansammlung von Lymphflüssigkeit im Gewebe. Warum es allerdings dazu kommt, dass die Lymphe nicht mehr abfließen kann oder aber zu viel davon in das Gewebe eindringt und die Transportkapazität der Lymphgefäße überfordert, hat verschiedene Gründe. Entsprechend unterscheidet man auch das primäre von dem sekundären Lymphödem. Das primäre Lymphödem kann zum einen angeboren, genetisch bedingt sein. Die Vererbung erfolgt dabei meist zwischen den Frauen in der betreffenden Familie. Zum anderen kann die primäre Form ganz spontan auftreten. Diese zufälligen und vereinzelten Lymphödeme gehen auf Veränderungen innerhalb der Lymphgefäße zurück.

Das sekundäre Lymphödem stellt sich anders als das primäre immer infolge einer anderen Erkrankung ein, weshalb man es auch eine erworbene Lymphstauung nennt. Deren Ursachen können Operationen sein, in deren Zuge Lymphknoten entfernt werden mussten oder Strahlentherapien, die zu einem Verkleben der Lymphgefäßwände und damit zur Zerstörung dieser Gefäße führen. Weitere Ursachen für ein sekundäres Lymphödem sind Unfälle, Verletzungen, Infektionen sowie eine Wundrose, ein sogenanntes Erysipel.

Symptome eines Lymphödems

Das primäre Lymphödem zeigt sich typischerweise in sogenannten Kastenzehen: Viereckig angeschwollene Zehen. Von diesen aus zieht sich der Lymphstau über die Knöchel hinauf zum Unter- und schließlich zum Oberschenkel. In zwei Dritteln der Fälle ist davon nur eine Körperseite betroffen. Tritt das primäre Lymphödem zweiseitig auf, dann sind die Schwellungen meist asymmetrisch ausgeprägt. Die sekundäre Lymphstauung hat vollkommen gegensätzliche Symptome. Bei ihr bahnen sich die Schwellungen ihren Weg von den Achseln oder Leisten ausgehend den Körper abwärts. Dabei bleiben die Zehen und der Vorfuß allerdings meist von dem Lymphödem verschont. Charakteristisch für das sekundäre Lymphödem ist weiterhin, dass es stets nur einseitig auftritt – je nachdem, wo seine Ursache lokalisiert ist. Sowohl beim primären wie beim sekundären Lymphödem kann es bei einem ungünstigen Verlauf zu Entzündungen und schlimmstenfalls zu einem Geschwür an den betroffenen Hautstellen kommen.

Andullationstherapie bei Lymphödem

Die Andullationstherapie ist eine sehr wirksame Methode zur Behandlung von Lymphödemen. Denn sie führt zu einer intensiven Aktivierung sämtlicher Körperflüssigkeiten: Durch die Andullationstherapie werden sowohl Durchblutung wie Stoffwechsel und Lymphfluss nachhaltig angeregt. Aus diesem Grund kann die gestaute Lymphflüssigkeit rasch aus dem betreffenden Gewebe abfließen und die Beschwerden gehen damit ebenso schnell zurück.

Weiterhin wirksam bei Lymphödem

Lymphdrainagen

Um den Fluss der Lymphe, allen voran den Abtransport aus den vom Lymphödem betroffenen Geweben zu fördern, werden manuelle Lymphdrainagen durchgeführt.

Kompressionsbehandlung

Durch das gezielte Komprimieren, zu Deutsch: Zusammendrücken, lassen sich die Lymphödeme wirksam verkleinern und mitunter ganz beseitigen. Dies geschieht mithilfe von Kompressionsbandagen und -strümpfen.

Gezielte Krankengymnastik

Werden die vom Lymphödem betroffenen Gliedmaßen gezielt mit speziellen gymnastischen Übungen bewegt, unterstützt das nachhaltig den Abfluss der gestauten Lymphe. Wichtig ist dabei jedoch, dass die Krankengymnastik regelmäßig und über einen längeren Zeitraum durchgeführt wird.

Ebenso wissenswert bei Lymphödem

Lymphstauungen sollten möglichst frühzeitig behandelt werden. Denn in den frühen Stadien der Erkrankung kann das Lymphödem in der Regel noch rückgängig gemacht werden.

Die Stadien eines Lymphödems

Je nach den Symptomen werden vier verschiedene Schweregrade unterschieden.

- Stadium 1: Latenzstadium. An den Lymphgefäßen und/oder an den Lymphknoten liegt ein primärer oder sekundärer Schaden vor. Aufgrund dessen ist die Transportkapazität in den Lymphgefäßen herabgesetzt. Es besteht allerdings noch kein Ödem, sondern lediglich eine vorübergehende Schwellung, die keine Beschwerden verursacht.

- Stadium 2: Reversibles Stadium. Das Lymphödem ist vor allem abends häufig stark geschwollen. Es bildet sich jedoch durch Hochlagern der betroffenen Gliedmaßen sowie über Nacht zurück. Ein weiteres Kennzeichen dieses Stadiums ist, dass die Schwellung noch weich ist und sich eindrücken lässt.
- Stadium 3: Spontan irreversibles Stadium. Nunmehr ist das Lymphödem hart geworden und lässt sich nicht mehr eindrücken. Ebenso bildet es sich nicht mehr von selbst über Nacht oder durch Hochlagern der betroffenen Körperbereiche zurück.
- Stadium 4. Elephantitis: In dieser Phase der Erkrankung zeigen sich neben der Schwellung auch mehr oder minder ausgeprägte Veränderungen der Haut an der von dem Lymphödem betroffenen Region. Es kommt zur Bildung von Zysten, Fisteln und Verhärtungen. Das Endbild dieses Stadiums ist schließlich die sogenannte Elephantitis.

Im ersten und zweiten Stadium kann das Lymphödem noch durch entstauende Maßnahmen wie beispielsweise Hochlagern oder Lymphdrainagen vollständig ausgeschwemmt werden. Dies ist in den beiden letzten Stadien drei und vier jedoch nicht mehr möglich.

Diagnose eines Lymphödems

Im fortgeschrittenen Stadium ist eine Lymphstauung bereits allein anhand ihres typischen Erscheinungsbildes zu erkennen. Ein beginnendes Lymphödem lässt sich dagegen um einiges schwieriger diagnostizieren. Das gilt auch für sekundäre Lymphödeme, bei denen stets auch die ihnen zugrunde liegende Erkrankung abgeklärt werden muss. Dies erfolgt durch Blut- und Ultraschalluntersuchungen sowie durch eine sogenannte Lymphabflussszintigrafie.

Bei dieser Diagnosemethode wird radioaktive Flüssigkeit in die Lymphbahnen gespritzt. Auf diese Weise lässt sich dann feststellen, wo und wie sehr der Abfluss der Lymphe in einem Lymphgefäß beeinträchtigt ist. Zur Diagnose werden schließlich meist auch Röntgenaufnahmen der vom Lymphödem betroffenen Körperregionen erstellt.

Migräne

Neben Spannungskopfschmerzen ist Migräne die am häufigsten auftretende Kopfschmerzform. Rund 14 Millionen Menschen leiden bundesweit darunter. Oft, ohne es zu wissen. Denn die schmerzhafte Erkrankung wird häufig erst sehr spät erkannt. Frauen sind von Migräne durchschnittlich häufiger betroffen als Männer.

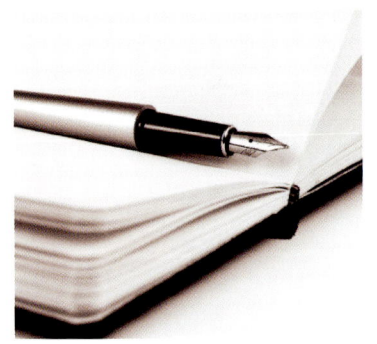

Ursachen von Migräne

Die häufigsten Auslöser der schmerzhaften Kopfschmerzattacken sind Wetterwechsel, hormonelle Schwankungen im Zuge des weiblichen Zyklus sowie Stress. Darüber hinaus können auch bestimmte Nahrungsmittel wie Käse, Nüsse oder Schokolade, zu wenig Schlaf sowie starke körperliche Belastungen die Migräneanfälle hervorrufen. Die eigentlichen Ursachen der Erkrankung sind allerdings noch nicht vollständig geklärt. Offensichtlich spielen dabei jedoch genetische Faktoren, also Vererbung, eine wesentliche Rolle. Denn innerhalb einiger Familien tritt Migräne gehäuft auf. Auch Studien mit Zwillingen lieferten Indizien für eine genetische (Mit-)Ursache. Darüber hinaus nimmt die Forschung an, dass ein bestimmter Nervenbotenstoff im Gehirn, das Serotonin, an der Entstehung von Migräne beteiligt ist: Das Gleichgewicht dieses Neurotransmitters ist gestört.

Symptome von Migräne

Generell treten die Schmerzen bohrend, stechend, pochend, pulsierend und meist einseitig in den Regionen um Stirn, Schläfen und Augen auf. Charakteristisch ist zudem, dass sich die Beschwerden durch Bewegung, Stress, Lärm und Anspannung verstärken. In Ruhe und in abgedunkelten Räumen lassen sie hingegen nach. Ein Migräneanfall läuft typischerweise in vier verschiedenen Phasen ab. Die erste Phase, die sogenannte Prodromalphase, kann dem eigentlichen Schmerz Stunden bis Tage vorausgehen. Häufige Anzeichen sind Reizbarkeit, Abgeschlagenheit, Müdigkeit, Heißhunger oder Appetitlosigkeit und Stimmungsschwankungen. Die zweite Phase ist bereits die Aura, die sich binnen weniger Minuten entwickelt und 15 bis 20, selten 60 Minuten andauert. Typische Symptome sind dabei wie erwähnt unter anderem Sehstörungen wie Blitze oder Flimmern vor den Augen. Phase drei ist dann der eigentliche Schmerzanfall, der bis zu 72 Stunden dauern kann. In der vierten Phase, Postdromalphase genannt, klingt die Attacke wieder ab. Häufige Begleiterscheinungen sind Müdigkeit, Abgeschlagenheit und depressive Stimmung.

Andullationstherapie bei Migräne

Dass die Andullationstherapie bei Migräne eine so hohe Wirksamkeit besitzt, hat mehrere Gründe. Durch die intensive Anregung von Durchblutung und Stoffwechsel werden die Muskeln im Bereich von Nacken und Schultern intensiv entspannt. Das führt umgehend zu einer deutlich spürbaren Reduktion der Kopfschmerzen. Darüber hinaus entfaltet diese biophysikalische Therapie eine enorm ausgleichende Wirkung auf das vegetative Nervensystem – sie bringt den hochtourig laufenden Sympathikus zur Ruhe und aktiviert seinen Gegenspieler, den Parasympathikus. Damit leistet die Andullationstherapie ebenfalls einen entscheidenden Beitrag zur wirksamen Linderung der Migräne. Die Infrarot-Tiefenwärme, die bei der Anwendung gezielt auf den gesamten Körper einwirkt, fördert die positiven Effekte der Andullationstherapie noch zusätzlich. Insbesondere der neu entwickelte Lokalapplikator der Andullationstherapie ist in der Lage mithilfe einer spezifischen Induktionsmethode die Therapie der Migräne zu unterstützen.

Weiterhin wirksam bei Migräne
Schmerzbehandlung
Zur Linderung der akuten Schmerzen, was selbstverständlich zunächst im Vordergrund steht, empfehlen sich allen voran Paracetamol, Ibuprofen sowie Acetylsalicylsäure. Bewährt haben sich auch kombinierte Präparate, die Paracetamol, Acetylsalicylsäure und Koffein enthalten.

Entspannungstechniken
Methoden zur gezielten Entspannung wie beispielsweise Autogenes Training und Progressive Muskelentspannung nach Jacobson sind eine wirksame Hilfe. Sie sollten allerdings regelmäßig und nicht nur im Rahmen der Schmerzattacken angewendet werden.

Regelmäßig bewegen
Regelmäßiges Training, am besten mit Ausdauersportarten wie Joggen, Walken oder Schwimmen, zeigt gute Erfolge zur Vorbeugung der Migräneanfälle.

Ruhig und dunkel
Meist suchen die Patienten während der Schmerzattacken bereits ganz intuitiv Ruhe und meiden helles Licht. In der Tat ist auch erwiesen, dass der Aufenthalt in ruhigen und abgedunkelten Räumen die Beschwerden lindert.

Akupunktur
Der wissenschaftliche Beleg ihrer Wirkung bei Migräne steht zwar aus, dennoch hat sich die Akupunktur als hilfreiche Behandlungsmaßnahme erwiesen.

Auslöser meiden
Nicht zuletzt: Wer die Auslöser seiner Migräneanfälle, die sogenannten Trigger, kennt, sollte diese natürlich tunlichst meiden. Auch wenn die Lust auf beispielsweise Schokolade oder Käse – beides häufige Trigger – noch so groß ist …

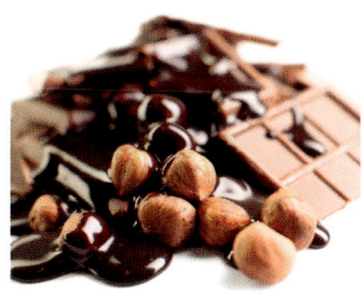

Ebenso wissenswert bei Migräne
Menschen mit Migräne haben oft-

mals einen langen Weg von Arzt zu Arzt hinter sich, bis ihre Erkrankung endlich erkannt wird. Darüber hinaus ist ihre Lebensqualität durch die wiederholten Schmerzattacken und auch durch die ständige Angst davor massiv beeinträchtigt. Meist leiden auch das Privatleben und die berufliche Leistungsfähigkeit der Betroffenen unter der Migräne.

Morbus Bechterew

Seinen Namen hat Morbus Bechterew dem russischen Neurologen Wladimir Bechterew zu verdanken, der dieses Krankheitsbild erstmals beschrieben hat. Es handelt sich dabei um eine entzündlich-rheumatische, chronische Erkrankung. Sie führt zu einer zunehmenden Einschränkung der Bewegungsfähigkeit sowie zu einer charakteristischen Verformung der Wirbelsäule und des Iliosakralgelenks. Dieses verbindet Darm- und Kreuzbein miteinander.

Ursachen von Morbus Bechterew

Wie Morbus Bechterew entsteht, ist nach wie vor nicht geklärt. Hinter der krankhaften Reaktion des Immunsystems vermutet man ein gestörtes Zusammenspiel von Einflüssen aus der Umwelt und den genetischen Anlagen des HLA-Systems. Denn bei 95 Prozent der Betroffenen findet sich ein typisches Gewebemerkmal, genannt HLA-B27. Bei Trägern dieses Merkmals können bestimmte Krankheitserreger – meist solche, die zu Infektionen im Verdauungstrakt führen – nicht vom Immunsystem abgetötet werden. Das bewirkt, dass die körpereigene Abwehr dauerhaft zu stark aktiviert ist und übermäßig viele Abwehrzellen bildet. Genau diese Zellen greifen das körpereigene Gewebe an und führen damit zu einer chronischen Entzündung. Mit der Zeit kommt es dadurch zu den für Morbus Bechterew typischen Veränderungen in den entzündeten Gelenken: Sie werden durch Knorpel ersetzt, der allmählich verknöchert und zur Versteifung der betroffenen Bereiche führt. Weshalb davon vor allem die Wirbelsäule und besonders das Iliosakralgelenk betroffen sind, ist unbekannt.

Symptome von Morbus Bechterew

Das charakteristische Anzeichen des Morbus Bechterew sind tief sitzende Rückenschmerzen, die vom Iliosakralgelenk in das Gesäß und in beide Unterschenkel ausstrahlen. Die Schmerzen halten über Monate an und sind vor allem am Morgen sehr stark. Durch Bewegung bessern sich die Beschwerden, durch Husten oder Niesen verschlimmern sie sich hingegen. Weitere Symptome sind Schmerzen an den Fersen, Abgeschlagenheit und mitunter auftretende Schmerzen in den Knien und an den Schultern. Darüber hinaus verlieren viele der Betroffenen an Gewicht. Außer an den Gelenken kann sich Morbus Bechterew auch an den Sehnen, inneren Organen sowie an den Augen bemerkbar machen. So hat jeder fünfte Patient zusätzlich eine Entzündung der Regenbogenhaut. Im weiteren Verlauf schränkt die Erkrankung die Bewegungsfähigkeit immer mehr ein. Ebenso wird die Verformung der Wirbelsäule zusehends stärker: Im Bereich der Brustwirbelsäule entsteht ein Buckel, wohingegen die Lendenwirbelsäule abflacht. Die Krümmung der Wirbelsäule kann so ausgeprägt sein, dass die Betroffenen kaum noch geradeaus nach vorne sehen können.

Andullationstherapie bei Morbus Bechterew

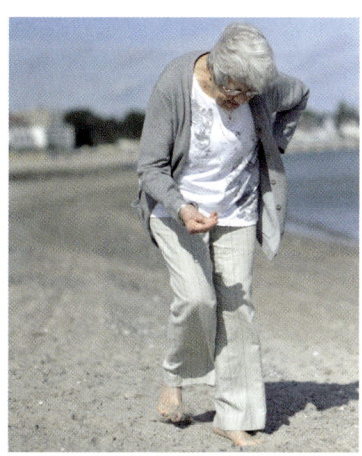

Wie bei allen anderen Beschwerden der Wirbelsäule entfaltet die Andullationstherapie auch bei Morbus Bechterew eine herausragend gute Wirksamkeit. Denn sie löst muskuläre Verspannungen und Blockaden der Gelenke effizient und nachhaltig auf. Damit bewirkt sie, dass die Schmerzen in kurzer Zeit erheblich gelindert werden und mit weiterer Anwendung vollkommen verschwinden. Da durch die Andullationstherapie auch Durchblutung und Stoffwechsel intensiv angeregt werden, sind alle Zellen des Körpers besser mit Sauerstoff und wichtigen Nährstoffen versorgt. Damit können auch die Entzündungsprozesse in den Wirbelgelenken wirksam gestoppt werden. So führt die Andullationstherapie zu einer schnellen und nachhaltigen Linderung der Schmerzen und trägt zudem dazu bei, die Bewegungsfähigkeit zu erhalten.

Weiterhin wirksam bei Morbus Bechterew
Krankengymnastik
Krankengymnastische Übungen tragen sehr viel zur Besserung der Beschwerden bei. Denn damit werden die Schmerzen deutlich gelindert und die Beweglichkeit der Gelenke gefördert.

Medikamentöse Behandlung
Um die Schmerzen zu lindern und die Entzündungen zu hemmen, kommen auch bestimmte Arzneimittel zum Einsatz. Zum einen Schmerzmittel, zum anderen sogenannte nicht-steroidale Antirheumatika (S. 40/41). Weiterhin werden Wirkstoffe wie Sulfasalazin und Methotrexat angewendet, um die Entzündungen in den Gelenken zu behandeln. Mitunter bekommt ein Patient auch Kortisonpräparate. Diese dämpfen die übermäßige Aktivität des Immunsystems und wirken so den Entzündungen in den Gelenken entgegen. Relativ neu im Behandlungskanon bei Morbus Bechterew sind die sogenannten TNF-alpha-Blocker. Sie hemmen einen körpereigenen Botenstoff namens Tumor-Nekrose-Faktor-alpha, kurz TNF-alpha. Auf diese Weise können die Entzündungsprozesse in den Gelenken verringert werden. Allerdings haben diese Medikamente erhebliche Nebenwirkungen. Unter anderem erhöhen sie die Anfälligkeit für Infektionen.

Wärme- oder Kältebehandlung
Wärme- oder Kälteanwendungen tragen ebenso wirksam zur Linderung der Schmerzen bei. Ob Wärme oder Kälte besser vertragen wird, gilt es individuell herauszufinden. Wem Wärme besser tut, dem seien Heizkissen oder spezielle Wärmepflaster aus der Apotheke empfohlen. Für lokale Kälteeinwirkung eignen sich Kühlbeutel, die Gel enthalten.

Operative Eingriffe
Ist die Beweglichkeit eines Gelenks bereits sehr stark herabgesetzt, muss mitunter eine Operation erfolgen. Dabei wird das betroffene Gelenk dann durch ein künstliches ersetzt. Neben einem solchen Gelenkersatz wird bei Bechterew-Patienten in schweren Fällen eine operative Aufrichtung der Wirbelsäule erforderlich. Dies ist beispielsweise dann angezeigt, wenn der Betroffene Aufgrund der Verkrümmung der Wirbelsäule nicht mehr oder nicht mehr ausreichend gut geradeaus nach vorne sehen kann. Um die Wirbelsäule aufzurichten, können einzelne Wirbelkörper entfernt oder ein spezielles Schraubensystem in die Wirbelsäule implantiert werden.

Ebenso wissenswert bei Morbus Bechterew
Von der schmerzhaften Erkrankung sind deutschlandweit rund ein Prozent der Bevölkerung betroffen. Dabei ist die Häufigkeit bei Frauen und Männern ausgeglichen.

Bislang gilt Morbus Bechterew als unheilbar. Die Behandlungsmöglichkeiten beschränken sich entsprechend darauf, die Schmerzen zu lindern und die Bewegungsfähigkeit der Patienten so lange es geht zu erhalten. Vor diesem Hintergrund trägt auch eine frühzeitige Erkennung der Erkrankungen zu einer entscheidenden Verbesserung ihres Verlaufs bei.

Diagnose von Morbus Bechterew
Das Problem ist, dass die so wichtige frühzeitige Diagnose kaum möglich ist: Im frühen Stadium der Erkrankung sind die Krankheitszeichen noch zu unspezifisch, um sie einer genauen Kategorisierung zuzuführen. Neuen Forschungsergebnissen zufolge verstreichen vom Auftreten der ersten Symptome bis zur endgültigen Sicherstellung der Diagnose fünf bis zehn Jahre. Verläuft die Erkrankung jedoch sehr langsam oder sehr leicht, wird mitunter nie die Diagnose eines Morbus Bechterew gestellt. Das ist häufiger bei Frauen der Fall, bei denen die Erkrankung weniger ausgeprägt auftritt als bei Männern.

Liegen ausreichend Anhaltspunkte für einen möglichen Morbus Bechterew vor, wird eine ganze Reihe von Diagnosemethoden eingesetzt. Zunächst erfolgt der Nachweis des Gewebemerkmals HLA-B27 im Blut. Weitere Diagnoseschritte sind Röntgenuntersuchung, Computertomografie und Magnetresonanztomografie. Vielfach wird auch eine Szintigrafie durchgeführt, bei der radioaktiv wirksame Substanzen in die Gelenke injiziert werden.

Schubweiser Verlauf

Morbus Bechterew ist durch einen schubweisen Verlauf gekennzeichnet: Dabei wechseln sich Phasen mit sehr starken Beschwerden mit Phasen vergleichsweiser Ruhe vor den Symptomen miteinander ab. Die einzelnen Schmerzintervalle können allerdings sehr lange anhalten. Ansonsten ist der Verlauf bei den Patienten individuell sehr unterschiedlich.

Morbus Scheuermann

Morbus Scheuermann ist eine Störung im Wachstum der Brust- und/oder Lendenwirbel. Die Erkrankung führt zu einem Rundrücken, der sogenannten Kyphose und tritt überwiegend bei Jugendlichen auf. Deshalb wird sie auch Adoleszenzkyphose oder juvenile Kyphose (jugendlicher Rundrücken) genannt. Morbus Scheuermann gehört zu den häufigsten Veränderungen der Wirbelsäule bei Heranwachsenden. Männliche Jugendliche sind davon doppelt so oft betroffen wie ihre weiblichen Altersgenossinnen.

Ursachen von Morbus Scheuermann

Die Ursachen von Morbus Scheuermann liegen in Wachstumsstörungen der knorpeligen Grund- und Deckplatten der Wirbelkörper begründet. Wie es allerdings zu diesen Störungen kommt, ist (noch) nicht geklärt. Vermutet wird das Zusammenwirken genetischer, hormoneller und mechanischer Faktoren als Auslöser. In seltenen Fällen ist ein Morbus Scheuermann auf Störungen im Bindegewebe, in den sogenannten kollagenen Fasern, zurückzuführen.

Symptome von Morbus Scheuermann

Zu den Symptomen von Morbus Scheuermann gehören vor allem dumpfe Schmerzen im Bereich der Brust- und/oder Lendenwirbelsäule. Sie verstärken sich durch körperliche Belastungen sowie beim Bücken und Tragen schwerer Gegenstände. Weiterhin typisch für den jugendlichen Rundrücken sind Bandscheibenbeschwerden, besonders an der Lendenwirbelsäule. Denn hier kommt es oftmals zur Ausbildung eines Hohlkreuzes. Das wichtigste optische Kennzeichen der Erkrankung ist der Rundrücken, die Kyphose, durch die das Becken gekippt wird und die Schultern nach vorne gezogen werden. Durch Morbus Scheuermann ist die Beweglichkeit der Wirbelsäule stark eingeschränkt, vor allem das

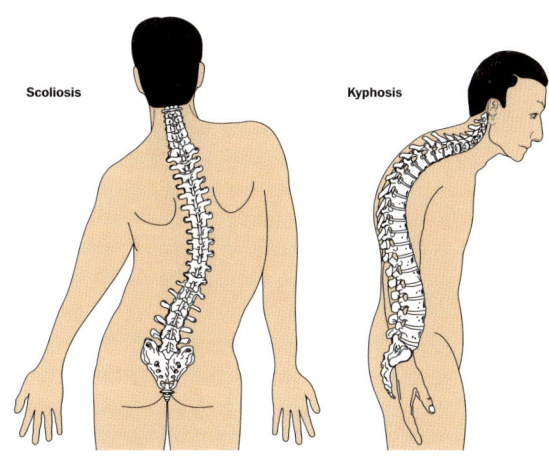

Beugen und Drehen des Oberkörpers. Darüber hinaus leiden die Betroffenen an rascher körperlicher Ermüdbarkeit, Muskelverspannungen im Rücken und Gangunsicherheiten.

Andullationstherapie bei Morbus Scheuermann
Die Andullationstherapie ist bei Morbus Scheuermann eine hochwirksame Behandlungsmethode. Denn sie erzeugt einen Reiz, der eine gezielte Erweiterung der Blutgefäße bewirkt. Dadurch wird die verspannte Rückenmuskulatur intensiv gelockert und das gesamte Gewebe nachhaltig besser durchblutet. Die Schmerzen im Bereich der Brust- und/oder Lendenwirbelsäule werden damit rasch und anhaltend gelindert. Darüber hinaus sorgt die Andullationstherapie dafür, dass sich Muskeln, Sehnen und Gelenke in dem betroffenen Wirbelsäulenbereich spürbar entspannen.

Weiterhin wirksam bei Morbus Scheuermann
Krankengymnastik
In leichteren Fällen können krankengymnastische Übungen viel zur Besserung der Beschwerden beitragen. Unter anderem werden damit die Rumpfmuskeln gekräftigt und so die Beweglichkeit der betroffenen Wirbelsäulenbereiche gefördert und erhalten.

Schmerzbehandlung
Zur Linderung der Schmerzen eignen sich Wirkstoffe wie unter anderem Paracetamol, Ibuprofen sowie Acetylsalicylsäure. Diese können jedoch insbesondere bei regelmäßiger Einnahme und hoher Dosierung starke Nebenwirkungen haben und belasten den gesamten Organismus.

Regelmäßig bewegen
Körperliche Aktivität stärkt die Muskeln an Rumpf und Rücken. Gut geeignet sind unter anderem Crosstrainer und Rückenschwimmen. Meiden hingegen sollte man alle Sportarten, bei denen großer Druck auf die Wirbelsäule ausgeübt wird.

Operative Maßnahmen
Ist die Verformung der Wirbelsäule bereits sehr stark ausgeprägt, kann mitunter eine Operation erforderlich sein. Diese dient dazu, den gekrümmten Rücken wieder aufzurichten. Dazu werden Metallplatten an den betroffenen Bereichen der Wirbelsäule eingesetzt. Eine solche Operation ist jedoch nur selten nötig.

Ebenso wissenswert bei Morbus Scheuermann
Die Prognose dieser Erkrankung ist in den meisten Fällen gut. Schwere Ausprägungen sind selten und mit Abschluss der Wachstumsphase schreitet Morbus Scheuermann in der Regel auch nicht weiter fort.

Diagnose von Morbus Scheuermann
Anhand von Röntgenaufnahmen lässt sich oftmals bereits eine Diagnose stellen. Darin können typische Anzeichen für Morbus Scheuermann, wie eine Ver-

ringerung der Zwischenwirbelräume und der Höhe der Wirbel, erkannt werden. Ebenso zeigt sich eine Verlängerung der Wirbelkörper zur Vorderseite des Rumpfes. Von Bedeutung für die Behandlung ist selbstverständlich auch die Schwere der Erkrankung. Diese lässt sich ebenso anhand eines Röntgenbildes feststellen. Zusätzlich kommt eine spezielle Untersuchung zur Anwendung, die Winkelmessung nach Cobb. Mit ihrer Hilfe kann bestimmt werden, in welchem Winkel die Wirbelkörper bereits gegen die Horizontale geneigt sind.

Myelopathie

Bei einer Myelopathie handelt es sich um eine Schädigung des Rückenmarks. Diese tritt häufig im Bereich der Halswirbelsäule auf. Doch auch andere Regionen der Wirbelsäule können davon betroffen sein.

Ursachen einer Myelopathie

Sehr häufig ist eine Myelopathie durch Bandscheibenvorfälle verursacht, die Druck auf den dahinter liegenden Bereich des Rückenmarks ausüben und diesen schädigen. Darüber hinaus rufen auch Tumore sowie sogenannte Spinalkanal- oder Gefäßstenosen (Spinalstenose: Verengung des Kanals, durch den der Spinalnerv geführt wird) eine Myelopathie hervor. Weitere Ursachen können eine Strahlentherapie im Rahmen einer Krebserkrankung sowie Durchblutungsstörungen sein.

Symptome einer Myelopathie

Je nachdem, wo die Myelopathie aufgetreten ist und welche Strukturen im Rückenmark geschädigt wurden, kommt es zu unterschiedlichen Beschwerden. Zum einen treten diffuse Schmerzen im Bereich der geschädigten Region der Wirbelsäule auf. Die davon betroffenen Areale kribbeln, fühlen sich taub an und sind weniger empfindungsfähig als sonst. Zum anderen stellen sich oftmals Lähmungserscheinungen und Muskelschwäche in den schmerzenden Bereichen ein. Diese Symptome zeigen sich mitunter auch an den Armen und Beinen. Ist die Myelopathie bereits weiter fortgeschritten, leiden viele der Betroffenen darüber hinaus an Gangunsicherheiten und haben Probleme beim Wasserlassen und beim Stuhlgang. Die Rückenmarksschädigung führt zu deutlichen Einschränkungen der Beweglichkeit. Besonders erschwert sind dabei all jene Tätigkeiten, bei denen feinmotorische Geschicklichkeit erforderlich ist – beispielsweise beim Einfädeln eines Fadens in eine Nadel oder auch beim Führen von Besteck. Auch das Anheben und Tragen schwerer Gegenstände kann bedingt durch die Myelopathie schwierig werden.

Andullationstherapie bei Myelopathie

Die Andullationstherapie ist eine hochwirksame Behandlungsmethode bei Myelopathie. Ihre Anwendung führt zu einer erheblichen Besserung der Beschwerden und zu einer raschen Linderung der Schmerzen an den betroffenen Bereichen der Wirbelsäule. Einerseits bewirkt diese biophysikalische Therapie, dass die Muskulatur im Bereich des geschädigten Rückenmarks wieder deutlich besser durchblutet und damit verbunden intensiv entspannt wird. Auf diese Weise reduziert sich der Druck auf die Nerven des Rückenmarks und infolgedessen kommt es zur Linderung der Schmerzen. Andererseits löst die Andullationstherapie muskuläre Verspannungen und Blockaden der Gelenke effizient und nachhaltig auf. Auch damit leistet sie einen wichtigen Beitrag dazu, dass sich die Beschwerden in kurzer Zeit spürbar und anhaltend bessern. Die gezielte Infrarot-Tiefenwärme unterstützt diese positiven Effekte zusätzlich.

Weiterhin wirksam bei Myelopathie
Krankengymnastik
Gezielte krankengymnastische Übungen tragen bereits viel zur Linderung der Beschwerden bei. Damit werden die Muskeln im Bereich des geschädigten Rückenmarks gestärkt und auf diese Weise die betroffenen Wirbelgelenke und Nerven entlastet.

Schmerztherapie
Zur Linderung der akuten Schmerzen eignet sich die vorübergehende Einnahme von analgetischen Wirkstoffen wie Paracetamol, Ibuprofen oder Acetylsalicylsäure.

Regelmäßige Bewegung
Sofern es die Schmerzen zulassen, ist regelmäßige körperliche Aktivität sehr empfehlenswert. Denn damit werden die Rückenmuskeln gekräftigt, was zur Linderung der Beschwerden führt.

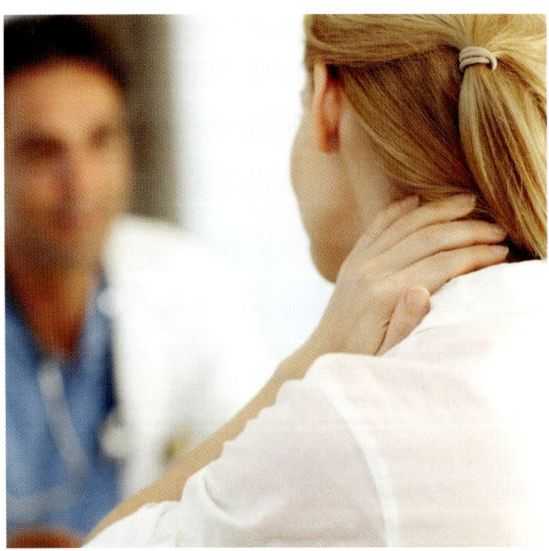

Nackenverspannungen

Hals und Nacken sind von allen Bereichen der Wirbelsäule jene, die am meisten bewegt werden – ob zur Seite, nach vorne oder hinten. Auch Drehbewegungen sind durch die hohe Flexibilität der Halswirbelsäule jederzeit möglich. Die hohe Beweglichkeit stellt jedoch auch eine große Belastung dar.

Aus diesem Grund ist der Nacken- und Halsbereich häufig von Bewegungseinschränkungen betroffen: durch blockierte Wirbel, verspannte oder verhärtete Muskeln und Sehnen, was sich mehr oder weniger schmerzhaft bemerkbar macht.

Ursachen von Nackenverspannungen

Die Ursachen von Nackenverspannungen sind sehr vielfältig. So können vor allem Fehlhaltungen beim Sitzen oder Schlafen die Muskeln im Bereich von Hals und Nacken anspannen oder auch überdehnen. Die betroffenen Muskeln werden dann nicht mehr ausreichend mit Sauerstoff versorgt. Das führt zu einer Störung des Stoffwechsels im Muskel, der sich daraufhin schmerzhaft verhärtet. Weitere häufige Ursachen von Nackenverspannungen sind Fehlbelastungen durch schweres einseitiges Tragen sowie durch zu langes Stehen oder Sitzen. Das bewirkt, dass einige Muskeln im Hals- und Nackenbereich überdehnt und mitunter sogar gezerrt werden. In jenen Muskeln, welche die geschädigten Muskeln entlasten sollen, kommt es im Anschluss zur verstärkten Anspannung. Hinter Nackenverspannungen steht oftmals auch anhaltender Stress.

Durch die dauernde Belastung können die Muskeln sehr schnell verspannen. Des Weiteren können Abnutzungserscheinungen, etwa bedingt durch Arthrose oder Osteoporose, sowie Zugluft und Übergewicht die Ursache von Nackenverspannungen sein. Mitunter werden diese auch von einem Vorfall oder einer Vorwölbung einer Bandscheibe der Halswirbelsäule ausgelöst. Eine Fehlstellung der Wirbelsäule (Skoliose) kann ebenfalls, wenn auch eher selten, die Ursache sein.

Symptome von Nackenverspannungen

Typisches Anzeichen von Nackenverspannungen ist der ausgeprägte Nackenschmerz, der meist auf Schultern und Hals ausstrahlt. Kopf und Hals sind dadurch verspannt und können nur noch unter Schmerzen bewegt werden. Nackenverspannungen können auch zu Schmerzen und Durchblutungsstörungen in Armen und Händen führen. Mitunter kommt es auch zu Kopfschmerzen, Übelkeit und Erbrechen.

Andullationstherapie bei Nackenverspannungen

Nackenverspannungen können durch die Andullationstherapie rasch und vor allem nachhaltig behandelt werden. Denn sie führt zu einer umgehenden Lockerung und Entspannung der verspannten Muskelpartien und auf diese Weise zur Linderung der Schmerzen. Diese positiven Effekte werden durch die Wärmeeinwirkung über die Infrarotstrahler noch weiter verstärkt.

Weiterhin wirksam bei Nackenverspannungen

Massagen und Wärme

Massagen durch erfahrene Therapeuten können oftmals eine rasche Besserung der akuten Beschwerden bringen. Das gilt auch für Wärmeanwendungen: Fangopackungen, Rotlichtbestrahlungen oder Heizkissen sorgen für eine wirksame Linderung der Schmerzen und lockern die verspannte Muskulatur. Die gleichen guten Dienste erweisen auch das Auflegen einer Wärmflasche an den schmerzenden Regionen oder ein warmes entspannendes Vollbad.

Physiotherapie
Krankengymnastische Maßnahmen tragen ebenso erheblich zur Besserung von Nackenverspannungen bei. Unter anderem auch deshalb, weil dadurch fehlerhaften Körperhaltungen bewusst gemacht werden. Auf diese Weise lassen sich die Fehlhaltungen und -belastungen zukünftig vermeiden. Für einen spürbaren Behandlungserfolg sollten die Übungen jedoch regelmäßig und über einen längeren Zeitraum hinweg durchgeführt werden.

Schmerzstillende Maßnahmen
Oftmals muss als Erstes eine gezielte Schmerzbehandlung erfolgen, bevor man überhaupt andere Behandlungsmethoden einsetzen kann. Dazu werden inzwischen nicht nur Tabletten, sondern auch Infusionen mit Schmerzmitteln direkt in den betroffenen Bereich verabreicht.

Grunderkrankung behandeln
Sofern den Nackenverspannungen eine Erkrankung wie etwa ein Bandscheibenvorfall an der Halswirbelsäule oder eine Arthrose in diesem Bereich zugrunde liegt, muss diese natürlich adäquat behandelt werden.

Ebenso wissenswert bei Nackenverspannungen
Den schmerzhaften Beschwerden kann man mit einfachen Mitteln recht gut vorbeugen. Das Problem ist allerdings, dass sobald die Nackenverspannungen verschwunden sind, die Motivation zur gezielten Vorbeugung häufig wieder nachlässt.

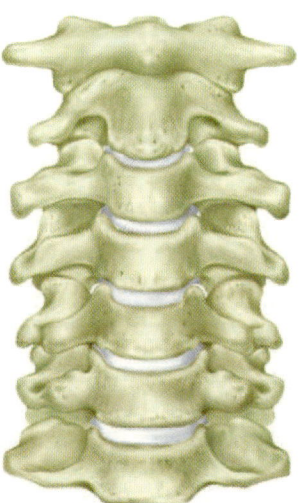

Die Halswirbelsäule
Sie besteht aus insgesamt sieben Wirbeln und ist der beweglichste Abschnitt der Wirbelsäule. Der erste Halswirbel ist der sogenannte Atlas, der keinen eigenen Wirbelkörper besitzt und in das Hinterhauptloch hineinragt. Der zweite Halswirbel, Axis genannt, hat einen eigenen Wirbelkörper. Dieser verläuft zum Kopf hin in Form eines Zapfens, weshalb man auch vom »Zahn« spricht. Er ist genau der Innenseite des knöchernen Wirbelbogens des Atlas angepasst. Das ermöglicht es, den Kopf zu bewegen. Um zu verhindern, dass sich der »Zahn« des zweiten Halswirbels bei Bewegungen verschiebt, wird er durch ein kräftiges Bindegewebsband an der Innenseite des ersten Halswirbels gehalten.

Aktiv entspannen
Wohldosiertes körperliches Training kann Verspannungen der Muskulatur im Nacken- und Halsbereich wirksam vorbeugen. Denn diese werden dadurch gekräftigt und zugleich locker gehalten. Zu empfehlen sind Sportarten wie Schwimmen, Radfahren oder auch Walken.

Stressreduktion
Viele jener, die wiederholt unter Nackenverspannungen leiden, stehen unter dauerhafter psychosozialer und beruflicher Überlastung. Umso wichtiger ist es, regelmäßig zu entspannen und damit widerstandsfähiger gegen Stress zu werden. Dabei helfen neben sportlichen Aktivitäten auch gezielte Techniken zur Entspannung. Dazu gehören unter anderem Autogenes Training, progressive Muskelrelaxation nach Jacobson und Yoga.

Nervosität

Nervosität ist ein Zustand innerer Unruhe, bei dem die natürliche Gelassenheit deutlich verringert oder vollkommen verschwunden ist. Dies kann sich unter anderem durch Herzrasen, Schweißausbrüche, Händezittern und Lidzucken bemerkbar machen. Verantwortlich für diese Beschwerden ist das vegetative Nervensystem, das nicht willentlich zu kontrollieren ist.

Ursachen von Nervosität

Die Ursachen innerer Unruhe sind in den meisten Fällen in der Psyche zu finden. Stress, Hektik und Anspannung, ungelöste Konflikte, Leistungsdruck und Zukunftsängste – einige der vielen Faktoren, die einen Menschen nach und nach seiner Gelassenheit berauben. Denn sie setzen ihn unter emotionalen Stress, der eine enorme Belastung darstellt. Hält diese an, bekommt der Organismus keine Möglichkeit mehr, sich zu regenerieren. Das hat massive Folgen, welche die Betroffenen unmittelbar zu spüren bekommen: Sie sind nervös und gehetzt, überfordert und erschöpft. All diese Stresssymptome sind letztlich Warnzeichen, mit denen der Körper signalisiert, dass er Entspannung benötigt. Mitunter hat Nervosität allerdings auch körperliche Ursachen. So kann sie begleitend zu einer Schilddrüsenüberfunktion oder einer Leberzirrhose auftreten. Auch eine Unterzuckerung im Rahmen von Diabetes mellitus geht mit typischen Anzeichen von Nervosität einher. Darüber hinaus führen die hormonellen Veränderun-

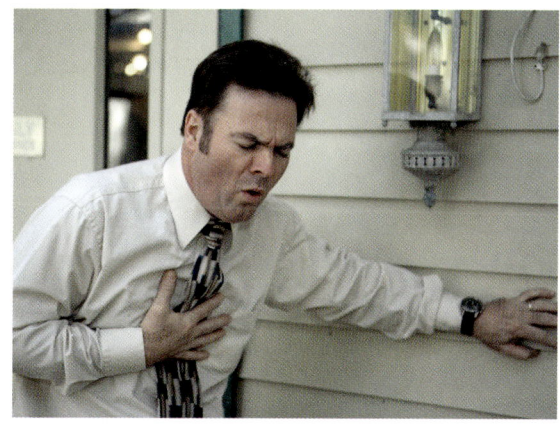

gen im Zuge der Wechseljahre bei so manchen Frauen zu innerer Unruhe. Das gilt auch für anhaltenden Drogen- und Alkoholmissbrauch, sowie für den Entzug dieser Suchtmittel.

Symptome von Nervosität
Bei Nervosität geht die natürliche Gelassenheit zurück oder vollkommen verloren. Die Betroffenen fühlen sich gehetzt, gestresst und permanent unter Druck. Das zeigt sich meist auch in ihrer Körpersprache, Stimme und in der Art zu sprechen: Unter anderem hebt sich die Stimme, die Sprache wird schneller und die Hände können nur schwer still gehalten werden. Bewegungen werden oftmals fahrig und unkoordiniert durchgeführt. Weitere typische Anzeichen von Nervosität sind Schwindelanfälle, zitternde Hände, Herzrasen, Zucken der Augenlider und Schweißausbrüche. Besteht dieser Zustand der inneren Unruhe über einen längeren Zeitraum, kann es zu Appetitverlust und Schlafstörungen, Rücken-, Kopf- und Magenschmerzen sowie sogar zu Depressionen kommen. Weitere Begleiterscheinungen von Nervosität können Durchfall und Verstopfung, Herzrhythmusstörungen und Bluthochdruck sein.

Andullationstherapie bei Nervosität
Die Andullationstherapie ist einer der besten, weil wirksamsten Behandlungsmethoden bei Nervosität. Bei regelmäßiger Anwendung lässt sich Nervosität wesentlich besser bewältigen: Das biophysikalische Verfahren macht nachhaltig resistenter gegen Stress und schützt vor dessen schädlichen Wirkungen. Die Andullationstherapie bringt den auf hohen Touren laufenden Sympathikus zur Ruhe und regt im Gegenzug den Parasympathikus an. Das Ergebnis zeigt sich unter anderem an der Herzfrequenz und dem Blutdruck. Diese und andere Indizien für das »Gestresst sein« werden durch das Verfahren deutlich verbessert.

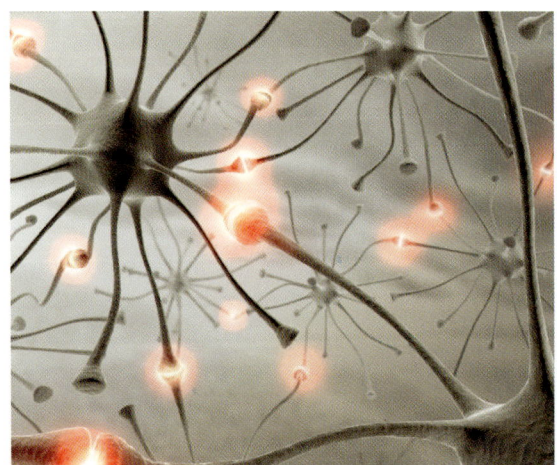

Neuropathie

Mit Neuropathie, auch neuropathische Schmerzen genannt, werden schmerzhafte Schädigungen der peripheren Nerven bezeichnet. Ist die Ursache dieser Schädigung eine Entzündung, spricht man von einer Neuritis.

Ursachen einer Neuropathie
Die häufigste Ursache für neuropathische Schmerzen ist Diabetes mellitus. Bei rund der Hälfte der Patienten mit der »Zuckerkrankheit«, wie Diabetes mellitus umgangssprachlich genannt wird, kommt es zu einer sol-

chen sogenannten diabetischen Neuropathie. Weitere Auslöser können Gefäßentzündungen, Stoffwechsel- und Autoimmunkrankheiten sein. Auch durch Druckeinwirkung, beispielsweise bei einem Bandscheibenvorfall, kann es zu neuropathischen Schmerzen kommen. Nicht selten tritt eine Neuropathie auch als Nebenwirkung von Chemotherapeutika, vor allem bei Platinpräparaten, auf.

Symptome einer Neuropathie
Neuropathische Schmerzen können sich prinzipiell am gesamten Körper einstellen. Besonders häufig sind sie an Beinen und Füßen sowie an Armen und Händen. Die Schmerzen sind meist brennend und stechend, mitunter sehr stark. Die schmerzenden Bereiche fühlen sich taub an, kribbeln und sind weniger empfindungsfähig als sonst.

In Ruhe und während der Nacht verstärken sich die Schmerzen. Weitere Beschwerden sind Störungen der Empfindungen und Muskelreflexe sowie Lähmungserscheinungen an den schmerzenden Bereichen. Häufig kommt es auch zu Muskelkrämpfen und einer Fehlstellung des Fußes. Eine Neuropathie kann Berührungen oft nahezu unerträglich machen und den Schlaf erheblich stören. Sie erfordert permanente Bewegung, um Beschwerden zu lindern und lässt insofern kaum Ruhestellungen zu. Zudem bereiten neuropathische Schmerzen zahllose Probleme im Alltag, unter anderem beim Autofahren oder Ankleiden.

Andullationstherapie bei Neuropathie
Die Andullationstherapie bewährt sich sehr gut in der Behandlung einer Neuropathie. Sie führt zu einer verstärkten Durchblutung und damit zur tiefen Entspannung im Bereich der geschädigten Nerven. Auf diese Weise wird auch der Druck auf die Nerven genommen sowie jene Strukturen entfernt, welche die Nerven beeinträchtigen. Damit bewirkt die Andullationstherapie eine umgehende Besserung der Beschwerden.

Weiterhin wirksam bei Neuropathie
Schmerzbehandlung
Zur vorübergehenden Linderung der akuten Schmerzen eignen sich bekannte Schmerzmittel wie Acetylsalicylsäure, Ibuprofen oder Paracetamol. Zur längerfristigen Behandlung der Beschwerden werden oft Substanzen verarbeitet, welche die Schmerzwahrnehmung beeinflussen können. Dazu gehören Arzneimittel gegen Epilepsie und Depressionen, sogenannte Antiepileptika und Antidepressiva.

Sie bewirken, dass die Schmerzen weniger stark empfunden werden und stellen damit zwar oft eine große Erleichterung für die Patienten dar, sind jedoch nicht frei von zum Teil erheblichen Nebenwirkungen und starkem Suchtpotenzial. Eine weitere Methode zur Schmerzbehandlung ist die Nervenstimulation mittels der sogenannten TENS, abgekürzt für transkutane elektrische Nervenstimulation.

Spezielle Fettsäuren
Die beiden Fettsäuren Alpha-Liponsäure und Gamma-Linolensäure, die unter anderem auch in Fischöl enthalten sind, haben die Fähigkeit, die Leitgeschwindigkeit der Nerven zu verbessern. Damit wird auch deren durch die Neuropathie verminderte Wahrnehmungsfähigkeit wieder erhöht. Die Fettsäuren können als Tabletten eingenommen oder direkt per Infusion verabreicht werden.

»Nervenvitamine«
Die Vitamine der B-Gruppe haben bekanntermaßen einen positiven Einfluss auf die Funktionen des Nervensystems. Bei Neuropathie werden besonders die Vitamine B1, B6 und B12 empfohlen, da diese ebenfalls die Leitgeschwindigkeit und damit die Empfindungsfähigkeit steigern.

Blutfette
Wichtig ist nicht zuletzt, eventuell erhöhte Blutfette zu reduzieren. Durch die Senkung von LDL-Cholesterin und Trigylzeriden wird die Symptomatik der Neuropathie verbessert.

Ebenso wissenswert bei Neuropathie
Schädigungen der peripheren Nerven sind unbedingt adäquat zu behandeln. Denn sie können einiges an Folgeerkrankungen nach sich ziehen.

Das periphere Nervensystem
Beim peripheren Nervensystem (PNS) handelt es sich um Bestandteile des Nervensystems, die außerhalb von Gehirn und Rückenmark liegen. Die hier befindlichen Nerven bilden das zentrale Nervensystem (ZNS). Aufgabe des peripheren Nervensystems ist es, aufgenommene Informationen – Reize – über seine Leitungsbahnen an das ZNS weiter zu leiten. Ebenso gelangen die vom ZNS ausgehenden Signale über das PNS an ihre Bestimmungsorte, wie beispielsweise Muskeln. Darüber hinaus obliegt dem PNS auch die Steuerung innerer Organe, von Bewegungen und die Übermittlung von Empfindungen wie unter anderem Schmerz oder Temperatur.

Diagnose einer Neuropathie
Die Schäden an den peripheren Nerven bleiben zu Beginn meist unbemerkt – das ist das Tückische an dieser Erkrankung. Haben die Betroffenen schließlich den Gang zum Arzt angetreten, führt dieser eine Reihe von Untersuchungen durch. Dazu gehört unter anderem ein Test mit einer Stimmgabel. Damit wird geprüft, ob der Patient die Vibrationen noch über die Nerven wahrnimmt: Der Arzt hält dazu die zuvor angeschlagene und vibrierende Stimmgabel an die Knöchel von Händen oder Füßen.

Weiterhin werden mittels eines Reflexhammers die Funktionen der Reflexe getestet. Auch die Temperaturwahrnehmung auf der Haut wird untersucht. Mit zur Diagnosefindung gehören auch Untersuchungen mit dem Elektromyogramm, das die Aktivität bestimmter Muskelgruppen prüft. Ebenso wird eine

Elektroneurografie durchgeführt, um die Nervenaktivität zu testen. Ein Elektrokardiogramm und eine Blutdruckmessung schließen den Reigen der Untersuchungen ab.

Osteochondrose

Bei einer Osteochondrose, auch Osteochondrosis genannt, ist der Knorpel einer Bandscheibe krankhaft verändert. Dadurch vermindert sich der Bandscheibenzwischenraum, was zu einer Reihe von Beschwerden führt.

Ursachen einer Osteochondrose

Ursache einer Osteochondrose sind meist Verschleißerscheinungen an den Bandscheiben, bedingt durch anhaltende Über- oder Fehlbelastung. In vielen Fällen liegt der Veränderung des Bandscheibenknorpels auch eine Skoliose, eine seitliche Verkrümmung der Wirbelsäule, zugrunde. Im Zuge dieser Verbiegung kommt es zu starken, einseitigen Belastungen einer Bandscheibe, was schließlich zum vorzeitigen Verschleiß führt. Daneben können auch Bandscheibenvorfälle oder Operationen an Bandscheiben die Ursachen einer Osteochondrose sein. Mögliche Auslöser sind auch Entzündungen einer Bandscheibe.

Mit der Veränderung des Knorpels wird die Funktionsfähigkeit der betreffenden Bandscheibe beeinträchtigt und sie kann ihre Aufgabe als Puffer nicht mehr erfüllen. Dadurch werden die Knochen der benachbarten Wirbelkörper verstärkt belastet und verdicken sich: mit seitlichen Knochenanbauten, den sogenannten Spondylophyten.

Symptome einer Osteochondrose

Bei einer Osteochondrose kommt es meist zur Vorwölbung der betreffenden Bandscheibe. Auch die Statik der Wirbelsäule kann beeinträchtigt werden. Ebenso kann sich diese nach vorne oder hinten verbiegen. Typische Beschwerden sind Schmerzen im Bereich der erkrankten Bandscheibe. Die schmerzende Region ist taub und weniger empfindungsfähig als gewohnt. Weiterhin kommt es zu Muskelverspannungen und Lähmungserscheinungen im Bereich der erkrankten Bandscheibe. Die im Zuge der Osteochondrose auftretenden Beschwerden schränken die Beweglichkeit zum Teil erheblich ein und erfordern vielfach eine Schonhaltung von den Betroffenen. Besonders Bücken kann sehr unangenehm sein.

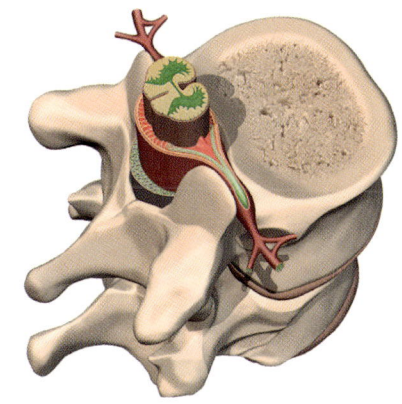

Andullationstherapie bei Osteochondrose

Die Andullationstherapie eignet sich sehr gut zur Behandlung einer Osteochondrose. Über die Reizung von Rezeptoren in den Blutgefäßen bewirkt sie deren Weitstellung. Das führt zu einer intensiven Anregung der Durchblutung und des Lymphflusses – auch im Bereich des geschädigten Bandscheibenknorpels. Die Verspannungen und Blockaden der Wirbelkörper lösen sich und damit erweitert sich der Wirbelzwischenraum. Infolge kommt es zu einer deutlichen Linderung der Schmerzen. Mit weiteren Anwendungen der Andullationstherapie verschwinden die Beschwerden dann vollkommen. Auf diese Weise kann die Bewegungsfähigkeit wiederhergestellt und auf Dauer erhalten werden. Der gefährliche Kreislauf aus Schonhaltung und erneuten Muskelblockaden und -verspannungen wird so erfolgreich unterbrochen. Da diese biophysikalische Behandlung auch den Stoffwechsel aktiviert, werden die Zellen des Bandscheibenknorpels besser mit Nährstoffen versorgt. Das wirkt den Abbauprozessen entgegen und hindert sie am weiteren Fortschreiten.

Weiterhin wirksam bei Osteochondrose

Krankengymnastik
Gezielte physiotherapeutische Übungen tragen ebenso viel zur Besserung der Beschwerden bei. Unter anderem werden damit die Muskeln von Rücken und Bauch gestärkt und so der Bereich der geschädigten Bandscheibe entlastet.

Schmerzbehandlung
Zur Linderung der akuten Schmerzen können vorübergehend analgetische Wirkstoffe wie unter anderem Paracetamol, Ibuprofen sowie Acetylsalicylsäure eingenommen werden. Darüber hinaus sind sogenannte nicht-steroidale Antirheumatika wirksam. Sie enthalten kein Kortison, daher ihr Name. Dennoch sollten NSAR nur kurzzeitig und in möglichst geringer Dosierung angewendet werden, da sie viele Nebenwirkungen haben.

Regelmäßig bewegen
Auch durch körperliche Aktivität wird die Muskulatur an Bauch und Rücken gekräftigt. Gut geeignet dazu sind Nordic Walking, Walking und Rückenschwimmen. Meiden sollte man hingegen alle Sportarten, bei denen großer Druck auf die Wirbelsäule ausgeübt wird.

Ebenso wissenswert bei Osteochondrose

Beschwerden an den Bandscheiben treten vor allem am unteren Rücken, im Bereich der Lendenwirbelsäule auf. Dieser Abschnitt ist den meisten Belastungen durch Gewicht, Druck und Erschütterungen ausgesetzt.

Verbiegung der Wirbelsäule
Eine Osteochondrose verändert die Biomechanik des beteiligten Wirbelsäulensegmentes. Dadurch kann es zu Veränderungen der Statik der Wirbelsäule und zu deren Verbiegung kommen. Bei einer Biegung der Wirbelsäule nach vorne

spricht man von einer Kyphose, bei einer Biegung der Wirbelsäule nach hinten von einer Lordose.

Weitreichende Folgen
Das Rückenmark im Wirbelkanal ist von einem Schlauch aus harter Hirnhaut (Dura mater) umschlossen, dem sogenannten Duralsack. Übt die Bandscheibe Druck auf diesen Duralsack aus, spricht man von einer Impression. Diese geht mit erheblichen Schmerzen einher. Dies ist noch nicht alles: Vom Rückenmark verlaufen die Nerven zu den einzelnen Regionen im Körper. Die Stelle, an der der jeweilige Nerv vom Rückenmark abgeht, ist die sogenannte Spinalwurzel. Drückt eine vorgewölbte Bandscheibe auf diesen Nerv, kommt es zu einer Wurzelkompression. Diese äußert sich ebenfalls in starken Schmerzen sowie mitunter auch in Lähmungserscheinungen.

Osteoporose

Knochenschwund, wie Osteoporose umgangssprachlich genannt wird, ist die häufigste Stoffwechselerkrankung des Knochens. Fast acht Millionen Bundesbürger sind aktuellen Statistiken zufolge davon betroffen. Diese Zahl wird sich durch den demographischen Wandel unserer Gesellschaft in den kommenden Jahren weiter erhöhen, denn Osteoporose tritt überwiegend im höheren Alter auf. Rund achtzig Prozent der Betroffenen sind Frauen: Jede dritte Frau leidet nach den Wechseljahren unter Osteoporose.

Ursachen von Osteoporose

Bei Osteoporose liegt ein unzureichender Knochenaufbau in jungen Jahren vor oder die Knochen werden im höheren Lebensalter beschleunigt abgebaut. Nur in den wenigsten Fällen ist dies die Folge von anderen Erkrankungen oder auch von medikamentösen Therapien. Man nennt diese Form die sekundäre Osteoporose. Bei 95 Prozent der Betroffenen liegt jedoch keine erkennbare Ursache vor. Hier handelt es sich um die sogenannte primäre Osteoporose. Diese wird unterteilt in die postklimakterische Osteoporose und in die Alterosteoporose. Ursache der postklimakterischen Osteoporose ist die in den Eierstöcken nachlassende Bildung der weiblichen Geschlechtshormone, der Östrogene, im Zuge der Wechseljahre. Von dieser Form sind in der Regel meist Frauen im Alter zwischen fünfzig und siebzig Jahren betroffen. Die Alterosteoporose tritt

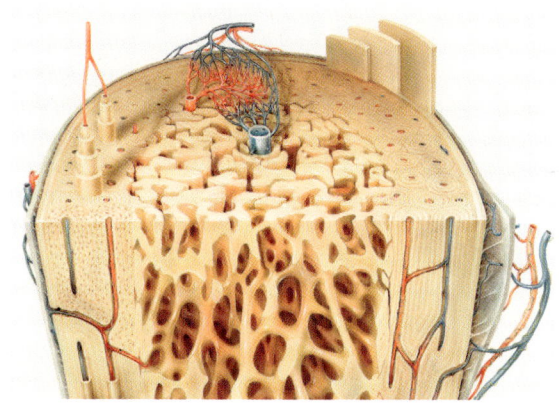

hingegen sowohl bei Frauen wie Männern im höheren Alter auf. Ihre Auslöser sind Bewegungsmangel, eine unzureichende Versorgung der Knochen mit Vitamin D und Kalzium sowie bei Männern die mit dem Alter nachlassende Produktion des männlichen Geschlechtshormons Testosteron.

Der weitaus selteneren sekundären Osteoporose können hormonelle Störungen, Störungen der Verdauungs- oder Nierenfunktionen sowie Krebserkrankungen zugrunde liegen. Ebenso können rheumatisch-entzündliche Erkrankungen wie rheumatoide Arthritis, Morbus Crohn, Magersucht und Einschränkungen der Bewegungsfähigkeit zu einer sekundären Osteoporose führen. Mitunter sind auch Medikamente wie Kortisonpräparate, Antidepressiva, Blutverdünner oder Protonenpumpenhemmer die Ursache. Auch übermäßiger Nikotin- oder Alkoholkonsum begünstigt die Entstehung einer sekundären Osteoporose.

Symptome von Osteoporose
Durch Osteoporose werden die Knochen nach und nach immer instabiler. Da es sich dabei jedoch um einen schleichenden Prozess handelt, wird er im Anfangsstadium meist noch gar nicht bemerkt. Typische erste Anzeichen sind gelegentliche Rückenschmerzen, denn der Abbau der Knochensubstanz zeigt sich zunächst an den Wirbelkörpern. Im weiteren Verlauf der Osteoporose kommt es dann zunehmend zu Knochenbrüchen ohne einen erkennbaren Auslöser – den sogenannten Spontanfrakturen.

Diese treten vorwiegend an den Wirbelkörpern der Wirbelsäule, im Bereich des Hüftgelenks – besonders am Oberschenkelhals – sowie am Handgelenk und am Oberarmkopf auf. Zu den charakteristischen Symptomen der Osteoporose gehört zudem, dass die Betroffenen zusehends kleiner werden und einen Rundrücken entwickeln. Dieser kann sich bei starker Ausprägung als sogenannter Witwenbuckel manifestieren.

Andullationstherapie bei Osteoporose
Die Andullationstherapie bewährt sich sehr gut in der Behandlung von Osteoporose. Denn indem sie einerseits den Stoffwechsel insgesamt intensiv anregt, verbessert sie die Versorgung sämtlicher Zellen des Körpers mit Sauerstoff und wichtigen Nährstoffen, unter anderem auch dem für den Knochen so wichtigen Baustein Kalzium. Das fördert den Erhalt und Aufbau der Knochensubstanz und verringert das Risiko für Knochenbrüche. Zum anderen aktiviert die Andullationstherapie die Durchblutung. Dadurch kommt es zu einer tief gehenden Entspannung aller Strukturen des Körpers. Damit reduziert sich auch der Druck auf die Wirbel, Gelenke und geschädigte Nerven. Das führt ebenso zu einer anhaltenden Linderung der Beschwerden und vor allem zu einer Reduktion der Schmerzen.

Weiterhin wirksam bei Osteoporose

Richtige Ernährung

Die Ernährung hat einen weitreichenden Einfluss auf die Osteoporose. Deshalb ist die bewusste Zusammenstellung des Speiseplans auch zur Vorbeugung von Knochenschwund sehr wichtig. Im Vordergrund der Ernährung steht ausreichend Kalzium und Vitamin D. Kalzium ist für die Stabilität und den Aufbau der Knochensubstanz erforderlich, und Vitamin D fördert die Einlagerung dieses Mineralstoffs in die Knochen. Kalziumreiche Nahrungsmittel sind Milch, Milchprodukte und Käse, die Gemüsesorten Brokkoli und Grünkohl sowie Hülsenfrüchte und Vollkorngetreide. Vitamin D stellt der Körper durch die Einwirkung von Sonnenlicht zum größten Teil selbst her.

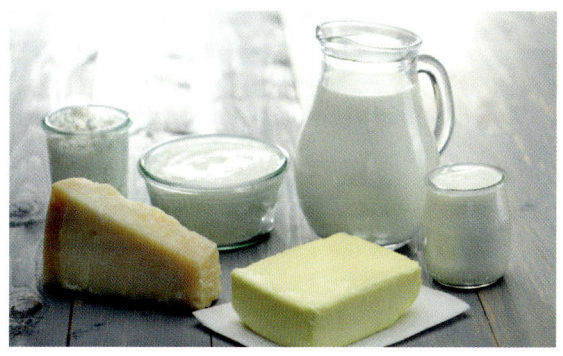

Regelmäßige Bewegung

»Wer rastet, der rostet.« Das gilt wie für die Muskeln und Gelenke auch für die Knochen. Denn regelmäßige körperliche Aktivität regt den Stoffwechsel in den Knochen an: Es werden neue Knochenzellen gebildet und die Stabilität der Knochen gefördert. Besonders empfehlenswert bei Osteoporose ist gezieltes Krafttraining, da die Knochen hierbei großen Druck- und Zugbelastungen ausgesetzt werden. Bei Ausdauersportarten wie Walken, Radfahren und vor allem Schwimmen ist dies nicht so sehr der Fall. Dennoch sollte auch ausreichend Bewegung bei Spaziergängen und Wanderungen an der frischen Luft erfolgen, um den Körper auch genügend Sonnenlicht auszusetzen. Wie erwähnt ist dies zur körpereigenen Bildung von Vitamin D erforderlich.

Medikamentöse Behandlung

Zur medikamentösen Behandlung der Osteoporose werden vor allem die sogenannten Bisphosphonate eingesetzt. Dabei handelt es sich um Wirkstoffe, die den körpereigenen Stoffen ähneln, welche die innere Knochensubstanz aufbauen. Dabei fördern sie nicht nur den Aufbau, sondern hemmen auch die Aktivität der Osteoklasten – das sind jene Zellen, die am Knochenabbau beteiligt sind. Aufgrund ihrer Wirkmechanismen tragen die Bisphosphonate gezielt zum Aufbau und Erhalt der Knochensubstanz bei und mindern das Risiko für Knochenbrüche. Weitere Substanzen, die bei Osteoporose angewendet werden, sind das Parathormon und Calcitonin. Das Parathormon ist ein Hormon, das von den Nebenschilddrüsen gebildet wird und eine Erhöhung der Kalziumkonzentrationen im Blut bewirkt. Damit fördert dieses Hormon auch den Knochenaufbau. Calcitonin ist ebenfalls ein körpereigenes Hormon, das in den sogenannten

C-Zellen der Schilddrüse produziert wird. Es drosselt den Abbau der Knochen und lindert Schmerzen. Allerdings geht Calcitonin des Öfteren mit Nebenwirkungen wie Übelkeit, Erbrechen und Durchfall einher.

Ebenso wissenswert bei Osteoporose
Eine Ernährung mit ausreichend Kalzium sowie regelmäßiges körperliches Training sind bei Osteoporose nicht nur die Eckpfeiler ihrer Behandlung, sondern auch ihrer Vorbeugung. Mit den unter »Osteoporose – Therapie« aufgeführten Maßnahmen lässt sich das Risiko, an Osteoporose zu erkranken, deutlich verringern.

Diagnose von Osteoporose
Zunächst führt der Arzt ein ausführliches Gespräch mit dem Betroffenen, in dem er unter anderem nach Vorerkrankungen, der Einnahme von Medikamenten sowie nach etwaigen Knochenbrüchen und Stürzen befragt. Im Anschluss daran erfolgt eine umfassende körperliche Untersuchung, bei der vor allem auch die Bewegungsfähigkeit geprüft wird. Haben sich Hinweise auf eine Osteoporose ergeben, werden Untersuchungen zur Erhärtung der Diagnose durchgeführt.

Dazu gehört vor allem die Messung der Knochendichte. Dabei wird der sogenannte T-Wert bestimmt, der Aufschluss über das Risiko für Knochenbrüche gibt. Je höher dieser Wert ist, desto geringer ist die Gefahr von Knochenbrüchen. Um die Knochendichte zu messen, wird inzwischen meist eine sogenannte DXA-Osteodensitometrie durchgeführt. Anhand dieser Methode lässt sich die Dichte der Knochenmineralien ermitteln. Diese ist bei Osteoporose herabgesetzt. Weitere Verfahren zur Bestimmung des T-Wertes sind die quantitative Computertomografie (QCT) und die quantitative Ultraschallmessung. Beide liefern jedoch nicht so genaue Resultate wie die DXA-Methode. In seltenen Fällen wird neben der Knochendichtemessung eine Knochenbiopsie durchgeführt. Dies dient allerdings nicht dazu, die Diagnose einer Osteoporose zu sichern. Denn die bei der Biopsie gemessenen Blutwerte sind meist unauffällig. Vielmehr können durch die Knochenbiopsie andere Erkrankungen, wie beispielsweise Tumore, als mögliche Ursachen einer Osteoporose ausgeschlossen werden.

Auf- und Abbau der Knochen
Bei gesunden Erwachsenen ist das Verhältnis zwischen Knochenneubildung und -abbau annähernd ausgeglichen. Für dieses Gleichgewicht zeichnen spezielle Zellen in den Knochen verantwortlich – die sogenannten Osteoblasten und Osteoklasten. Die Osteoblasten sorgen für den Aufbau der Knochen, während den Osteoklasten der Knochenabbau obliegt.

Kalzium ist ein wichtiger Baustein der Knochen und unerlässlich für den Knochenaufbau. Aus diesem Grund sollte dieser Mineralstoff auch regelmäßig über die Nahrung aufgenommen werden.

Polyarthritis

Die Polyarthritis, auch rheumatoide Arthritis oder »Gelenkrheuma« genannt, gehört zu den Erkrankungen des sogenannten rheumatischen Formenkreises. Dabei sind viele Gelenke des Körpers entzündet. Die Polyarthritis ist die häufigste entzündliche Erkrankung der Gelenke. Frauen sind davon doppelt so häufig betroffen wie Männer. Eine Polyarthritis verläuft in der Regel chronisch und kann in jedem Alter auftreten, auch bereits bei Kindern.

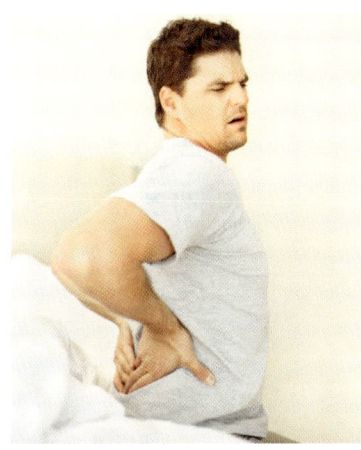

Ursachen einer Polyarthritis

Die chronischen Entzündungen betreffen in den meisten Fällen die Innenhaut der Gelenke, aber auch der Sehnenscheiden und Schleimbeutel. Wie es zu diesen Prozessen kommt, ist nach wie vor nicht vollständig geklärt. Man geht heute davon aus, dass es sich bei der Polyarthritis um eine sogenannte Autoimmunerkrankung handelt. Dabei bildet das körpereigene Abwehrsystem Substanzen, die sich gegen die eigenen Gelenke richten: unter anderem Gewebshormone, sogenannte Zytokine. Diese greifen die Gelenke an und führen zu Entzündungen. Als Auslöser für diese Fehlsteuerung des Abwehrsystems wird ein Zusammenspiel mehrerer Faktoren vermutet. Dazu gehören Infektionen durch Viren und Bakterien, erbliche Veranlagung und auch Rauchen.

Symptome einer Polyarthritis

Eine Polyarthritis geht mit pochenden Schmerzen in den betroffenen Gelenken einher. Dabei handelt es sich vor allem um die Finger- und Handgelenke wie auch die Knie- und Fußgelenke. Doch auch in den Hüft- und Schultergelenken kommt es oftmals zu den Beschwerden. Die betroffenen Gelenke sind geschwollen und gerötet, ferner bestehen Versteifung und Überwärmung. Die Gelenkschmerzen treten vielfach symmetrisch an beiden Körperseiten auf. Sie sind morgens nach dem Aufstehen, nachts und zu Beginn einer Bewegung am stärksten. Auch durch Druck auf das betroffene Gelenk können sie zunehmen. Typisch ist ferner, dass die Schmerzen in Schüben verlaufen, die über mehrere Wochen hinweg anhalten. Weiterhin charakteristisch ist die sogenannte Morgensteifheit der betroffenen Gelenke nach dem Aufstehen. Diese kann länger, sogar bis zu einer Stunde, anhalten. Nach und nach führen diese Beschwerden zur zunehmenden Einschränkung der Beweglichkeit. Es kommt zu irreparablen krankhaften Veränderungen und Fehlstellungen der Gelenke. Auch die Muskeln an den Gelenken werden in Mitleidenschaft gezogen – sie verkürzen und versteifen sich. Eine Polyarthritis beschränkt sich allerdings nicht nur auf die Gelenke, sondern beeinträchtigt den Körper insgesamt. Im weiteren Verlauf der Erkrankung können die Beschwerden auch auf die Augen sowie auf Organe wie Lunge und Herz übergreifen. Das zeigt sich beispielsweise in einer Entzündung der Augenwand, des Herzbeutels oder einer Rippenfellentzündung.

Andullationstherapie bei Polyarthritis
Die Andullationstherapie ist eine sehr wirksame Behandlungsmethode bei Polyarthritis. Denn mit ihren umfassenden Effekten, vor allem durch intensive Aktivierung von Durchblutung und Stoffwechsel, kann sie die entzündlichen Prozesse an den Gelenken aufhalten und an ihrem weiteren Fortschreiten hindern. Auf diese Weise bewirkt sie eine rasche und anhaltende Besserung sämtlicher Beschwerden. Zudem – und nicht minder wichtig – können dank der Andullationstherapie bleibende Gelenkschäden vermieden und die Bewegungsfähigkeit dauerhaft gesichert werden.

Weiterhin wirksam bei Polyarthritis
Medikamentöse Behandlung
Analgetische Wirkstoffe wie Ibuprofen oder Paracetamol sind häufig eingesetzte Arzneimittel bei einer Polyarthritis. Darüber hinaus werden sogenannte nichtsteroidale Antirheumatika angewendet (S. 40/41). Weitere häufig eingesetzte Medikamente sind selektive Cox-2-Hemmer. Sie wirken ebenfalls gezielt gegen Schmerz und Entzündung, haben aber nicht ganz so viele Nebenwirkungen. Falls die genannten Substanzen nicht ausreichend Besserung bringen, werden Kortisonpräparate eingesetzt. In der Regel als Injektion: Dabei wird Glukokortikoid, das dem körpereigenen Kortikoid verwandt ist, direkt in das erkrankte Gelenk gespritzt. Das hat den Vorteil, dass der Stoff ausschließlich dort wirkt, wo er gebraucht wird und nicht den gesamten Organismus belastet.

Biologika
Neben den eben genannten Basismedikamenten werden seit einigen Jahren auch Biologika, wie etwa TNF-alpha-Hemmer, bei Polyarthritis angewendet (S. 146/147).

Gelenkspunktion
Um die entzündlichen Schwellungen in den Gelenken zu behandeln, wird mitunter eine Gelenkspunktion durchgeführt. Dabei wird ein Präparat mit Kristallkortison direkt in das betreffende Gelenk injiziert.

Physikalische Behandlungen
Kältebehandlungen, beispielsweise das Auflegen von Eisbeuteln, sowie elektrotherapeutische Maßnahmen mit niederfrequentem Strom erweisen sich ebenso hilfreich zur Unterstützung der Therapie einer Polyarthritis.

Pflanzliche Arzneimittel
Eine Reihe von Heilpflanzen besitzen schmerzstillende und entzündungshemmende Wirkstoffe, die bei einer Polyarthritis zu einer spürbaren Besserung der Beschwerden führen können. So haben sich unter anderem Extrakte aus Bittersüßblättern, Teufelskrallenwurzeln und Weidenrinde als gut wirksam erwiesen. Diese Präparate sind rezeptfrei in Apotheken erhältlich.

Gelenkschonend bewegen
Neben Medikamenten ist es bei einer Polyarthritis wichtig, regelmäßig körperlich aktiv zu sein. Dazu sollten gelenkschonende Sportarten gewählt werden, die Gelenke, Muskeln und Sehnen belasten, aber nicht überlasten. Empfehlenswert sind unter anderem Schwimmen, Wassergymnastik und Radfahren.

Radikulopathie

Eine Radikulopathie, auch bekannt als Wurzelkompressionssyndrom oder Nervenwurzelsyndrom, ist eine Reizung oder Schädigung von spinalen Nervenwurzeln. Dabei handelt es sich um jene Nervenfasern, die am Zentralnervensystem an der Wirbelsäule ein- und austreten. Eine Radikulopathie tritt häufig im Bereich der Lendenwirbelsäule auf, da diese den meisten Belastungen ausgesetzt ist.

Ursachen einer Radikulopathie

Am häufigsten ist eine Radikulopathie durch einen Bandscheibenvorfall verursacht. Doch auch eine Vorwölbung einer Bandscheibe, die Vorstufe des Bandscheibenvorfalls, kann bereits zum Nervenwurzelsyndrom führen. Darüber hinaus kann es durch eine Verengung im Wirbelsäulenkanal, der sogenannten Spinalkanalstenose, sowie durch Wirbelgleiten zu einer Radikulopathie kommen. Das Gleiche gilt für degenerative Veränderungen im Bereich der Wirbelkörper und der Bandscheiben, etwa im Rahmen einer sogenannten Osteochondrose.

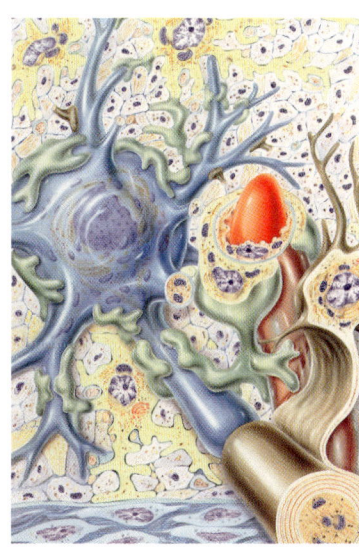

Symptome einer Radikulopathie

Bei einer Radikulopathie kommt es zu starken Schmerzen im Versorgungsgebiet jener Nervenwurzeln, die gereizt oder geschädigt sind. Diese können von der Wirbelsäule in den Brustkorb, in die Arme und Beine sowie in die Schultern ausstrahlen. Die schmerzenden Bereiche fühlen sich taub an, kribbeln manchmal und sind weniger empfindungsfähig als sonst. Durch Druck auf die Wirbelsäule, unter anderem beim Husten oder Niesen, verschlimmern sich die Schmerzen. Darüber hinaus haben die Betroffenen häufig Verspannungen der Muskeln und Taubheitsgefühle in jenem Bereich, in dem die Radikulopathie lokalisiert ist. Mitunter kommt es auch zu Lähmungserscheinungen und Reflexabschwächungen in den betroffenen Arealen. Weitere Beschwerden, die sich im Rahmen einer Radikulopathie einstellen können, sind Blasenschwäche sowie Atem- und Schlafstörungen.

Andullationstherapie bei Radikulopathie

Mit der Andullationstherapie lässt sich eine Radikulopathie sehr wirksam behandeln. Da sie Stoffwechsel und Durchblutung intensiv anregt, werden sämtliche Zellen des Körpers erheblich besser mit Sauerstoff und wichtigen Nährstoffen versorgt – damit auch die bei der Radikulopathie gereizten oder geschädigten spinalen Nervenwurzeln. Dies führt zu einer raschen und anhaltenden Besserung der Beschwerden, insbesondere der Schmerzen. Darüber hinaus bewirkt die Andullationstherapie, dass auch die Muskulatur und die Wirbelgelenke im Bereich der Nervenwurzeln wieder besser durchblutet und damit verbunden intensiv entspannt werden.

Weiterhin wirksam bei Radikulopathie

Medikamentöse Behandlung
Analgetische Wirkstoffe wie Acetylsalicylsäure, Ibuprofen sowie Paracetamol eignen sich zur kurzfristigen Behandlung der akuten Beschwerden. Darüber hinaus können sogenannte nicht-steroidale Antirheumatika (S. 40/41), bei einer Radikulopathie angewendet werden.

Krankengymnastik
Gezielte physiotherapeutische Übungen tragen ebenso viel zur Besserung der Beschwerden bei. Unter anderem werden damit die Muskeln von Rücken und Bauch gestärkt und so der Bereich der geschädigten Nervenwurzeln entlastet.

Ebenso wissenswert bei Radikulopathie

Die Wirbelsäule ist aus einzelnen Wirbelkörpern zusammengesetzt. Das verleiht ihr ihre enorme Beweglichkeit bei großer Stabilität. Durch Öffnungen zwischen den Wirbelkörpern treten über 50 Nervenwurzeln aus, die spinalen Nervenwurzeln. Diese bestehen aus motorischen, sensiblen sowie vegetativen Nervenfasern.

Rückenmark – Verbindung zwischen Gehirn und Spinalnerven
Als Bestandteil des zentralen Nervensystems (ZNS) verläuft das Rückenmark durch den Wirbelkanal der Wirbelsäule. Damit verbindet es Gehirn und Spinalnerven miteinander: Über die graue Substanz im Inneren des Rückenmarks können Informationen aus der obersten Schaltzentrale in sehr hoher Geschwindigkeit zu den einzelnen Bereichen der Wirbelsäule übermittelt werden. Die graue Substanz besteht aus eng aneinanderliegenden Körpern von Nervenzellen. Diese

hohe Dichte gewährleistet das enorme Tempo bei der Informationsübertragung. Die spinalen Nervenwurzeln verlassen jeweils paarig rechts und links das Rückenmark. Nur wenige Millimeter nach dem Austritt aus dem Rückenmark vereinen sich die spinalen Nervenwurzeln zu den sogenannten Spinalnerven.

Rheuma

Unter dem umgangssprachlichen Begriff »Rheuma« sind sehr viele verschiedene Erkrankungen des Bewegungsapparates zusammengefasst: Über vierhundert Krankheiten gehören zu dem sogenannten rheumatischen Beschwerdekreis. Ihre Ursachen und Symptome können sehr unterschiedlich sein. Gemeinsam ist jedoch allen rheumatischen Erkrankungen, dass sie Schmerzen verursachen. Wichtig zu wissen ist auch, dass eine Reihe dieser Krankheiten nicht nur den Bewegungsapparat, sondern auch Organe und andere Strukturen des Körpers betreffen können.

Ursachen von Rheuma

Ebenso vielfältig wie der rheumatische Beschwerdekreis an sich sind auch die Ursachen dieser Erkrankungen. Einige von ihnen sind durch Entzündungen bedingt, andere durch Abnutzung und Verschleiß von Gelenken, Sehnen und Bändern. Auch Autoimmunkrankheiten können zu rheumatischen Erkrankungen führen. So vermutet man, dass die häufigste der rheumatischen Beschwerden, die rheumatoide Arthritis, durch eine solche Fehlsteuerung des Immunsystems ausgelöst wird. Weitere Ursachen können unter anderem Unfälle, Verletzungen oder auch Infektionen sein.

Symptome von Rheuma

Was für die Ursachen gilt, trifft auch für die Beschwerden zu, in denen sich rheumatische Erkrankungen äußern: Sie umfassen eine große Spannbreite. So kann es neben den Schmerzen zu Schwellungen, steifen Gelenken und Muskeln oder zu Rötungen an den erkrankten Bereichen kommen. Möglich sind auch Verformungen und Fehlstellungen von Gelenken, ebenso wie mehr oder minder starke Einschränkungen der Bewegungsfähigkeit. Im Zuge von rheumatischen Erkrankungen kann es auch zu Muskelverspannungen, Verformungen der Wirbelsäule sowie zu Entzündungen an Augen oder inneren Organen kommen.

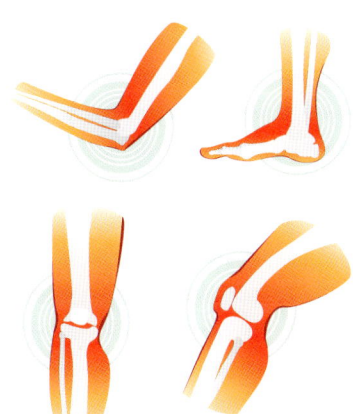

Andullationstherapie bei Rheuma

Mit der Andullationstherapie können rheumatische Beschwerden sehr erfolgreich behandelt werden. Denn durch die intensive Aktivierung der Durchblutung bewirkt sie eine tief gehende Entspannung im gesamten Körper. So werden muskuläre Verspannungen und Blockaden aufgelöst und Belastungen von den geschädigten Gelenken genommen. Das zeigt sich in einer umgehenden Reduktion der schmerzhaften Beschwerden. Da diese biophysikalische Therapie auch den Stoffwechsel stark anregt, werden sämtliche Gewebe des Körpers besser mit Sauerstoff und wichtigen Nährstoffen versorgt. Im Zuge dessen können auch Abnutzungsprozesse sowie Entzündungen in den Gelenken gebremst und am weiteren Fortschreiten gehindert werden. All dies bewirkt eine erhebliche Besserung der Beschwerden und schützt vor der Zerstörung der erkrankten Gelenke. Damit kann dank der Andullationstherapie die Bewegungsfähigkeit dauerhaft gesichert werden. Die gezielte Infrarot-Tiefenwärme verstärkt all diese Wirkungen noch.

Weiterhin wirksam bei Rheuma

Konservative Behandlung

Schmerzstillende Wirkstoffe wie Ibuprofen oder Diclofenac sind häufig verordnete Arzneimittel gegen rheumatische Beschwerden. Darüber hinaus werden sogenannte nicht-steroidale Antirheumatika angewendet. Die Bezeichnung »nicht-steroidal« besagt, dass sie kein Kortison enthalten. Dennoch sollten sie nur kurzzeitig und in möglichst geringer Dosierung angewendet werden, da sie zum Teil erhebliche Nebenwirkungen haben. Weitere häufig eingesetzte Medikamente sind selektive Cox-2-Hemmer. Sie wirken ebenfalls gezielt gegen Schmerz und Entzündung, haben aber nicht so viele Nebenwirkungen.

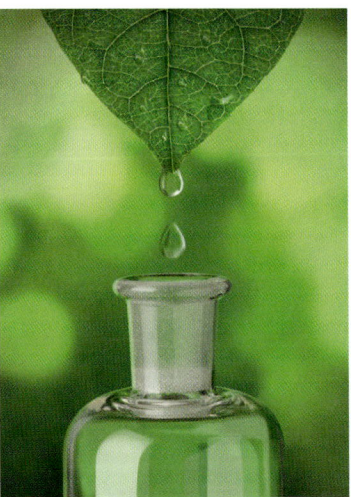

Falls die genannten Substanzen nicht ausreichend Besserung bringen, werden Kortisonpräparate eingesetzt. In der Regel als Injektion: Dabei wird Glukokortikoid, das dem körpereigenen Kortikoid verwandt ist, direkt in das erkrankte Gelenk gespritzt. Das hat den Vorteil, dass der Stoff ausschließlich dort wirkt, wo er gebraucht wird und nicht den gesamten Organismus belastet.

Biologika

Neben den genannten Basismedikamenten kommen bei rheumatischen Erkrankungen seit einigen Jahren auch Biologika, wie etwa TNF-alpha-Hemmer, zum Einsatz. Dabei handelt es sich um molekularbiologisch hergestellte Wirkstoffe, die direkt in Entzündungsprozesse eingreifen: Sie blockieren die vom körpereigenen Immunsystem produzierten Entzündungsstoffe in ihrem schädlichen Wirken. Eine der Nebenwirkungen von Biologika ist allerdings, dass sie das körpereigene Abwehrsystem schwächen.

Pflanzliche Arzneimittel
Eine Reihe von Heilpflanzen enthalten Wirkstoffe, die bei rheumatischen Erkrankungen eine spürbare Besserung der Beschwerden bringen. So haben sich unter anderem Extrakte aus Brennnesselblättern, Teufelskrallenwurzeln und Weidenrinde als gut wirksam erwiesen. Diese Präparate sind rezeptfrei in Apotheken erhältlich.

Gezielt bewegen
Neben Medikamenten ist bei fast allen rheumatischen Erkrankungen eine gezielte tägliche Bewegungstherapie angesagt. Diese soll die Gelenke, Muskeln und Sehnen belasten, aber nicht überlasten und so dafür sorgen, dass sie möglichst lange beweglich bleiben.

Einreibungen
Hilfreich ist auch das Einreiben mit durchblutungsfördernden Mitteln sowie solchen, die Verspannungen lösen. Im akuten Stadium helfen darüber hinaus meist kühlende Präparate, die Schmerzen zu lindern. Sie wirken zudem entzündungshemmend und lassen Schwellungen abklingen.

Kneippsche Anwendungen
Auch im Behandlungskanon von Pfarrer Kneipp gibt es einige wirksame Strategien gegen rheumatische Erkrankungen. Dazu zählen bei nicht-entzündlichen Beschwerden eine Moorpackung oder ein Heublumensack, bei entzündlichen Beschwerden kalte Güsse und Wickel.

Ebenso wissenswert bei Rheuma
Unsere Gelenke
Mehr als 143 Gelenke garantieren die Beweglichkeit des Körpers. Je nach ihren Aufgaben sind die einzelnen Gelenke zwar unterschiedlich aufgebaut, die Bauteile sind jedoch stets die gleichen. Nämlich Gelenkfläche mit Knorpelüberzug, ausgehöhlte Gelenkpfanne und Gelenkkapsel. Die Knorpelschicht hat – je nachdem, wie stark das betreffende Gelenk belastet ist – eine Dicke von fünf Millimetern. Ist der Knor-

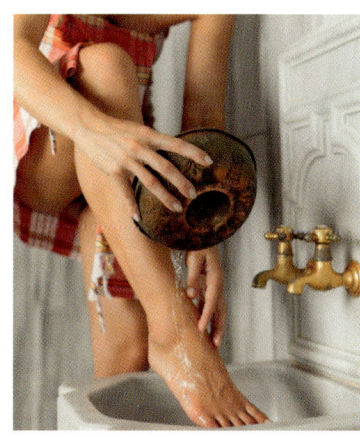

pel gesund, besitzt er eine glatte und glänzende Oberfläche. Damit schützt er die Knochen, wirkt als Stoßdämpfer und verringert Reibung. Die Gelenkkapsel schließt die Gelenkpfanne nach außen ab. Die innere Kapselschicht bildet die Gelenkschmiere, Synovia genannt. Diese versorgt den Knorpel mit Nährstoffen und ermöglicht als Schmiermittel und Schutzfilm das mühelose Gleiten der Gelenkflächen. Muskeln und Bänder schließlich schützen und stabilisieren das Gelenk von außen. Dank dieser Konstruktion und dem Knorpelüberzug treffen Belastungen nicht punktförmig auf, sondern werden auf die größere Oberfläche der Gelenkknochen verteilt. So kann ein Gelenk hohen Beanspruchungen standhalten. Am besten gelingt das, wenn Form und Position der Gelenkteile exakt aufeinander abgestimmt sind. Wie beim Hüftgelenk: Hier ruht der runde Kopf des Oberschenkelknochens sicher eingebettet in der Pfanne des Hüftknochens. Das gewährleistet große Beweglichkeit bei zugleich hoher Stabilität. An Schulter- und Kniegelenk ist die Gelenkpfanne flacher, was nicht ganz so optimal ist wie an der Hüfte und durch halbmondförmige Knorpelscheiben ausgeglichen wird, den sogenannten Menisken.

Verschiedene Arten von Gelenken
Nicht alle Gelenke sind gleich beweglich. So lässt sich das Daumengelenk nur beugen und strecken – charakteristisch für ein Sattelgelenk und der Garant für sicheres Zupacken. Scharniergelenke wie die an den Ellenbogen wiederum ermöglichen nur Bewegungen um eine Achse. Kugelgelenke hingegen erlauben Bewegungen um bereits drei Achsen, was für eine sehr viel größere Beweglichkeit sorgt. Allerdings hat das auch seinen Preis. Die hohe Mobilität geht auf Kosten der Stabilität: Denn je komplexer und flexibler ein Gelenk aufgebaut ist, desto anfälliger ist es.

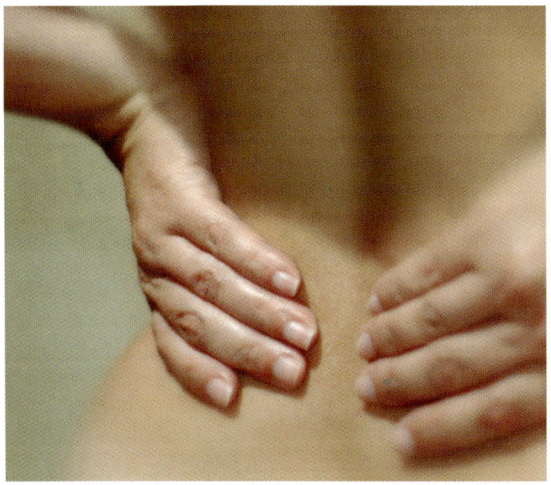

Rückenschmerzen

Rückenschmerzen sind zu einer Volkskrankheit geworden: Nahezu neunzig Prozent der Bundesbürger leiden darunter. Bei einem von zehn der Betroffenen halten die Schmerzen länger als sechs Wochen ununterbrochen an. Noch erschreckender ist, dass nur jeder Zweite dieser chronisch an Rückenschmerzen Erkrankten weiter seinen Beruf ausüben kann. Insofern ist die Volkskrankheit Rückenschmerzen auch volkswirtschaftlich eine enorme Herausforderung für das Sozial- und Gesundheitssystem.

Ursachen von Rückenschmerzen

Die Ursachen für Rückenschmerzen sind sehr zahlreich und komplex. In den meisten Fällen werden sie durch Muskelverspannungen ausgelöst, die einen in der Nähe liegenden Nerv reizen. Solche Verspannungen einzelner Muskeln können unter anderem durch regelmäßige Fehlhaltung oder Fehlbelastung der Wirbelsäule entstehen. Neben Muskelverspannungen können auch Bewegungsmangel, Übergewicht und falsche Hebetechniken zu Rückenschmerzen führen. Weitere mögliche Ursachen sind Bandscheibenvorfälle, Abnutzungserscheinungen an der Wirbelsäule, Osteoporose, Entzündungen oder Tumorerkrankungen. Nicht zuletzt haben auch anhaltende psychische Belastungen oftmals Rückenschmerzen zur Folge.

Symptome von Rückenschmerzen

Bei Rückenschmerzen unterscheidet man jene, die akut auftreten von solchen, die sich langsam entwickeln. Zu den akut auftretenden Rückenschmerzen gehören vor allem Hexenschuss, medizinisch Lumbago genannt, sowie Ischias, die sogenannte Ischialgie. Rückenschmerzen, die sich allmählich einstellen und chronisch werden, zählen zu den Lumbalgien. Die sogenannte Lumboischialgie ist eine Mischform aus akuten und chronischen Rückenschmerzen. Dabei bestehen Schmerzen im unteren Lendenbereich und Schmerzen, die vom Ischiasnerv ausgehen und oftmals bis in die Beine ausstrahlen. Neben den Schmerzen macht den Patienten häufig auch Abgeschlagenheit, Leistungsabfall sowie Morgensteifigkeit der Gelenke und des Rückens zu schaffen. Bei nicht wenigen der Betroffenen kommt es infolge der anhaltenden Schmerzbelastung zu Depressionen, Angsterkrankungen und anderen psychischen Beschwerden.

Andullationstherapie bei Rückenschmerzen

Die Andullationstherapie hat sich bei Rückenschmerzen als überaus wirksam erwiesen. Denn sie erzeugt einen Reiz, der eine gezielte Erweiterung der Blutgefäße bewirkt. Dadurch wird die verspannte Rückenmuskulatur intensiv gelockert und das gesamte Gewebe nachhaltig besser durchblutet. Die Rückenschmerzen werden damit rasch und spürbar gelindert. Darüber hinaus kann die regelmäßige Anwendung der Andullationstherapie weiteren Beschwerden im Bereich der Wirbelsäule effektiv vorbeugen. Das haben praktische Erfahrungen sowie wissenschaftliche Studien bestätigt. Die Infrarot-Tiefenwärme, die bei dieser biophysikalischen Behandlung gezielt auf den Körper einwirkt, fördert die hervorragende Wirkung zusätzlich.

Weiterhin wirksam bei Rückenschmerzen

Schmerzbehandlung
Schmerzstillende Arzneimittel wie Ibuprofen, Diclofenac oder Paracetamol können zur Linderung akuter Schmerzen eingesetzt werden – äußerlich als Salbe oder innerlich als Tablette oder Kapsel. Allerdings sind diese Medikamente keine dauerhafte Lösung, sondern sollten nur vorübergehend angewendet werden.

Akupunktur
Diese Therapieform aus der traditionellen chinesischen Medizin bewährt sich auch bei Rückenschmerzen sehr gut. Aus diesem Grund übernehmen auch einige Krankenkassen bereits die Kosten für die Akupunktur-Behandlung bei Rückenschmerzpatienten.

»Ein starker Rücken kennt keine Schmerzen …«
Bewegungsmangel ist eine häufige Ursache für Rückenschmerzen. Denn werden Bauch- und Rückenmuskeln nicht regelmäßig beansprucht, können sie der Wirbelsäule nicht mehr genügend Halt verleihen. Wie sich Schonhaltung auswirkt, sieht man bei bettlägerigen Patienten: Bereits drei Wochen Bettruhe lässt die Muskelkraft um dreißig Prozent erlahmen. Rückenschmerzen sollte deshalb aktiv entgegengewirkt werden – unter anderem mit Walken, Wandern und anderen Ausdauersportarten wie Radfahren, Rückenschwimmen und Skilanglauf.

Wärmeanwendungen
Wärme tut meist gut – in Form eines Heizkissens, einer Wärmflasche oder eines Vollbades. Sofern es die Gesundheit zulässt, empfehlen sich auch Saunabesuche.

Ebenso wissenswert bei Rückenschmerzen
Rückenschule
Im Rahmen einer »Rückenschule«, wie sie unter anderem Volkshochschulen anbieten, lernt man Rücken- und Bauchmuskeln gezielt zu trainieren. Nicht nur die Muskulatur des Rückens, sondern vor allem auch die des Bauches wird bei sitzender Tätigkeit zu wenig gefordert. Kräftige Bauchmuskeln sind jedoch für eine schmerzfreie Haltung wichtig.

Richtig sitzen
Wichtig ist, dass die Wirbelsäule beim Sitzen immer gerade ist – so kann sie ihre natürliche S-Form am besten beibehalten. Wer dagegen vornübergebeugt mit rundem Rücken sitzt, überdehnt die Wirbelsäule. Die Sitzfläche sollte so hoch sein, dass Oberschenkel und Unterschenkel rechtwinklig zueinander stehen und beide Fußsohlen ganz den Boden berühren. Zudem das Becken etwas nach vorne kippen und die Beine hüftbreit auseinanderstellen. Die Sitzposition so oft wie möglich verändern – also mal auf der einen, mal auf der anderen Gesäßhälfte und mal ganz nach hinten gelehnt sitzen.

Gesund schlafen
Am besten ist es, flach auf dem Rücken und auf einer nicht zu weichen Matratze zu schlafen – das schont den Rücken. Alternativ empfiehlt sich Schlafen in Embryonalhaltung: mit angewinkelten Beinen und dem Kopf auf einem flachen Kissen. Ein weiteres Kissen zwischen den Knien verhindert, dass sich das Becken verdreht. Schlafen auf dem Bauch sollte man sich abgewöhnen, denn das verstärkt ein Hohlkreuz. Wer nicht anders schlafen kann oder will, steckt sich ein Kissen unter den Bauch, um das Hohlkreuz zu strecken.

Richtig tragen und heben
Zusätzlich zum eigenen Körpergewicht machen den Bandscheiben schwere Lasten zu schaffen. Wenn Schweres zu heben ist, sollte man mit beiden Beinen, sprich beiden Fußsohlen, auf dem Boden stehen und den Körper gerade halten. Den Oberkörper dabei weiterhin strecken, während man beim Anheben des Gegenstands in die Knie geht.

Schlafstörungen

Um fünfzehn bis zwanzig Prozent der Bundesbürger macht das Sandmännchen regelmäßig einen Bogen, denn sie leiden unter Schlafstörungen. Dabei gibt es unterschiedliche Formen: Zum einen die am häufigsten auftretenden Durchschlaf- oder Einschlafstörungen, Insomnien genannt. Zum anderen Störungen des Schlaf/Wach-Rhythmus und schlafgebundene Störungen, die sogenannten Parasomnien. Eine weitere Form ist die übermäßige Tagesmüdigkeit, die Hypersomnie.

Ursachen von Schlafstörungen

Bei den primären Insomnien liegen keine erkennbaren körperlichen oder psychischen Erkrankungen als Ursache vor. In Betracht kommen als Auslöser jedoch psychische Belastungen, Stress sowie nächtlicher Lärm und zu helles Licht, etwa von einer Straße. Hinter den sekundären Insomnien können Krankheiten wie Herz-Kreislauf-Störungen, chronische Schmerzen, Hirntumore und andere Krebserkrankungen, Epilepsie, Morbus Parkinson, Nierenleiden sowie Depressionen und Angststörungen stehen. Auch übermäßiger Alkohol- und Kaffeegenuss sowie Drogen- und Medikamentenmissbrauch können Ein- und Durchschlafstörungen verursachen.

Die Ursachen von Störungen des Schlaf/Wach-Rhythmus sind meist Nacht- oder Schichtdienst sowie Zeitumstellung (Jetlag). Einer Hypersomnie liegt in vielen Fällen eine sogenannte Schlafapnoe zugrunde. Dabei handelt es sich um eine Atmungsstörung, die zu kurzen, vorübergehenden Aussetzern der Atmung während des Schlafs führt. Schlafgebundene Störungen sind unter anderem durch Albträume, Zähneknirschen oder Sprechen im Schlaf bedingt.

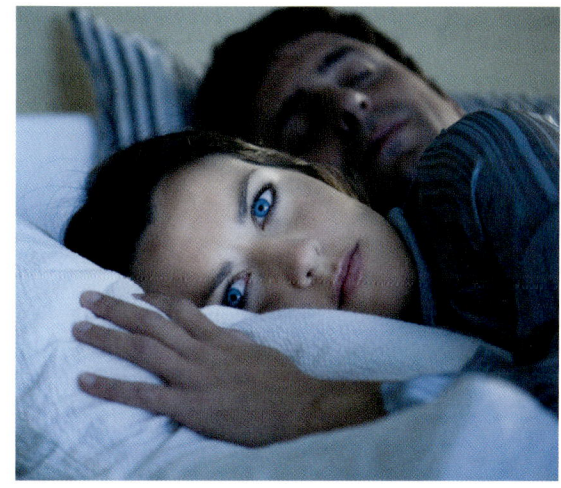

Symptome von Schlafstörungen

Durchschlafstörungen zeigen sich durch ein- oder mehrmaliges nächtliches Aufwachen. Danach wird mehr als eine halbe Stunde benötigt, um wieder in den Schlaf zu finden. Bei Einschlafstörungen vergeht über eine halbe Stunde und oft auch länger, bis die Betroffenen endlich einschlafen können. Beide Formen können sowohl vorübergehend als auch chronisch auftreten. Eine chronische Insomnie hält über mehr als sechs Wochen ununterbrochen an. Auch bei einem gestörten Schlaf/Wach-Rhythmus und einer Hypersomnie ist der Schlaf ein- oder mehrmalig unterbrochen, ebenso können Schwierigkeiten mit dem Einschlafen bestehen. Alle Formen von Schlafstörungen bewirken verständlicherweise eine erhöhte Tagesmüdigkeit, Konzentrations- und Leistungsabfall sowie vermehrte Anspannung. Viele der Betroffenen entwickeln regelrechte Ängste vor dem Zubettgehen angesichts einer weiteren schlaflosen Nacht beziehungsweise einer gestörten Nachtruhe. Auf diese Weise geraten sie in eine Spirale aus Erwartungen und Versagensängsten, was ihre Schlafstörungen weiterhin verschlimmert.

Andullationstherapie bei Schlafstörungen

Die Andullationstherapie ist eine überaus wirksame Hilfe bei Schlafstörungen: Sie bewirkt eine intensive und nachhaltige Entspannung. Damit schafft sie die Grundlage für ein besseres Ein- und Durchschlafen und damit zur nachhaltigen Verbesserung der gestörten Nachtruhe. Die regelmäßige Anwendung dieses biophysikalischen Verfahrens macht widerstandsfähiger gegen Stress und stoppt diesen in seinem schädlichen Wirken. Das gelingt, indem die Andullationstherapie den auf hohen Touren laufenden Sympathikus zur Ruhe bringt und im Gegenzug den Parasympathikus anregt. Die gezielte Infrarot-Tiefenwärme fördert die Schlafbereitschaft und -qualität noch zusätzlich.

Weiterhin wirksam bei Schlafstörungen

Grunderkrankung behandeln
Liegt der Schlafstörung eine körperliche oder psychische Erkrankung zugrunde, muss diese natürlich als Erstes adäquat behandelt werden.

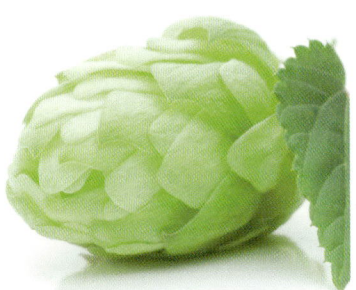

Pflanzliche Schlafmittel
Eine ebenso wirksame und verträglichere Alternative zu chemischen Schlafmitteln – vor allem ohne deren Abhängigkeitsrisiko – sind pflanzliche Wirkstoffe zur Verbesserung des Schlafs. Bewährt und erprobt sind unter anderem Extrakte aus Baldrianwurzeln, Hopfenzapfen, Melisseblättern und den Blüten der Passionsblume. Diese gibt es sowohl als Mono- wie auch als Kombinationspräparate.

Bewährte Hausmittel
Die Volksheilkunde hält einige seit Generationen bestens bewährte Hausmittel gegen Schlafstörungen bereit. Dazu gehören beispielsweise das Trinken von ein bis zwei Tassen Fencheltee oder die Einnahme von dreißig Tropfen Baldrian-Tinktur mit etwas lauwarmem Wasser unmittelbar vor dem Schlafengehen. Auch ein kalter Wadenwickel vor dem Schlafengehen angelegt, ein lauwarmes Vollbad und Trockenbürsten des ganzen Körpers fördern die Schlafbereitschaft und verhelfen zu ungestörter Nachtruhe.

Gute Schlafhygiene
So werden alle Maßnahmen zur Wiederherstellung einer guten Schlafqualität und einer ungestörten Nachtruhe genannt. Diese umfassen:

- Auf koffeinhaltige Getränke wie Kaffee oder schwarzen Tee vier bis sechs Stunden vor dem Zubettgehen komplett verzichten.
- Nicht zu viel, zu schwer und zu eiweißreich am Abend essen. Auch Rohkost sollte man meiden, da diese ebenfalls schwer im Magen liegen kann. Gut sind Pasta-Gerichte, Suppen sowie Fisch und gekochtes Gemüse.
- Zu viel Alkohol fördert zwar zunächst das Einschlafen, führt aber häufig zu Durchschlafstörungen – als Schlafhilfe also vollkommen ungeeignet.
- Mit beruhigenden, entspannenden Tätigkeiten auf die Nacht vorbereiten. Ideal ist ein abendlicher Spaziergang.
- Für frische Luft und ausreichende Abdunkelung im Schlafzimmer sorgen. Dieses sollte zudem kühl bei 14 bis 18° C gehalten werden; Zugluft ist jedoch zu vermeiden.
- Direkt vor dem Schlafengehen keinen anstrengenden Sport treiben, da dies den Kreislauf zu sehr anregt und ebenso den Schlaf stören kann.
- Möglichst regelmäßige Bettgehzeiten einhalten. Denn das stellt den Körper auf einen geregelten Schlaf/Wach-Rhythmus ein.
- Auf das Nickerchen tagsüber verzichten. Wenn man tatsächlich von der Müdigkeit übermannt wird, dann nur ein paar Minuten schlafen.
- Vor dem Schlafen nicht zu lange vor dem Computer oder Fernseher sitzen. Denn je mehr Medien konsumiert werden, desto schlechter ist der Schlaf.
- Wenn man partout nicht mehr schlafen kann, nicht liegen bleiben, sich hin- und her wälzen und ärgern. Besser ist es dann, aufzustehen und Liegengebliebenes zu erledigen – so manch einer bügelt nachts oder macht die Steuererklärung. Stellt sich dann wieder Müdigkeit ein, sollte ein erneuter Schlafversuch gestartet werden.

Entspannungstechniken
Vielen Menschen mit Schlafstörungen helfen Entspannungstechniken sehr gut. Zu empfehlen sind unter anderem Autogenes Training, progressive Muskelentspannung nach Jacobson und Meditation.

Ebenso wissenswert bei Schlafstörungen
Zu berücksichtigen ist stets, dass Schlaf keine Zeit kennt – viele, die glauben, an Schlafstörungen zu leiden, tun dies im Grunde gar nicht. Wie Ergebnisse der Schlafforschung gezeigt haben, ist die Schlafdauer auch bei gesunden Schläfern sehr variabel: Die Palette reicht im Durchschnitt von fünf bis zehn Stunden. Eine verkürzte Schlafzeit ist per se also noch nicht als krankhaft einzustufen. Gibt sie doch eventuell nur wieder, dass es sich bei dem Betreffenden um einen »natürlichen« Kurzschläfer handelt.

Die einzelnen Schlafphasen
Der Schlaf ist nicht immer gleich, sondern verändert sich während seiner gesamten Dauer. Dabei werden jeweils drei Phasen durchlaufen, die sich etwa alle 90 Minuten wiederholen. Während dieser Schlafzyklen sind die Hirnströme unterschiedlich stark ausgeprägt. Die einzelnen Phasen werden wie folgt eingeteilt:

- Leichtschlafphase: Darin werden zunächst Atmung und Puls regelmäßiger, die Muskeln entspannen sich und die Körpertemperatur sinkt. Die Wahrnehmung und das Bewusstsein werden geringer, man wacht jedoch selbst bei geringen Geräuschen noch auf. Im weiteren Verlauf wird der Schlaf dann tiefer und die Hirnströme werden geringer. Die Leichtschlafphase dient der Regeneration der Körperfunktionen.

- Tiefschlafphase: Der Körper ist nun völlig entspannt. Der Schlafende nimmt um sich herum nichts mehr wahr und ist schwer zu wecken. Die Muskelaktivität nimmt weiter ab. Die Tiefschlafphase ist der erholsamste Schlaf der ganzen Nacht und dient der weiteren, noch tiefer gehenden Regeneration der Körperfunktionen.

- REM-Phase (Rapid Eye Movement): Diese Schlafphase ist durch schnelle hektische Bewegung der Augen unter den geschlossenen Lidern gekennzeichnet. Sie ist besonders wichtig für die optimale Verarbeitung der Eindrücke und Gedanken des Tages – so wird in dieser Phase auch am häufigsten geträumt. In der REM-Phase werden zudem überflüssige Informationen gelöscht und wichtige Informationen im Langzeitgedächtnis gespeichert. Aus diesem Grund ist ein langer und tiefer Schlaf mit ausreichend REM-Phasen auch so wichtig für die geistige Leistungsfähigkeit.

Diagnose von Schlafstörungen
Zur Diagnose von Schlafstörungen wird zunächst die Krankengeschichte erfragt. Zusätzlich können Schlaftagebücher oder -fragebögen geführt werden.

Nächtliche Untersuchungen im Schlaflabor sind eine weitere bewährte Maßnahme, um die Ursache der Schlafstörungen zu finden. Dabei werden die Körperfunktionen im Schlaf gemessen und ausgewertet. Die Untersuchungen finden in gemütlicher Atmosphäre statt und der Betroffene kann wie zu Hause entspannen und jede mögliche Schlafposition wählen.

Spinalstenose

Bei einer Spinalstenose, auch Spinalkanalstenose, Wirbelkanalenge oder Wirbelkanalverschleiß genannt, handelt es sich um eine lokal begrenzte Verengung des Wirbelkanals in der Wirbelsäule. Dadurch werden die Nervenfasern und Blutgefäße in dem betreffenden Wirbelkanalabschnitt gequetscht, was zu mannigfachen Beschwerden führt. Eine Stenose des Wirbelkanals tritt vor allem im Bereich der Lendenwirbelsäule auf, da diese den meisten Belastungen ausgesetzt ist.

Ursachen einer Spinalstenose

Ursachen einer Spinalstenose sind überwiegend abnutzungsbedingte Verschleißerscheinungen an der Wirbelsäule. Sie führen dazu, dass sich der Zwischenraum zwischen den Wirbelkörpern zusehends verringert. Dadurch kommt es zur Arthrose der Wirbelgelenke. Darüber hinaus bilden sich knöcherne Auswüchse an den Wirbelkörpern, sogenannte Osteophyten. Diese Prozesse münden schließlich in einer Verengung des Wirbelkanals an den geschädigten Wirbelsäulenbereichen.

Symptome einer Spinalstenose

Typisch für eine Spinalstenose sind ziehende und mitunter sehr starke Schmerzen im unteren Rücken. Diese strahlen häufig über das Gesäß in eines der Beine aus. Beim Gehen und aufrechten Stehen verstärken sich die Schmerzen. Im Liegen und Sitzen sowie beim Vorbeugen des Oberkörpers lassen die Beschwerden hingegen nach. Die schmerzenden Bereiche kribbeln, brennen und fühlen sich taub an. Weiterhin kommt es zu Muskelverspannungen im Bereich der Lendenwirbelsäule und zu Gefühlsstörungen sowie Missempfindungen in den Beinen. Nicht selten leiden die Betroffenen unter Schlafstörungen und haben Probleme beim Wasserlassen sowie beim Stuhlgang. Auch Sexualstörungen können auftreten. Die Beschwerden, die eine Spinalstenose verursacht, setzt die Bewegungsfähigkeit – besonders der Lendenwirbelsäule – stark herab. Darüber hinaus erfordern sie bereits nach kurzen Gehstrecken regelmäßiges Anhalten.

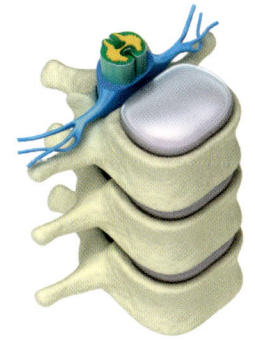 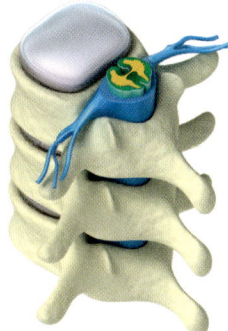

Andullationstherapie bei Spinalstenose

Die Andullationstherapie bewährt sich sehr gut in der Behandlung einer Spinalstenose. Denn über die intensive Aktivierung der Durchblutung bewirkt sie eine tief gehende, nachhaltige Entspannung sämtlicher Strukturen des Körpers. Auf diese Weise werden auch die Verspannungen und Blockaden an den Wirbelkörpern und am Wirbelkanal aufgelöst. Das führt umgehend zu einer erheblichen Reduzierung der Beschwerden. Darüber hinaus regt die Andullationstherapie auch den Stoffwechsel deutlich an. Im Zuge dessen werden alle Zellen des Körpers wesentlich besser mit Sauerstoff und wichtigen Nährstoffen versorgt. Damit können die degenerativen Abnutzungsvorgänge an den Wirbelgelenken gestoppt und an ihrem weiteren Fortschreiten gehindert werden. Auch damit bewirkt dieses biophysikalische Verfahren eine anhaltende Linderung der Schmerzen und bei regelmäßiger Anwendung schließlich das vollständige Verschwinden der Beschwerden. Die Infrarot-Tiefenwärme, die gezielt auf die Gewebe einwirkt, unterstützt diese positiven Effekte zusätzlich.

Weiterhin wirksam bei Spinalstenose

Schmerzbehandlung
Schmerzstillende Arzneimittel wie Ibuprofen, Diclofenac oder Paracetamol können zur Linderung akuter Schmerzen eingesetzt werden – äußerlich als Salbe oder innerlich als Tablette oder Kapsel.

Krankengymnastik
Mit geeigneten physiotherapeutischen Übungen lässt sich die Rumpfmuskulatur gezielt stärken. Auf diese Weise können die Beschwerden spürbar vermindert werden.

Epidurale Infiltration
Mitunter wird bei sehr starken Schmerzen durch die Spinalstenose eine sogenannte epidurale Infiltration vorgenommen. Dabei spritzt der Arzt ein lokales Narkotikum, versetzt mit Kortison, direkt in den Wirbelkanal. Damit können die Schmerzen vorübergehend gelindert werden.

Operation
Operative Eingriffe können durchgeführt werden, um den Druck von den Nervenfasern zu nehmen und damit die Beschwerden zu bessern. Für diese sogenannte Dekompression stehen verschiedene chirurgische Verfahren zur Verfügung, so beispielsweise die teilweise oder komplette Entfernung des Wirbelbogens. Eine andere Methode besteht im Einsetzen von Implantaten. Diese erhöhen den Abstand zwischen den Fortsätzen der Wirbel und erweitern damit den Wirbelkanal.

Ebenso wissenswert bei Spinalstenose

Die Wirbelsäule setzt sich aus mehreren einzelnen Wirbeln zusammen – Garant ihrer großen Beweglichkeit und Stabilität.

Die Wirbel
Der tragende Teil der Wirbelsäule zwischen Hals- und Lendenwirbel besteht aus 24 freien Wirbeln. Dazu addieren sich fünf miteinander verwachsene Wirbel im Kreuzbein sowie vier bis fünf verkümmerte verwachsene Wirbel am Steißbein. Jeder einzelne Wirbel ist nach einem einheitlichen Schema aufgebaut: Ein Wirbelkörper, ein Wirbelbogen, ein Dornfortsatz sowie zwei Quer- und vier Gelenkfortsätze. An den Dorn- und Querfortsätzen der einzelnen Wirbel setzen Bänder und Muskeln an, welche die Wirbelsäule stabilisieren. Dieses einheitliche Schema variiert jedoch in den einzelnen Abschnitten der Wirbelsäule. So werden die Wirbel vom Hals abwärts größer, da die Gewichtsbelastung zunimmt und die Beweglichkeit geringer wird. Bis auf die ersten beiden Halswirbel und miteinander verschmolzenen Wirbel des Kreuz- und Steißbeins sind alle Wirbel durch eine Bandscheibe miteinander verbunden. Sie wirken als Stoßdämpfer und ermöglichen die Beweglichkeit der Wirbelsäule.

Der Wirbelkanal
Beim Wirbelkanal, auch Spinalkanal genannt, handelt es sich um den Kanal innerhalb der Wirbelsäule, in dem auch das Rückenmark verläuft. Der Wirbelkanal wird von den Wirbellöchern gebildet. Er erstreckt sich vom ersten Halswirbel hinab durch Hals-, Brust- und Lendenwirbelsäule bis hinunter zum Kreuzbein. In Richtung zum Bauch ist der Wirbelkanal im Wechsel von den Bandscheiben und den Wirbelkörpern begrenzt. Zum Rücken hin grenzen ihn die Wirbelbögen ab. Zwischen den einzelnen Wirbelkörpern liegt im Wirbelkanal jeweils eine Austrittsöffnung für die Spinalnerven.

Spondylarthrose
Eine Spondylarthrose, auch bekannt als Facettengelenkssyndrom oder Facettenschmerz, bezeichnet einen Verschleiß der Zwischenwirbelgelenke. Aus diesem Grund wird diese Erkrankung auch Wirbelgelenkarthrose genannt. Diese kann generell an jedem Wirbelgelenk auftreten. Überwiegend sind allerdings die Gelenke der Lendenwirbelsäule, gefolgt von jenen der Halswirbelsäule und der Brustwirbelsäule betroffen.

Ursachen einer Spondylarthrose
Sehr häufig ist eine Wirbelgelenkarthrose durch Abnutzungserscheinungen an den Bandscheiben und durch Bandscheibenvorfälle bedingt. Zudem können auch Instabilitäten und Verformungen der Wirbelsäule, beispielsweise eine Skoliose oder ein starkes Hohlkreuz, eine Spondylarthrose verursachen. Denn diese bewirken einen verstärkten Abrieb der Gelenkknorpel. Weitere Ursachen sind anhaltende Über- und Fehlbelastungen sowie eine zu schwache Muskulatur im Bereich der Wirbelgelenke. Auch rheumatische Erkrankungen können einen verstärkten Verschleiß der Wirbelgelenke verursachen. Eine bedeutende Rolle spielt ferner Übergewicht bei der Entstehung einer Spondylarthrose. Da-

durch kommt es zu einer deutlich vermehrten Be- und Überlastung bestimmter Wirbelgelenke.

Symptome einer Spondylarthrose
Charakteristisch für eine Wirbelgelenkarthrose sind tief sitzende Schmerzen im Bereich der vom Verschleiß betroffenen Wirbelgelenke – meist an der Lenden-, Hals- oder Brustwirbelsäule. Die Schmerzen sind dumpf und strahlen häufig über das Gesäß in die Beine aus. Möglich ist auch eine Schmerzausstrahlung in die Arme und Hände. Durch körperliche Belastung wie beispielsweise beim Anheben und Tragen schwerer Lasten verstärken sich die Schmerzen. Dazu kommt es auch beim Zurückbeugen des Oberkörpers und beim Anheben der Beine im Liegen. In Ruhe und im Liegen lassen die Beschwerden hingegen nach. Weitere Beschwerden sind Muskelverspannungen am Rücken und Empfindungsstörungen in den Beinen. Insgesamt kommt es durch eine Spondylarthrose zur erheblichen Einschränkung der Beweglichkeit. Besonders Bücken und Drehbewegungen des Oberkörpers werden durch sie erschwert.

Andullationstherapie bei Spondylarthrose
Die Andullationstherapie ermöglicht eine effektive und nachhaltige Behandlung einer Spondylarthrose. Da sie Durchblutung und Stoffwechsel intensiv anregt, werden alle Zellen des Körpers besser mit Sauerstoff und wichtigen Nährstoffen versorgt. Auf diese Weise kann der Verschleiß der Knorpel an den Wirbelgelenken wirksam blockiert und an seinem weiteren Fortschreiten gehindert werden. Durch die verstärkten Stoffwechselaktivitäten der Zellen untereinander und durch die Ausleitung von Schadstoffen und Stoffwechselschlacken wird dieser Effekt noch weiter unterstützt. Darüber hinaus löst die Andullationstherapie muskuläre Verspannungen und Blockaden im Bereich der Wirbelgelenke auf. Auch damit bewirkt sie, dass die Schmerzen in kurzer Zeit erheblich gelindert werden und nach längerer Anwendung schließlich vollkommen verschwinden.

Weiterhin wirksam bei Spondylarthrose
Medikamentöse Behandlung
Zur kurzfristigen Linderung der Schmerzen können nicht-steroidale Antirheumatika eingenommen werden (S. 40/41).

Krankengymnastik
Sehr wirksam, um die schmerzhaften Beschwerden zu lindern, sind gezielte physiotherapeutische Übungen. Damit wird die Muskulatur an Bauch und Rücken aufgebaut und auf diese Weise die gesamte Wirbelsäule entlastet und stabilisiert.

Wirbelsäulenfreundlich bewegen
Zusätzlich zu den krankengymnastischen Übungen sollten regelmäßig Sportarten betrieben werden, welche die Wirbelgelenke nicht belasten, aber bewegen. Dazu gehören unter anderem Radfahren, Walking oder Rückenschwimmen.

Spondylose

Von Spondylose, auch Spondylosis deformans genannt, spricht die Medizin bei degenerativen (abnutzungsbedingten) Veränderungen an den Wirbelkörpern. Diese können prinzipiell überall an der Wirbelsäule auftreten, betreffen jedoch vor allem die untere Halswirbelsäule und den Bereich der Lendenwirbel. Denn diese Abschnitte der Wirbelsäule sind den meisten Belastungen ausgesetzt. Entsprechend kommt es hier am ehesten zu Abnutzungserscheinungen.

Ursachen einer Spondylose

Eine Spondylose ist meist durch dauerhafte Fehlhaltungen und Übergewicht sowie vor allem durch den Verschleiß von Bandscheiben und Wirbelkörpern bedingt. Dies führt zum sukzessiven Abbau von Bändern und Bandscheiben. Ein Verlust, den der Körper damit zu kompensieren versucht, indem er an den Wirbelkörpern neue knöcherne Strukturen bildet. Es kommt ein Umbauprozess in Gang, in dessen Verlauf die einzelnen Wirbel an Knochensubstanz zugewinnen: Dabei bilden sich unterschiedlich große Randzacken an den Wirbelkörpern, die sogenannten Spondylophyten. Diese können zur allmählichen Versteifung der benachbarten Wirbelkörper und schließlich der gesamten Wirbelsäule führen. Zudem üben die Randzacken oftmals Druck auf die umliegenden Nerven aus, was zu unerträglichen Schmerzen führen kann. Zudem können bestimmte Muskeln nicht mehr zu kontrollieren sein.

Symptome einer Spondylose

Typische Beschwerden bei einer Spondylose sind stechende und ziehende Schmerzen im Bereich der Hals- oder Lendenwirbelsäule sowie im Nacken. Diese können in die Schultern, Arme und Beine ausstrahlen. Bei Bewegung und körperlicher Belastung nehmen die Schmerzen zu. Der Bereich, an dem die Schmerzen auftreten, ist versteift, kribbelt manches Mal und fühlt sich taub an. Darüber hinaus ist diese Region weniger empfindungsfähig als sonst. Weitere Beschwerden, die bei den Betroffenen oftmals auftreten, sind Missempfindungen, Lähmungserscheinungen und Muskelverspannungen in den schmerzenden Regionen sowie Störungen der Blasenfunktionen. Die Erkrankung schränkt die Bewegungsfähigkeit erheblich ein und setzt die körperliche Belastbarkeit herab.

Andullationstherapie bei Spondylose

Die Andullationstherapie ist eine herausragend gute Behandlungsoption bei einer Spondylose. Da sie sowohl Durchblutung wie Stoffwechsel intensiv aktiviert, werden sämtliche Zellen des gesamten Körpers besser mit Sauerstoff und wichtigen Nährstoffen versorgt. Dies wirkt dem Verschleiß der Wirbelkörper und Bandscheiben entgegen und fördert zudem die Regeneration der geschädigten Strukturen. Darüber hinaus führt die Andullationstherapie zu einer anhaltenden und tief wirksamen Entspannung an den von den Abbauprozessen beeinträchtigten Wirbelkörpern.

Weiterhin wirksam bei Spondylose

Schmerzbehandlung

Schmerzstillende Arzneimittel wie Ibuprofen, Diclofenac oder Paracetamol können zur Linderung akuter Schmerzen eingesetzt werden – äußerlich als Salbe oder innerlich als Tablette oder Kapsel. Allerdings sind diese Medikamente keine dauerhafte Lösung, sondern sollten nur vorübergehend angewendet werden.

Krankengymnastik

Mit geeigneten physiotherapeutischen Übungen können die Beschwerden spürbar vermindert werden.

Akupunktur

Die bewährte Therapie aus der traditionellen chinesischen Medizin empfiehlt sich weiterhin zur Linderung der Schmerzen bei einer Spondylose.

Stress

Im Jahre 1936 führte der österreichisch-kanadische Forscher Hans Selye den Begriff »Stress« in die Psychologie ein. Eigentlich sollte damit nur beschrieben werden, was im Körper geschieht, wenn dieser belastet und herausgefordert wird. Inzwischen ist das Wort Stress eindeutig negativ besetzt. Dieses schlechte Image kommt auch nicht von ungefähr, denn zu viel Stress – zu viele und dauerhafte Belastungen – machen krank.

Ursachen von Stress

Stress entsteht, wenn gestellte Aufgaben und Anforderungen nicht mehr gemeistert werden können. Was bedeutet, dass nicht das stresst, womit man konfrontiert wird – sondern wie man damit umgeht. Stress ist das Ergebnis dessen, wie Anforderungen verarbeitet und bewertet werden: Jeder ist durch etwas anderes gestresst und jeder wirkt selbst an seinem Stresserleben mit. Das gibt jedem allerdings auch Möglichkeiten, mit »seinem« Stress besser umzugehen. Auch wenn Stress sehr individuell geprägt ist, werden verschiedene Stressoren unterschieden, die generell belastend wirken. Das sind zum einen körperliche Stressoren wie Kälte, Hitze, Lärm und Schmerzen, zum anderen chemische Stressoren wie Drogen, Medikamente und Nikotin. Daneben gibt es noch den psychischen Stress durch ungelöste Konflikte, Verlust eines geliebten Menschen, Angst, Sorgen oder anhaltender emotionaler Überforderung.

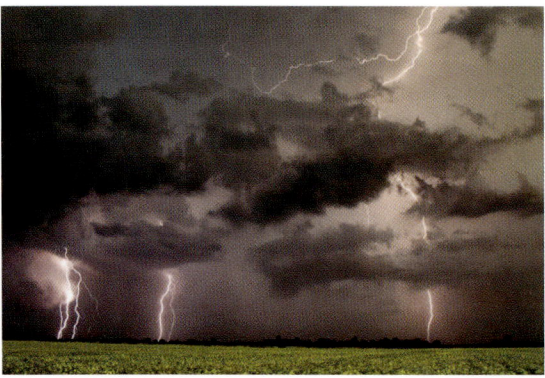

Symptome von Stress

Auf Stress über einen längeren Zeitraum hinweg reagiert der Organismus mit zahlreichen körperlichen und psychischen Symptomen. Diese können sowohl akut als auch permanent (chronisch) auftreten. Auf jeden Fall sollten die Symptome nicht ignoriert werden, da Stress oftmals schwere Krankheiten auslösen kann. Typische psychische Anzeichen für Stress sind unter anderem Konzentrationsschwierigkeiten, Antriebsschwäche, erhöhte Reizbarkeit, Angst- und Panikanfälle, depressive Verstimmungen und Burnout. Körperlich zeigt sich die übermäßige Belastung durch Schlafstörungen, Herzrasen, erhöhten Blutdruck, Durchfall, nervösen Magen, Schmerzzustände und Muskelverspannungen. Weiterhin charakteristisch sind ein geschwächtes Immunsystem, nachlassende Libido und Lidzucken.

Andullationstherapie bei Stress

Um besser gegen Stress gewappnet zu sein, gilt es, besser mit seinen Auslösern fertig zu werden. Genau das bewirkt die Andullationstherapie: Mit ihrer Hilfe lässt sich Stress wesentlich besser bewältigen. Die regelmäßige Anwendung dieses biophysikalischen Verfahrens macht dauerhaft widerstandsfähiger gegen Stress und schützt vor dessen negativen Effekten. Denn die Andullationstherapie stoppt Stress in seinem schädlichen Wirken, indem sie den auf hohen Touren laufenden Sympathikus zur Ruhe bringt und im Gegenzug den Parasympathikus anregt. Das Ergebnis dessen zeigt sich unter anderem an Herzfrequenz und Blutdruck sowie am Muskeltonus. Diese und andere Indizien für »Gestresst sein« werden mit der Andullationstherapie ganz erheblich verbessert. Darüber hinaus sorgt die Andullationstherapie mit der gezielten Infrarot-Tiefenwärme für eine tief gehende Entspannung. Dies wirkt sich unter anderem sehr positiv auf muskuläre Verspannungen und stressbedingte Schmerzzustände aus.

Weiterhin wirksam bei Stress

Bessere Stressresistenz

Der wichtigste Schritt, um wieder aus der Stressspirale herauszukommen, ist Stress besser meistern zu können. Das bedeutet, widerstandsfähiger gegen die Auslöser dessen zu werden, was stresst. Medizinisch nennt sich dies Steigerung der Anpassungskapazität – eine höhere Resistenz gegenüber stressigen Situationen zu bekommen.

Dabei können neben den unten genannten Maßnahmen auch pflanzliche Arzneimittel helfen. Sie beruhigen und entspannen – und tragen damit zur besseren Stressbewältigung bei. Bewährt haben sich hierzu Extrakte aus Baldrian, Hopfen, Melisse oder Johanniskraut. Auch der Rosenwurz und Extrakte daraus eignen sich gut zur Verbesserung der Stressresistenz. Deren Wirksamkeit gegen das Burnout-Syndrom wurde auch in wissenschaftlichen Studien belegt.

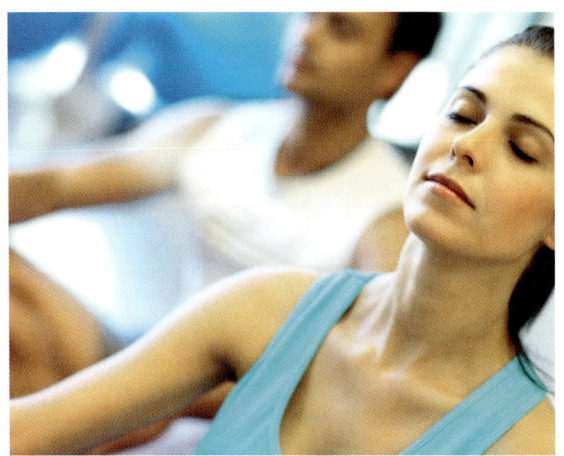

Aktiv gegen Stress
Durch regelmäßigen Sport kann der Körper schädlichen Stressreaktionen besser gegensteuern. Die vermehrte Durchblutung des Körpers wirkt entspannend auf das vegetative Nervensystem. Das stärkt nicht nur das Nervenkostüm und lässt besser schlafen, sondern wirkt sich auch positiv auf Regenerationsfähigkeit und Konzentration aus. Weiterhin unterstützt körperliche Aktivität den Abbau von Adrenalin sowie anderen Stresshormonen und reduziert obendrein noch deren schädliche Wirkungen.

Entspannungstechniken
Die Möglichkeiten, sich effektiv entspannen zu lernen, sind vielfältig. Jeder muss selbst herausfinden, welche Methode ihm am besten hilft. Infrage kommen unter anderem Atemtherapie, Autogenes Training oder auch Muskelentspannungstraining nach Jacobson. Wer es exotischer mag, kann auch durch Yoga und Meditation zur Entspannung finden.

Ebenso wissenswert bei Stress
Ebenso wie jeder Mensch eine unterschiedlich hohe Toleranz gegenüber Stress besitzt und jeder ihn anders empfindet, tritt das Symptom unserer Zeit in unterschiedlicher Ausprägung auf: Stress ist nicht schlecht per se.

Lebenselixier oder schleichendes Gift
Ob Stress Lebenselixier oder Gift ist, bestimmt das, was Stress auslöst und wie lange er anhält. Wird der Körper zum Beispiel durch einen Sprung in kaltes Wasser in Alarmbereitschaft versetzt, ist ihm dies nur von Nutzen. Die in Sekunden freigesetzten Stresshormone sorgen für mehr Sauerstoff und kurbeln die Durchblutung an. Ist diese Stresssituation überstanden, schaltet der Organismus wieder auf den Normalzustand zurück: Die Stresshormone werden abgebaut, Herz- und Atemfrequenz normalisieren sich und der Blutdruck sinkt.

Alles verkehrt sich jedoch ins Negative, wenn die Mechanismen zur Stressbewältigung beständig aktiviert werden. Dann bewirkt das, was die Evolution zum Schutz in akuten Gefahrensituationen entwickelt hat, genau das Gegenteil: gesundheitlichen Schaden. Das Problem unserer Zeit ist, dass dauerhafter Stress häufiger auftritt als akute Stresssituationen vorkommen. Ebenso setzt die moderne Welt den Menschen wesentlich öfter psychisch als körperlich unter Stress.

Rundum gesund mit der Andullationstherapie

Gutes Stress-Management
»Die Umwelt lässt sich nicht verändern, wohl aber das Verhältnis dazu«. Auf die bessere Bewältigung von Stress kann jeder selbst Einfluss nehmen: Indem er seine persönlichen Fähigkeiten ausbaut, mit alltäglichen Belastungen effektiver umzugehen. Die zur besseren Bewältigung von Stress erforderlichen Änderungen des Verhaltens sind genau genommen Änderungen der Einstellung: Zur Umwelt, zu sich selbst und zu den eigenen Wertvorstellungen. Grundlegende Voraussetzung dazu ist, nach den konkreten Ursachen zu fahnden, die dem persönlichen Stress zugrunde liegen. Nicht umsonst beginnen Programme zum Stressabbau mit der Maßgabe an die Teilnehmer, sich Fragen zu stellen wie beispielsweise: Wie realistisch sind die Ziele, die ich mir stecke? Habe ich mir vieles unnötig schwer gemacht? Wo verausgabe ich mich umsonst? Versuche ich dort perfekt zu sein, wo es vielleicht gar nicht erforderlich ist? Ärgert mich, was ich ändern könnte, wo ich aber nicht versuche, mich durchzusetzen? Solche Fragestellungen können helfen, den Quell der 1000 Volt zu finden, die einen täglich unter Hochspannung setzen. Daraufhin lässt sich ein »wirtschaftlicheres« Konzept zur Gestaltung des Alltags erstellen und prüfen, wo Energieressourcen sinnvoller einzusetzen sind.

Tinnitus

Bei Tinnitus handelt es sich um die anhaltende oder wiederholte Wahrnehmung eines Geräusches oder Tones: In den Ohren der Betroffenen klingelt, rauscht, piept oder pfeift es. Mal lauter, mal leiser, doch der Krach im Ohr bleibt ein ständiger Begleiter. Aktuellen Erhebungen zufolge haben fünf Prozent der Bundesbürger täglich darunter zu leiden.

Ursachen von Tinnitus

Wie es zu Tinnitus kommt, ist noch nicht endgültig geklärt. Frühere Thesen gingen davon aus, dass die Ohrgeräusche die Folge von anhaltenden Durchblutungsstörungen im Innenohr sind. Dies kann inzwischen zu den wissenschaftlichen Akten gelegt werden. Heute ist man der Auffassung, dass Tinnitus aus dem Zusammenspiel mehrerer Faktoren entsteht. Eine zentrale Rolle spielt darin die individuelle Fähigkeit zur Bewältigung von Stress. Er hat sich als Hauptursache entpuppt. Denn Tinnitus ist in fast allen Fällen die Folge von dauerhafter körperlicher und seelischer Überlastung, die das Hörsystem unter Druck setzt. Das erklärt, was heute medizinischer

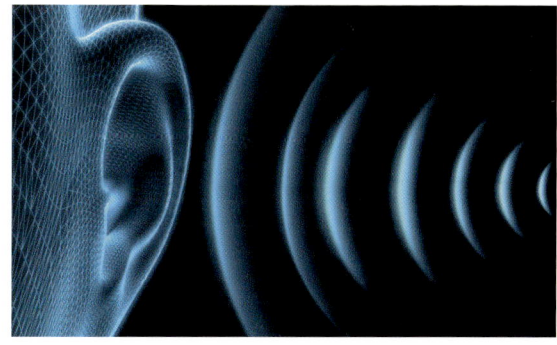

Konsens ist: Die Ohrgeräusche sind keine Krankheit, sondern ein Symptom. Ebenso wie Schmerz signalisiert es dem Betroffenen, dass etwas nicht stimmt. Tinnitus kann als Warnsignal von Körper und Psyche gesehen werden. Neben chronischem Stress kann es, wenn auch weitaus seltener, durch Störungen im Hörnerv oder im Hörzentrum sowie unter anderem durch Mittelohrentzündungen oder Arteriosklerose zu der Erkrankung kommen.

Symptome von Tinnitus
Neben den für die Betroffenen überaus belastenden Ohrgeräuschen zeigt sich Tinnitus auch durch stechende und ziehende Schmerzen in einzelnen Bereichen des Kopfes und am Nacken. Diese können in den Bereich der Halswirbelsäule und bis zwischen die Schulterblätter ausstrahlen. Zudem bestehen oftmals Schlaf- und Konzentrationsstörungen, Muskelverspannungen, Schwindelanfälle, Angstzustände und depressive Verstimmungen. Insgesamt setzt Tinnitus die Belastbarkeit und Leistungsfähigkeit deutlich herab und führt zu massiven Beeinträchtigungen im Privat- und Berufsleben.

Andullationstherapie bei Tinnitus
Die Andullationstherapie ist eine der wirksamsten Behandlungsmethoden bei Tinnitus. Mit ihrer Hilfe lässt sich Stress wesentlich besser bewältigen – die Grundlage, um die Ohrgeräusche dauerhaft zu beseitigen. Die regelmäßige Anwendung dieses biophysikalischen Verfahrens macht nachhaltig resistenter gegen Stress und schützt vor dessen negativen Effekten. Denn die Andullationstherapie stoppt Stress in seinem schädlichen Wirken, indem sie den auf hohen Touren laufenden Sympathikus zur Ruhe bringt und im Gegenzug den Parasympathikus anregt. Insbesondere ein neu entwickelter Lokalapplikator der Andullationstherapie ist in der Lage, mithilfe einer spezifischen Induktionsmethode die Behandlung des Tinnitus zu unterstützen. Hierdurch kann gezielt auf das Innenohr eingewirkt werden.

Weiterhin wirksam bei Tinnitus
Entspannungsmethoden
Bei Tinnitus ist es immens wichtig, sich entspannen zu lernen. Jeder muss selbst herausfinden, welche Methode ihm dabei am besten hilft. Infrage kommen unter anderem Atemtherapie, Autogenes Training oder auch Muskelentspannungstraining nach Jacobson. Auch durch Yoga und Meditation lässt sich gut zur Entspannung finden.

Akutmaßnahmen
Zunächst kann versucht werden, den Tinnitus durch Maßnahmen zu bessern, die möglichst rasch nach dem ersten Auftreten anzuwenden sind. Dazu eignet sich eine Infusion mit durchblutungsfördernden Wirkstoffen. Damit kann das Innenohr besser mit Blut und damit mit Sauerstoff versorgt werden. Bei Verdacht auf eine Entzündung als Ursache der Ohrgeräusche kann eine Infusion

mit Kortison verabreicht werden. Haben diese Maßnahmen keine Besserung der Beschwerden gebracht, wird meist eine sogenannte hyperbare Sauerstofftherapie durchgeführt. Dabei wird eine Art Druckkammer im Ohr erzeugt.

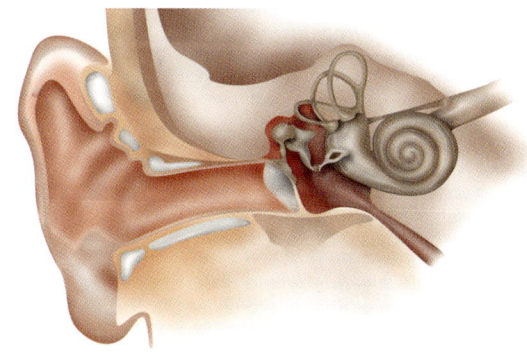

Tinnitusmasker
Dabei handelt es sich um spezielle Hörsysteme, die durch gleichmäßiges Rauschen die Wahrnehmung der Ohrgeräusche unterdrücken – den Betroffenen davon gewissermaßen ablenken. Diese Maßnahme kann mit einer Tinnitus-Retraining-Therapie verbunden werden, bei der die Patienten in regelmäßigen Sitzungen speziell zu Tinnitus beraten werden.

Psychotherapie
Derartige Behandlungsmaßnahmen sind vor allem bei jenen der Betroffenen wirkungsvoll, die durch die Ohrgeräusche unter Depressionen und Angstzuständen leiden. Als besonders erfolgreich erweist sich die sogenannte kognitive Verhaltenstherapie.

Aktiv gegen den Mann im Ohr
Durch regelmäßigen Sport kann der Körper dem vom Tinnitus ausgehenden Stress besser gegensteuern. Die vermehrte Durchblutung des Körpers wirkt zudem entspannend auf das vegetative Nervensystem. Das stärkt nicht nur das Nervenkostüm und lässt besser schlafen, sondern wirkt sich auch positiv auf die Konzentration aus. Weiterhin unterstützt körperliche Aktivität den Abbau von Adrenalin sowie anderen Stresshormonen und reduziert obendrein noch deren schädliche Wirkungen.

Ebenso wissenswert bei Tinnitus
Ohrgeräusche kennt nahezu jeder. Sie kommen auf einmal und gehen wieder – nichts Ungewöhnliches. Doch bei einigen Menschen hält der Lärm im Ohr an. Wird lauter und wieder leiser, bleibt jedoch ein ständiger Begleiter.

Aufbau des Ohres
Das Ohr ist in drei Abschnitte gegliedert: das äußere Ohr, das Mittelohr und das Innenohr.

- Äußeres Ohr: Zum äußeren Ohr gehören die Ohrmuschel und der äußere Gehörgang. Die Ohrmuschel besteht überwiegend aus elastischem Knorpel. Sie setzt sich in den Anfangsbereich des äußeren Gehörganges fort und hat die Funktion eines Schalltrichters – sie lenkt die eingehenden Schallwellen weiter zum äußeren Gehörgang. Dieser ist drei bis dreieinhalb Zentimeter lang und besteht aus einem inneren, knöchernen und einem äußeren, knorpeligen Abschnitt. Der äußere Gehörgang leitet den Schall von der Ohrmuschel weiter in Richtung Mittelohr. In der Haut des knorpeligen Teils liegen Haarfollikel, Talgdrüsen und die Ohrschmalzdrüsen.

- Mittelohr: Der mittlere Abschnitt des Gehörorgans umfasst das Trommelfell, die Paukenhöhle und die Ohrtrompete. Das Trommelfell liegt am Ende des knöchernen Gehörganges und grenzt den äußeren Gehörgang gegen die Paukenhöhle ab. Es besteht größtenteils aus straffem Bindegewebe, das nur in einem kleinen oberen Areal schwächer ausgebildet ist. Die Membran des Trommelfells wird durch die auftreffenden Schallwellen in Schwingungen versetzt und überträgt diese zur Paukenhöhle. In derem Inneren liegen die mit Schleimhaut überzogenen Gehörknöchelchen Hammer, Amboss und Steigbügel – die kleinsten Knochen unseres Körpers. Der Hammer besteht aus Griff, Hals und Kopf. Der Griff des Hammers ist in das Trommelfell eingelassen. Der Amboss ist über ein Sattelgelenk mit dem Hammer verbunden und setzt sich aus einem Körper sowie einem langen und einem kurzen Schenkel zusammen. Der Steigbügel ist an seinem Köpfchen durch ein Gleitgelenk mit dem Amboss verbunden. Seine Fußplatte mündet in das ovale Fenster.

Über die sogenannte Gehörknöchelchenkette werden die durch die Schallwellen hervorgerufenen Schwingungen des Trommelfells auf das Innenohr übertragen: Die Fußplatte des Steigbügels leitet die Schallschwingungen durch das ovale Fenster an die Lymphe im Innenohr weiter. Dabei konzentriert sich der Schalldruck auf das bis zu 22-Fache. Die Ohrtrompete verbindet das Mittelohr mit dem Rachenraum und dient dem Druckausgleich, beispielsweise beim Fliegen und Tauchen.

- Innenohr: Das Innenohr liegt eingebettet im Felsenbein und besteht aus einem umfangreichen System von Hohlräumen, dem knöchernen Labyrinth. Dieses ist mit einer Flüssigkeit, der sogenannten Perilymphe, gefüllt und enthält das Hörsinnesorgan, die knöcherne Schnecke sowie das Gleichgewichtsorgan. Bei der Schnecke handelt es sich um einen Gang, der sich 2,5-mal um eine knöcherne Spindel windet. Dieser Gang ist in drei voneinander getrennte Räume unterteilt. Mittig liegt der mittlere Schneckengang, darüber die Vorhoftreppe und darunter die Paukentreppe. Vorhof- und Paukentreppe sind jeweils mit Perilymphe gefüllt und enden am ovalen Fenster sowie am runden Fenster. Der Schneckengang ist dagegen mit der sogenannten Endolymphe gefüllt und grenzt mit einer Basilarmembran an die Paukentreppe. Auf dieser Basilarmembran liegt das Corti-Organ – das eigentliche Hörorgan – mit rund 15.000 in Reihen angeordneten Hörsinneszellen und Stützzellen.

Lärm: Allgegenwärtiges Risiko
Unsere Augen können wir schließen, unsere Ohren jedoch nicht. So ist es beachtlich, was tagtäglich an Schallwellen auf unser Trommelfell eintrifft. Ob und wie sehr wir dabei körperlich und psychisch Schaden nehmen, hängt von der Stärke und der Dauer der Lärmbelastung sowie von der Pause ab, die unseren Ohren zur Erholung gegönnt ist. Neben diesen messbaren Größen spielen aber auch die subjektive Lärmbeurteilung und Empfindlichkeit eine wichtige Rolle.

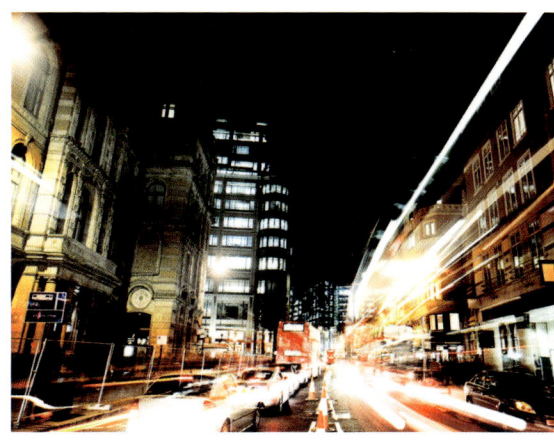

Typ-2-Diabetes

Diabetes mellitus, auch Zuckerkrankheit genannt, ist eine Störung des Zuckerstoffwechsels. In deren Folge kommt es zur Erhöhung des Blutzuckerspiegels, einer sogenannten Hyperglykämie. Diese heißt umgangssprachlich Zuckerkrankheit, da der Urin unbehandelter Patienten süßlich riecht. Diabetes tritt in zwei Formen auf, dem Typ-1- und dem Typ-2-Diabetes. Daneben gibt es noch seltenere Diabetes-Arten wie unter anderem den Schwangerschaftsdiabetes. Typ-2-Diabetes ist erheblich verbreiteter als die Typ-1-Form. Von dieser sind nur etwa fünf Prozent aller Diabetes-Patienten betroffen.

Ursachen von Typ-2-Diabetes
Typ-2-Diabetes entsteht durch eine verminderte Sensitivität der Zellen gegenüber Insulin. Dabei handelt es sich um ein Hormon, das in der Bauchspeicheldrüse gebildet wird und das den Blutzuckerspiegel regelt. Die verringerte Empfindlichkeit gegenüber diesem Hormon, Insulinresistenz genannt, erhöht den Bedarf der Zellen: Sie brauchen mehr Insulin, weshalb die Bauchspeicheldrüse mehr davon bildet und ausschüttet. Dadurch kommt es jedoch auf Dauer zur Überlastung der Bauchspeicheldrüse, die infolge immer weniger Insulin produzieren kann. Die Insulinresistenz hat mehrere Ursachen. Dazu gehören unter anderem Übergewicht und Fettsucht (Adipositas), erhöhte HDL-Cholesterin- und Triglyzerid-Werte sowie Bewegungsmangel. Weitere Ursachen sind Bluthochdruck sowie Vererbung. So ist die Wahrscheinlichkeit dafür bei Menschen, bei denen ein Elternteil Typ-2-Diabetes hat, um bis zu 50 Prozent erhöht.

Symptome von Typ-2-Diabetes
Zunächst verursacht Typ-2-Diabetes kaum Beschwerden – der Grund, weshalb er oftmals erst in einem weit fortgeschrittenen Stadium erkannt wird. In diesem kommt es dann zu Symptomen wie verstärkter Durst, erhöhter Harndrang und

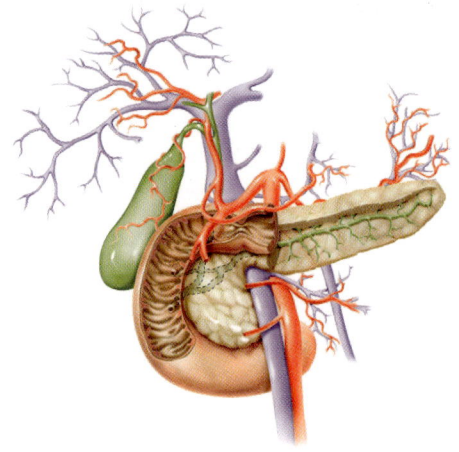

entsprechend häufigeres Wasserlassen sowie eine erhöhte Anfälligkeit für Infekte. Typische Begleiter von Typ-2-Diabetes sind darüber hinaus Abgeschlagenheit und Müdigkeit ohne ersichtlichen Grund, Juckreiz und Heißhungerattacken. Weiterhin können Sehstörungen, Schwindelanfälle sowie Kopfschmerzen und Übelkeit auftreten. Wird der Blutzuckerspiegel nicht richtig eingestellt, können die erhöhten Blutzuckerwerte einige Folgeerkrankungen verursachen. Dazu gehören Schäden an den kleinen Blutgefäßen, die sogenannte diabetische Mikroangiopathie, die Durchblutungsstörungen und Verschlüsse der betroffenen Blutgefäße auslöst. Das bewirkt häufig Schädigungen an der Netzhaut, Retinopathie genannt. Diese können zu Sehstörungen bis hin zur Erblindung führen. Die Gefäßschädigungen können auch Erektionsstörungen und Funktionsstörungen der Nieren verursachen. Solche diabetischen Nephropathien können mitunter sogar Nierenversagen bewirken. Weitere Folgen von Typ-2-Diabetes können zudem Nervenschädigungen sein. Diese äußern sich meist durch brennende Schmerzen, Kribbeln und Missempfindungen an Beinen und Füßen. Die Durchblutungsstörungen können ferner die Wundheilung beeinträchtigen und das Risiko für Arteriosklerose, Gefäßverkalkung, Herzinfarkt und Schlaganfall erhöhen.

Andullationstherapie bei Typ-2-Diabetes
Die Andullationstherapie bewährt sich ganz hervorragend bei der unterstützenden Behandlung von Typ-2-Diabetes. Denn sie führt zu einer intensiven Anregung des Blutflusses und der Durchblutung. Schäden an den Blutgefäßen und ihre geschilderten schwerwiegenden Folgen können so behoben und am weiteren Auftreten gehindert werden. Auf diese Weise stellt sich eine rasche und anhaltende Besserung der Beschwerden ein. Zudem aktiviert die Andullationstherapie auch den Stoffwechsel, was weiterhin entscheidend zu ihrer guten Wirksamkeit bei Typ-2-Diabetes beiträgt.

Ein neu entwickelter Lokalapplikator der Andullationstherapie ist in der Lage, die Zellreparaturen mithilfe einer spezifischen Induktionsmethode zu unterstützen. Hierdurch kann gezielt die lokale Durchblutung erhöht und der Heilungsprozess positiv beeinflusst werden.

Weiterhin wirksam bei Typ-2-Diabetes
Lebensweise ändern
Typ-2-Diabetes ist überwiegend »hausgemacht«, da seine Ursachen meist Übergewicht oder sogar Fettsucht, Bewegungsmangel und Ernährungsfaktoren – wie etwa zu hohe LDL-Cholesterinwerte – sind. Vor diesem Hintergrund ist bei der Mehrheit der Patienten eine Änderung des Lebensstils angezigt. Dazu gehören der Abbau von zu viel Gewicht, regelmäßige und ausreichende körperliche Aktivität sowie die Umstellung auf eine gesunde, ausgewogene Ernährung.

Antidiabetika
In vielen Fällen genügt die Änderung des Lebensstils nicht, um den Blutzuckerspiegel zu normalisieren. Dann müssen sogenannte Antidiabetika eingenommen werden – spezielle Medikamente zur Regulierung des Blutzuckers. Diese erhöhen beispielsweise die Ausschüttung von Insulin aus der Bauchspeicheldrüse oder verzögern die Aufnahme von Zucker aus dem Darm. Zu den Antidiabetika gehören unter anderem Sulfonylharnstoffe, Alpha-Glucosidasehemmer, Glinide und Biguanide. Diese Substanzen können einzeln oder auch kombiniert eingesetzt werden.

Insulin-Behandlung
Ist mit Antidiabetika keine ausreichende Regulierung des Blutzuckers zu erreichen, wird eine Therapie mit Insulin erforderlich. Da das Hormon durch die Magensäure angegriffen und in seiner Wirkung beeinträchtigt wird, kann es nicht oral – etwa als Tablette, Pille oder Tropfen – eingenommen werden. Vielmehr muss Insulin gespritzt werden: Dabei wird das Hormon subkutan, das heißt unter die Haut, injiziert. Heute gibt es moderne Injektionsgeräte, die der Patient selbst anwenden kann und die damit seine Lebensqualität nicht zu sehr beeinträchtigen.

Ebenso wissenswert bei Typ-2-Diabetes
Unterzucker
Der »Angstgegner« des Typ-2-Diabetikers: Im Zuge der Erkrankung kann es zum mitunter gefährlichen Unterzucker kommen. Dabei fällt der Blutzuckerspiegel unter einen Wert von 40 mg/dl. Das Gehirn wird dann nicht mehr mit genügend Zucker versorgt, der Patient kann das Bewusstsein verlieren. In solchen Fällen spricht man von einem hypoglykämischen Schock, der lebensbedrohlich ist. Zum Glück kündigt sich Unterzucker an und tritt in der Regel nicht

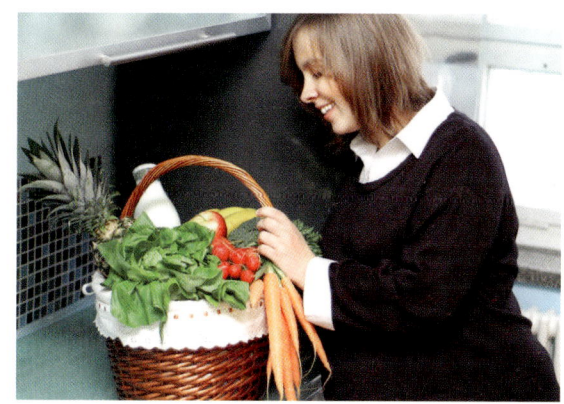

von einem Moment zum nächsten auf. Diese Warnsignale sind starke Hungergefühle (Heißhunger), Schweißausbrüche, Übelkeit und mitunter Erbrechen sowie ausgeprägtes Schwächegefühl. Zudem kann der zu niedrige Blutzuckerspiegel Herzrasen, Kopfschmerzen, Konzentrationsschwierigkeiten und Unruhe verursachen. Treten diese Symptome auf, gilt es umgehend zu reagieren und den Blutzucker wieder anzuheben – beispielsweise durch ein Stück Traubenzucker, das viele Diabetiker aus gutem Grund stets mit sich führen.

Auslöser für Unterzucker sind meist zu hohe Dosierungen der Medikamente, die zur Behandlung des Typ-2-Diabetes eingenommen werden. Mitunter kann auch Alkohol den Blutzuckerspiegel absacken lassen.

Übergewicht

Wer übergewichtig ist, hat ein zu hohes Körpergewicht in Relation zur Körpergröße. Ab einem bestimmten Grad spricht man auch von Fettsucht (Adipositas) oder Fettleibigkeit. Bei der Adipositas handelt es sich um starkes Übergewicht durch eine übermäßige Ansammlung von Fettgewebe im Körper. Als Berechnungsgrundlage, ob jemand an Unter-, Normal- oder Übergewicht bzw. an Fettleibigkeit leidet, galt bislang der sogenannte Body-Maß-Index (BMI). Dieser ist jedoch medizinisch zu wenig aussagekräftig und zu ungenau und wurde deshalb nun von dem sogenannten Body Dimension Index (BDI) abgelöst. Anders als der BMI bezieht der BDI die Verteilung der Körpermasse mit ein. Hierbei spielt der Bauchumfang eine ganz bedeutende Rolle. Der so gestaltete BDI ermöglicht treffsichere Aussagen über den Gesundheitszustand.

Der BDI wird nach folgender Formel berechnet:
Körpergewicht in Kilogramm dividiert durch Körpergröße in Zentimetern multipliziert mit dem Bauchumfang in Zentimetern.

Ein Beispiel: Ein 40-jähriger Mann wiegt 88 Kilogramm bei einer Körpergröße von 190 Zentimetern. Sein Bauchumfang beträgt 85 Zentimeter. Nun wird gerechnet: (88 kg ÷ 190 cm) × 85 cm = 39,10.

Der BDI-Index liegt hier also noch im wünschenswerten Normalbereich. Bitte beachten Sie die Darstellung auf der nächsten Doppelseite.

Ursachen von Übergewicht
Die Gründe für Übergewicht sind sehr vielfältig. In der Forschung ist man eifrig bemüht, die genauen Ursachen eines der (ge)wichtigsten Gesundheitsprobleme unserer Zeit ausfindig zu machen. Eines ist inzwischen geklärt: Das »Dickmach-Gen«, wonach Übergewicht einzig in den Erbanlagen begründet ist, existiert nicht. Vielmehr stimmt bei sehr vielen Übergewichtigen einfach die Energiebilanz nicht. Dabei handelt es sich um das Verhältnis zwischen zugeführter Kalorienmenge und verbrauchten Kalorien. Werden längerfristig mehr Kalorien

aufgenommen als wieder verbraucht, kommt es auf Dauer zwangsläufig zu einer Zunahme an Körpergewicht. Denn die nicht aufgebrauchten Kalorien werden als Fettdepots in den Fettzellen eingelagert. In einigen Fällen ist Übergewicht durch hormonelle Erkrankungen bedingt, wie etwa einer Schilddrüsenunterfunktion, einer Störung im Kortison-Haushalt (Cushing-Syndrom) oder Tumoren der Nebenniere. Mitunter sind auch Medikamente die Ursachen für Übergewicht, beispielsweise Kortison-Präparate, Antidepressiva oder die Antibabypille. Weiterhin können psychische Faktoren wie Stress oder Einsamkeit Übergewicht fördern. Das gilt nicht zuletzt natürlich auch für Bewegungsmangel: Eine zu geringe körperliche Aktivität ist ein (ge)wichtiger Grund für Gewichtszunahme.

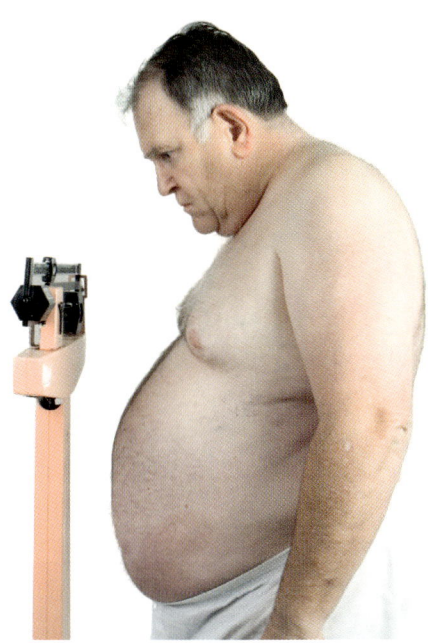

Symptome von Übergewicht
Die negativen Auswirkungen von Übergewicht zeigen sich auf allen Ebenen: Sie betreffen jedes Organ und jede Struktur des Organismus. So fördern die überflüssigen Pfunde unter anderem die Entstehung von Herz-Kreislauf-Erkrankungen wie Bluthochdruck, Arteriosklerose, Angina pectoris sowie koronaren Herzkrankheiten einschließlich des Herzinfarkts. Weitere häufige Folgen von Übergewicht sind Typ-2-Diabetes, Gelenkerkrankungen, Bandscheibenvorfälle und Störungen im Fettstoffwechsel. Auch Magen-Darm-Erkrankungen und bösartige Tumorerkrankungen wie vor allem Brust-, Darm-, Prostata- und Gebärmutterkrebs werden durch Übergewicht begünstigt. Doch auch die Psyche leidet: Seelische Probleme und depressive Verstimmungen sind bei Übergewichtigen keine Seltenheit.

$$\text{BDI} = \frac{\text{Gewicht in Kilogramm}}{\text{Körpergröße in cm}} \times \text{Bauchumfang in cm}$$

BODY DIMENSION INDEX®

Altersstufe 18–25	Männlich	Weiblich
	< 35	< 28
	35	28
	36	29
	37	30
	38	31
	39	31 – 32
	> 39	> 32

Altersstufe 26–35	Männlich	Weiblich
	< 38	< 35
	38	35
	39	36
	40	37
	41	38
	42	39
	> 42	> 39

Altersstufe 36–45	Männlich	Weiblich
	< 40	< 36
	40	36
	41	37
	42	38
	43	39 – 40
	44	41 – 42
	> 44	> 42

Altersstufe 46–55	Männlich	Weiblich
	< 42	< 40
	42	40
	43	41
	44	42 – 43
	45	44
	46	45
	> 47	> 45

Altersstufe 56–65	Männlich	Weiblich
	< 44	< 42
	44	42
	45	43 – 44
	46	45 – 46
	47 – 48	47
	49 – 50	48 – 49
	> 50	> 49

Altersstufe 66–75	Männlich	Weiblich
	< 46	< 45
	46	45 – 46
	47	46 – 47
	48	48
	49	49 – 51
	53	52 – 55
	> 56	> 55

Altersstufe 76–85	Männlich	Weiblich
	< 47	< 45
	47 – 48	45
	49 – 50	46 – 47
	51 – 53	48 – 50
	54 – 56	51 – 54
	57 – 58	55 – 57
	> 59	> 57

Sehr gutes Verhältnis der Körperdimensionen. Gesundheitszustand optimal. Andullation zur Prävention.

Gute Körperdimensionen. Gesundheitszustand gut. Andullation zur Prävention.

Mittlere Körperdimensionen. Gesundheitszustand normal. Andullation zur besseren körperlichen Fitness.

Bedenkliche Verhältnisse der Körperdimensionen. Lebensstiländerungen empfohlen. Andullation zur besseren körperlichen Fitness.

Übergangsbereich zu einem kritischen Gesundheitszustand. Ernährungsgewohnheiten überdenken. Sportlich betätigen. Andullation mehrmals wöchentlich.

Übergangsbereich zu einem kritischen Gesundheitszustand. Ernährungsgewohnheiten überdenken und tägliche Bewegung. Andullation mehrmals wöchentlich.

Sehr kritischer Bereich der Körperdimensionen. Gesundheitszustand gefährdet. Mehr Bewegung, reduzierte Kalorienzufuhr und tägliche Andullation.

Andullationstherapie bei Übergewicht

Die Andullationstherapie ist ein hervorragender Verbündeter im Kampf gegen die überflüssigen Pfunde. Da sie den Stoffwechsel und die Durchblutung insgesamt intensiv anregt, ist sie ein hochwirksamer Fatburner: Die Andullationstherapie regt die Fettverbrennung auf direktem Weg an, intensiv und nachhaltig. Denn mit der gesteigerten Stoffwechseltätigkeit steigt auch der Grundumsatz – und mit ihm der Kalorienverbrauch. Besonders stark wird der Fettabbau am Bauch gefördert. Wovon die Gesundheit noch mehr profitiert als ohnehin bereits von jedem überflüssigen Pfund weniger. Denn zahlreiche Forschungen haben inzwischen bestätigt, dass Fett in der Bauchregion neben der Silhouette auch ganz enorm der Gesundheit schadet.

Weiterhin wirksam bei Übergewicht
Ernährungsumstellung
Sie steht verständlicherweise an erster Stelle der Maßnahmen zum Abbau von Übergewicht. Ohne die gezielte Umstellung des Speiseplans kann auf Dauer kein Behandlungserfolg erreicht werden – für die Betroffenen oft nicht leicht, aber unerlässlich auf dem Weg in ein leichteres Leben. In der Regel erfolgt zunächst eine umfassende Ernährungsberatung, im Zuge derer ganz genau festgelegt wird, wie die täglichen Mahlzeiten aussehen sollen. Dabei werden die Betroffenen auch detailliert über gesunde und weniger gesunde Nahrungsmittel

sowie über den Kaloriengehalt bestimmter Speisen aufgeklärt. Gerade bei Letzterem herrscht nach wie vor ein mitunter hohes Informationsdefizit.

Regelmäßige Bewegung
Ebenso unerlässlich im Behandlungskanon bei Übergewicht ist die Aufnahme regelmäßiger körperlicher Aktivitäten. Dies fördert den Fettabbau ganz intensiv und trägt zudem zur Regulierung des Appetits bei. Allerdings sind für Übergewichtige nicht alle Sportarten gut geeignet. Ideal sind Ausdauersportarten wie Walken, Radfahren und vor allem Schwimmen.

Medikamentöse Behandlung
Bringen diätetische Maßnahmen und ausreichende körperliche Aktivität keine zufriedenstellende Gewichtsabnahme, können spezielle Medikamente eingesetzt werden. Diese sogenannten Appetit-Hemmer beeinflussen die Regulation von Sättigungsgefühl und Appetit und bewirken so eine verringerte Aufnahme von Kalorien.

Operation
In schweren Fällen von Übergewicht und Fettleibigkeit besteht zudem noch die Möglichkeit einer operativen Maßnahme. In Betracht kommen dabei eine Verkleinerung des Magens oder des Mageneingangs (Magenband), Fettabsaugen oder eine Verkürzung des Dünndarms.

Ebenso wissenswert bei Übergewicht

Übergewicht ist eine im wahrsten Wortsinn gewichtige Ursache für zahlreiche Erkrankungen. Deshalb müssen die zu vielen Kilos konsequent abgebaut und das erlangte Normalgewicht lebenslang gehalten werden. Nun hat, wer zu viel an Gewicht auf die Waage bringt, meist ohnehin schon des Öfteren den guten Vorsatz gefasst, die überflüssigen Pfunde purzeln zu lassen. Allerdings klafft zwischen Theorie und Praxis gerade in puncto Abnehmen meist eine Kluft. Ist der innere Schweinehund dann doch überwunden, erweist sich die Gewichtsreduktion schwieriger als vermutet – vor allem das dauerhafte Halten des erreichten Wunschgewichtes. Denn den Weg zur guten Figur blockieren oft so manche Irrtümer und falsche Vorstellungen.

Das Märchen vom guten Futterverwerter und andere Irrtümer
Mehr als die Hälfte der Bundesbürger, so das Fazit der zahlreichen statistischen Erhebungen zu diesem Aspekt, bringen zu viel Gewicht auf die Waage. 16 Prozent der Übergewichtigen sind dabei sogar adipös – fettsüchtig. So beleibt wie heute war die Nation noch nie. Obwohl wir es doch wissen müssten – Kalorientabellen allerorts, Diäten zuhauf in den gedruckten wie bewegten Medien. Dennoch werden wir immer dicker. Warum? Weil wir folgenschweren Irrtümern erliegen. Einer davon ist das Märchen vom guten Futterverwerter. Hartnäckig hält sich der Glaube, dass die Menschheit geteilt ist. In jene beneidenswerten Zeitgenossen, die alles essen können, was ihnen schmeckt – nicht nur Salat und

mageren Fisch, sondern auch das, wo andere immer schon vom Hinsehen zunehmen. Und jene, die ständig auf ihr Gewicht achten, sich den Nachtisch verkneifen und nach Weihnachten und anderen kalorienträchtigen Veranstaltungen stets eine Diät einplanen, aber trotz allem ihrer Traumfigur nicht einen Zentimeter näher rücken.

Da liegt der Griff zum Trostpflaster, dass »die anderen eben die besseren Futterverwerter sind«, nahe. Doch das ist falsch – zum Glück. Die »anderen« verwerten ihr Futter nicht besser. Sie haben nur schlicht und einfach einen aktiveren Stoffwechsel. Und damit verbunden einen höheren »Grundumsatz«. Genau den haben so viele nicht und werden daher partout nicht schlanker.

Nun stellt sich natürlich die Frage, warum die einen eine hohe Stoffwechselrate haben und die anderen nicht. Die Antwort ist, dass wer abnehmen will, seinem Körper nicht all das entziehen darf, was er dazu braucht. Wer abnehmen will, muss essen. Und zwar das Richtige – das, was den Stoffwechsel ankurbelt, die Fettverbrennung fördert und so den Polstern zu Leibe rückt: unter anderem Eiweiß, damit Aminosäuren, und vor allem auch reichlich Vitamine, Mineralien und andere Vitalstoffe. Ansonsten schaltet der Körper auf Sparflamme und drosselt seine Stoffwechselaktivitäten. Denn schließlich gilt es in mageren Zeiten – so ist es nun mal in unserem genetischen Programm gespeichert – wenig Kalorien zu verbrauchen. Diesem Gebot der Evolution folgend, stellen sich die Hormone auf Notstand ein, horten Fett in den Fettzellen und drosseln die Lust auf körperliche Betätigung. Schon hat sie zugeschnappt, jene Falle, die trotz »FdH«, trotz akribischen Kalorienzählens nicht schlanker werden lässt. Ins schlanke Leben führt nämlich ein anderer Weg: Energieverbrauch steigern und zugleich die Energiezufuhr senken. Dabei spielt die Fettverbrennung eine zentrale Rolle.

Abnehmen = Fett verbrennen
Fett meiden alleine lässt nicht schlanker werden, sondern Fett verbrennen. Doch was ist eigentlich Fettverbrennung? Auf alle Fälle mit so einigen falschen Ansichten verbunden – Fettverbrennung ist einer der beiden Wege, die unser Körper beschreitet, um Energie zu gewinnen. Daneben gibt es noch die Bereitstellung von Energie aus Kohlenhydraten. Bei der Fettverbrennung werden im Stoffwechsel freie Fettsäuren verbrannt. Diese Fettsäuren gewinnt unser Körper, indem er Depotfett in kleine Tei-

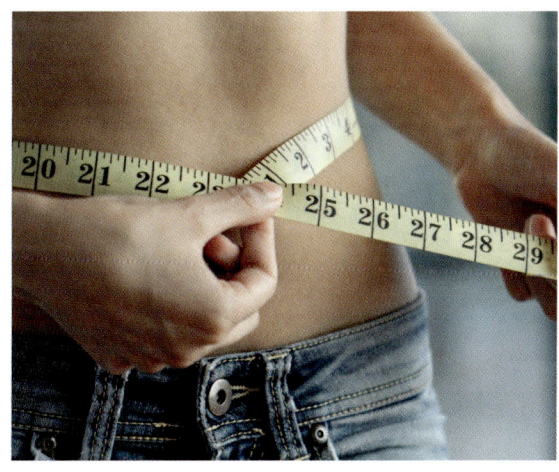

le zerlegt. Im Vergleich zur Energiegewinnung aus Kohlenhydraten ist die aus Fett verhältnismäßig umständlich. Dafür aber gewinnt der Körper dabei mehr Energie. Fettverbrennung findet im Körper rund um die Uhr statt. Nicht erst nach einer bestimmten Zeitspanne – jenen magischen dreißig Minuten, wie oft verlautet. Schließlich verbraucht unser Körper auch Energie während wir schlafen und nicht nur, wenn wir aktiv sind.

Mit Fettabbau wiederum ist schlicht die Verringerung von Körpergewicht durch Reduzieren des Körperfettanteils gemeint. Dazu kommt es nur dann, wenn wir dem Körper über einen längeren Zeitraum hinweg weniger Energie zuführen, als er verbraucht – was man eine negative Energiebilanz nennt. Gefördert wird die Fettverbrennung auch durch sportliche Aktivitäten mit niedriger Intensität. Diese führen zu einem günstigeren Verhältnis von Energiezufuhr und -verbrauch (siehe unten).

Fatburner Eiweiß

Eiweiß ist geradezu ein Dynamo der Fettverbrennung: Es bringt das Gewicht herunter, indem es die Fettverbrennung anheizt. Denn damit der Stoffwechsel Nahrungseiweiß in Körpereiweiß umbauen kann, braucht der Körper Energie. Soll heißen: Während man Eiweiß verdaut, verbraucht der Körper Kalorien, allerdings nur bei Eiweiß mit wenig Fett – also mit Magerquark, Hüttenkäse und alle anderen fettarmen Milchprodukten, Fisch, Geflügel und magerem Fleisch. In diesen Lebensmitteln steckt viel Eiweiß und wenig Fett. Die Nullfettvariante existiert in der Natur nicht.

Unter den Eiweißbausteinen, den Aminosäuren, heizt eine den Fettdepots so richtig ein – das Carnitin. Es ist in jeder Körperzelle zugegen und bringt die Fettverbrennung auf Hochtouren, baut Körperfett ab, denn der Eiweißstoff transportiert Fett aus dem Blut in die Zellen. Nur dort, in den Mitochondrien, kann es verstoffwechselt werden. Bei einem Mangel an Carnitin kommt die Fettverbrennung nicht optimal in Gang. Bei dicken Menschen – wenig erstaunlich – findet sich häufig zu wenig davon im Blut. Da dem Körper die Energie aus den Fettsäuren fehlt, muss er auf Eiweiß als Energiequelle zurückgreifen. Eiweiß heißt aber auch Muskulatur. Das bedeutet: Der Körper baut Muskeln ab, bleibt aber auf seinem Fett sitzen – der klassische Jo-Jo-Effekt, die gefürchtete Nebenwirkung vieler Diäten.

Verspannungen

Bei einer Verspannung ist die Muskulatur nicht mehr fähig, sich zu entspannen. Das bedeutet, dass ihre Grundspannung, der sogenannte Tonus anhaltend verstärkt ist. Muskelverspannungen können sowohl langsam als auch akut auftreten. Dies kann sehr schmerzhaft sein und zu Bewegungseinschränkungen führen.

Ursachen von Verspannungen

Verspannungen können viele Ursachen haben. Im Bereich von Wirbelsäule und Nacken sind sie am häufigsten durch Stress sowie durch Fehlbelastungen und -haltungen bedingt. Diese führen zu einer Dauerbelastung bestimmter Muskeln, die infolgedessen nicht mehr ausreichend durchblutet und mit Sauerstoff versorgt werden. Daraufhin kommt es zu schmerzhaften Verhärtungen und Verspannungen im Muskelgewebe. Eine weitere Ursache von Verspannungen können Durchblutungsstörungen sein. Dadurch werden die Muskeln nicht mehr ausreichend mit Blut und damit mit Sauerstoff versorgt, was ihren Stoffwechsel beeinträchtigt. Es kommt zu Muskelkrämpfen, da die Muskulatur nicht

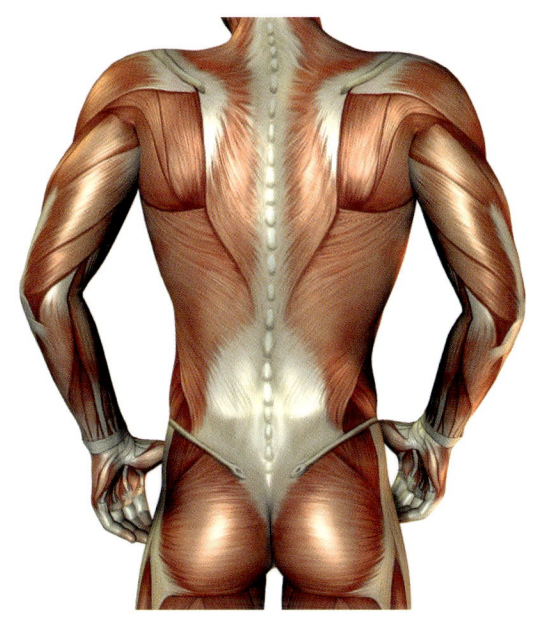

mehr richtig an- und entspannen kann. Auch Verletzungen, wie eine Verstauchung oder eine Muskelzerrung sowie ein Muskelfaserriss, können zu Verspannungen an den betroffenen Muskeln führen. Nicht zuletzt können auch Wind und Zugluft sowie Übergewicht Muskelverspannungen verursachen.

Symptome von Verspannungen

Die typischen Anzeichen von Verspannungen sind Schmerzen im Bereich der betroffenen Muskeln. Diese Schmerzen können oftmals auch ausstrahlen. So sind Verspannungen und Muskelverhärtungen im Bereich der Halswirbelsäule häufig bis in die Schulterregion und den oberen Bereich der Brustwirbelsäule zu spüren. Bei starken Muskelverspannungen verkürzen sich die Muskeln extrem und fühlen sich hart an. Diese Muskelverhärtungen können als Knoten oder Wulst unter der Haut ertastet werden. Weiterhin kommt es durch Verspannungen vielfach zu einer Einschränkung der Bewegungsfähigkeit der betroffenen Muskeln. So kann beispielsweise bei Verspannungen im Nacken das Drehen des Halses und Kopfes nur noch unter Schmerzen und mitunter gar nicht mehr möglich sein. Tritt durch die Verspannung ein Muskelkrampf auf, zeigt sich dieser durch einen plötzlich auftretenden Schmerz, Bewegungsunfähigkeit und Verhärtung des betroffenen Muskels.

Andullationstherapie bei Verspannungen

Da die Andullationstherapie den Stoffwechsel und die Durchblutung insgesamt intensiv anregt, ist sie die ideale Behandlungsmethode bei Verspannungen. Sie bewirkt eine rasche und anhaltende Besserung der schmerzhaften Beschwerden. Zugleich beugt die Andullationstherapie bei regelmäßiger Anwendung erneuten Verspannungen vor. Die gezielte Einwirkung der Infrarot-Tiefenwärme verstärkt diese positiven Effekte zusätzlich.

Weiterhin wirksam bei Verspannungen
Krankengymnastik
Durch Physiotherapie können Fehlhaltungen des Körpers gezielt beseitigt und die verspannten Muskeln wieder gelockert werden. Für einen guten Behandlungserfolg müssen die krankengymnastischen Übungen allerdings regelmäßig und über einen längeren Zeitraum hinweg durchgeführt werden.

Massagen
Auch Massagen können sehr zur Linderung der Beschwerden durch die verspannten Muskeln beitragen. Wichtig ist jedoch, dass diese erfahrene und gut geschulte Therapeuten durchführen.

Wärmebehandlung
Wärme löst die Verspannungen und Verkrampfungen im Muskelgewebe. Um diese Effekte zu erreichen, kann man entweder ein Heizkissen oder ein Wärmepflaster auf die betroffene Region auflegen. Auch Bestrahlungen mit Infrarotlicht und Fangopackungen sind zur Wärmebehandlung von Verspannungen gut geeignet. Das gilt auch für warme Vollbäder und Saunagänge.

Entspannungstechniken
Besonders bei Verspannungen, die durch Stress bedingt sind, bringen Entspannungstechniken eine wirksame Besserung. Geeignet sind unter anderem Autogenes Training, progressive Muskelrelaxation nach Jacobson oder auch Meditation.

Regelmäßige Bewegung
Regelmäßige körperliche Aktivität regt den Stoffwechsel in den Muskeln an und kräftigt sie. Auf diese Weise kann Verspannungen wirksam vorgebeugt werden. Auch bei bestehenden Verspannungen wirkt sich Bewegung positiv aus. Zu empfehlen sind Wandern, Walken, Joggen und Schwimmen im warmen Wasser.

Ebenso wissenswert bei Verspannungen
Der menschliche Körper besteht aus über sechshundert einzelnen Muskeln. Betrachtet man die Anatomie des menschlichen Körpers, so zeigt sich, dass der Mensch ohne Muskulatur überhaupt nicht in der Lage wäre, sich zu bewegen. Die Muskulatur sorgt jedoch nicht nur für die Bewegung der Gliedmaßen, sondern auch für den Herzschlag und andere lebensnotwendige Funktionen. Denn auch die inneren Organe verfügen über eine Muskulatur, die permanent in Bewegung ist. Insgesamt werden drei verschiedene Muskelarten voneinander unterschieden: Die quergestreifte und die glatte Muskulatur sowie die Herzmuskulatur.

Rundum gesund mit der Andullationstherapie

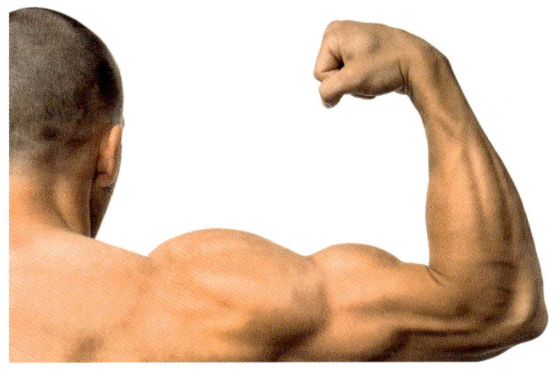

Feinabgestimmtes Zusammenspiel
Die meisten Bewegungen werden nicht von einzelnen Muskeln ausgeführt, sondern durch das Zusammenspiel zweier verschiedener Muskeln. Die beiden Muskeln wirken dabei gegensätzlich. Dabei führt der sogenannte Agonist, der Spieler, eine Bewegung wie beispielsweise eine Streckung aus. Der sogenannte Antagonist, der Gegenspieler, sorgt wiederum dafür, dass die Bewegung in die entgegengesetzte Richtung ausgeführt wird – beispielsweise eine Beugung. Ein Beispiel für das feinabgestimmte Zusammenspiel der Muskeln sind der Bizeps und der Trizeps der Oberarmmuskulatur.

Quergestreifte Muskulatur
Diese Muskeln bestehen aus charakteristisch quergestreiften und vergleichsweise langen Muskelzellen, die unter dem Mikroskop gut sichtbar sind. Die quergestreifte Muskulatur besteht aus der gesamten Skelettmuskulatur sowie aus den Muskeln an Zunge, Kehlkopf und dem Zwerchfell. Sie wird auch als willkürliche Muskulatur bezeichnet, da sie bewusst gesteuert werden kann. Die Skelettmuskulatur dient überwiegend der Bewegung des Körpers und besteht aus mehr als 400 verschiedenen Muskeln. Bei Männern macht diese Muskulatur etwa 40 und bei Frauen etwa 23 Prozent des gesamten Körpergewichts aus. Skelettmuskeln bestehen immer aus drei Teilen: Der Ursprungs- und der Ansatzsehne sowie dem dazwischen liegenden Muskelbauch. Obwohl der Muskelaufbau immer gleich ist, können die einzelnen Muskeln unterschiedlich aussehen. Grund dafür ist, dass Form und Funktionalität aufeinander abgestimmt sind. So sind manche Muskeln sehr flach und großflächig, andere wiederum sind einfach oder mehrfach gefiedert und wieder andere besitzen mehrere Muskelbäuche.

Glatte Muskulatur
Die glatte Muskulatur befindet sich in den Muskelwänden des Magen- und Darmtraktes, der Bronchien, den Blut- und Lymphgefäßen, an Drüsen, unter der Haut, im Auge sowie in den Organen des Fortpflanzungsapparats. Sie kann nicht willkürlich gesteuert werden – so lassen sich beispielsweise die Darmbewegungen nicht willentlich beeinflussen. Aus diesem Grund nennt man die glatte Muskulatur auch unwillkürliche Muskulatur. Die glatte Muskulatur setzt sich meist aus in Bündeln angeordneten, spiralförmigen Muskelzellen zusammen. Anders als bei der willkürlichen Muskulatur besitzen diese langen, kaum verzweigten und locker angelegten Muskelzellen keine Querstreifung.

Herzmuskulatur
Die Herzmuskulatur ist eine Mischform aus glatter und quergestreifter Muskulatur. Sie besteht aus einem quergestreiften Muskelbündel. Allerdings liegt der Zellkern wie bei der glatten Muskulatur in der Zellmitte. Ebenso arbeitet der Herzmuskel unwillkürlich unter der Kontrolle des autonomen Nervensystems – er kann also nicht willentlich gesteuert werden.

Wirbelgleiten

Bei Wirbelgleiten, auch Gleitwirbel und medizinisch Spondylolisthese genannt, verschieben sich zwei Wirbel gegeneinander. Dabei gleitet in den meisten Fällen der obere Wirbel in Richtung Bauch nach vorne. Zu Wirbelgleiten kommt es vorwiegend im Bereich der Lendenwirbel.

Ursachen von Wirbelgleiten

Je nach ihren Ursachen unterscheidet man die erworbene von der angeborenen Spondylolisthese. Die angeborene Form geht auf eine seit der Geburt bestehende Unterbrechung des Wirbelbogens zurück, meist am letzten Lendenwirbel. Wie es allerdings zu der Unterbrechung im Wirbelbogen kommt, ist nicht bekannt. Vermutet wird eine genetische Veranlagung dazu. Das erworbene Wirbelgleiten wird durch altersbedingte Veränderungen an der Wirbelsäule verursacht. Denn mit den Jahren verlieren die Bandscheiben – die Puffer zwischen den einzelnen Wirbeln – an Volumen. Damit verengt sich der Abstand zwischen zwei Wirbelkörpern, die Wirbelsäulensegmente werden instabil und können sich schließlich gegeneinander verschieben. Gleitwirbel können darüber hinaus auch durch eine zu starke Belastung der Wirbelsäule hervorgerufen werden. Diese sogenannte isthmische Spondylolisthese findet sich beispielsweise häufig bei Leistungssportlern: Bei Sportarten, die eine starke Beugung der Wirbelsäule erfordern wie etwa Stabhochsprung oder Kunstturnen, kommt es wiederholt zu kleinsten Stressverletzungen des Wirbelbogens. Diese können mit der Zeit zum Bruch oder zur Auflösung des Bogens führen. Nach schweren Verletzungen und Operationen an der Wirbelsäule kann es ferner zum sogenannten posttraumatischen Wirbelgleiten kommen. Eine weitere, sehr seltene Form ist das pathologische Wirbelgleiten infolge von speziellen Knochenerkrankungen.

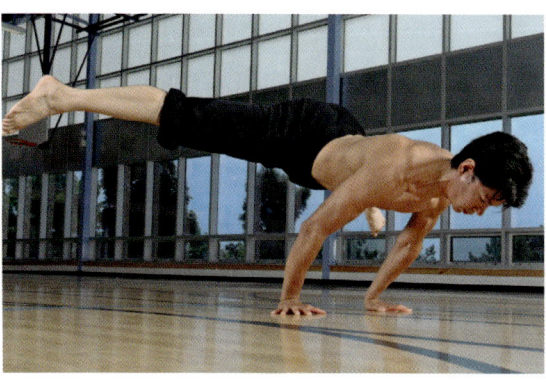

Symptome von Wirbelgleiten

Charakteristische Beschwerden bei Wirbelgleiten sind dumpfe Schmerzen im Bereich der Lendenwirbelsäule. Diese können über das Gesäß bis in die Oberschenkel ausstrahlen. Der schmerzende Bereich fühlt sich meist taub an, kribbelt und ist weniger empfindungsfähig als gewohnt. Die Schmerzen sind morgens nach dem Aufstehen am stärksten ausgeprägt und lassen im Tagesverlauf etwas nach. Durch körperliche Belastung und beim Anheben und Tragen schwerer Lasten verstärken sie sich wieder. Da die Beschwerden die Beweglichkeit der Betroffenen mitunter sehr stark einschränken, nehmen diese häufig eine Schonhaltung ein. Darüber hinaus bestehen häufig Muskelverspannungen an der Lendenwirbelsäule sowie Gefühlsstörungen und Muskelschwäche in den Beinen. Nicht selten kommt es zudem zu Problemen beim Wasserlassen und beim Stuhlgang sowie zu Sexualstörungen.

Andullationstherapie bei Wirbelgleiten
Mit der Andullationstherapie lassen sich beim Wirbelgleiten sehr gute Behandlungsergebnisse erzielen. Denn da sie Durchblutung und Stoffwechsel intensiv anregt, werden alle Zellen des Körpers wesentlich besser mit Sauerstoff und wichtigen Nährstoffen versorgt. Damit können die degenerativen Abnutzungsvorgänge an den Bandscheiben und den Wirbelkörpern verlangsamt und sogar gestoppt werden. Auf diese Weise kommt es zu einer deutlichen Besserung der Beschwerden. Darüber hinaus beseitigt die Andullationstherapie mit ihren tief greifenden Effekten muskuläre Verspannungen und Blockaden an den Wirbelkörpern und -gelenken. Auch damit bewirkt sie eine anhaltende Linderung der Schmerzen und bei regelmäßiger Anwendung schließlich das vollständige Verschwinden der Beschwerden. Dauerhaft verspannte Muskeln werden gelockert und abgeschlaffte gestärkt – und somit eine allgemeine Normalisierung der Muskelspannung wiederhergestellt.

Weiterhin wirksam bei Wirbelgleiten
Schmerzbehandlung
Analgetische Wirkstoffe wie Acetylsalicylsäure, Ibuprofen sowie Paracetamol eignen sich zur kurzfristigen Behandlung der akuten Schmerzen. Darüber hinaus können sogenannte nicht-steroidale Antirheumatika eingesetzt werden (S. 40/41).

Krankengymnastik
Physiotherapeutische Übungen tragen zur Besserung der Beschwerden bei. Denn damit werden die Muskeln von Rücken und Bauch gestärkt und die geschädigten Wirbel entlastet. Zudem wird die Wirbelsäule stabilisiert.

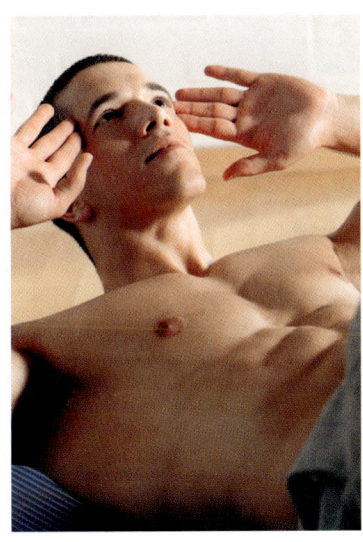

Regelmäßig bewegen

Zentraler Baustein der Behandlung bei Wirbelgleiten ist zudem regelmäßige körperliche Aktivität. Dazu empfehlen sich besonders Sportarten, die Gelenke und Wirbelsäule schonen wie unter anderem Nordic Walking, Rückenschwimmen sowie Radfahren.

Ebenso wissenswert bei Wirbelgleiten

Die Wirbel verleihen der Wirbelsäule ihre enorme Beweglichkeit bei hoher Stabilität (siehe auch Seite 72).

Die Wirbel

Der tragende Teil der Wirbelsäule zwischen Hals- und Lendenwirbel besteht aus 24 freien Wirbeln. Dazu addieren sich fünf miteinander verwachsene Wirbel im Kreuzbein sowie vier bis fünf verkümmerte verwachsene Wirbel am Steißbein.

Jeder einzelne Wirbel ist nach einem einheitlichen Schema aufgebaut: Ein Wirbelkörper, ein Wirbelbogen, ein Dornfortsatz sowie zwei Quer- und vier Gelenkfortsätze. An den Dorn- und Querfortsätzen der einzelnen Wirbel setzen Bänder und Muskeln an, welche die Wirbelsäule stabilisieren. Dieses einheitliche Schema variiert jedoch in den einzelnen Abschnitten der Wirbelsäule. So werden die Wirbel vom Hals abwärts größer, da die Gewichtsbelastung zunimmt und die Beweglichkeit geringer wird. Bis auf die ersten beiden Halswirbel und der miteinander verschmolzenen Wirbel des Kreuz- und Steißbeins sind alle Wirbel durch eine Bandscheibe miteinander verbunden. Sie wirken als Stoßdämpfer und ermöglichen die Beweglichkeit der Wirbelsäule.

Wirbelkanal

Beim Wirbelkanal, auch Spinalkanal genannt handelt es sich um den Kanal innerhalb der Wirbelsäule, in dem auch das Rückenmark verläuft. Der Wirbelkanal wird von den Wirbellöchern gebildet. Er erstreckt sich vom ersten Halswirbel hinab durch Hals-, Brust- und Lendenwirbelsäule bis hinunter zum Kreuzbein. In Richtung zum Bauch ist der Wirbelkanal im Wechsel von den Bandscheiben und den Wirbelkörpern begrenzt. Zum Rücken hin grenzen ihn die Wirbelbögen ab. Zwischen den einzelnen Wirbelkörpern liegt im Wirbelkanal jeweils eine Austrittsöffnung für die Spinalnerven.

Wirbelkörper

Sie sind gewissermaßen das zentrale Bauelement des Wirbels: die kurzen und zylindrisch geformten Wirbelkörper, an denen die einzelnen Wirbelbögen ansetzen. Zwischenwirbelscheiben verbinden die Wirbelkörper untereinander. Zwischen dem Wirbelbogen und der Rückseite des Wirbelkörpers liegt das Wirbelloch. Aufgebaut sind die Wirbelkörper jeweils aus einer harten äußeren Knochenschicht und einem weichen inneren Kern. Die Aufgabe der Wirbelkörper ist es, die Wirbelsäule zu stützen.

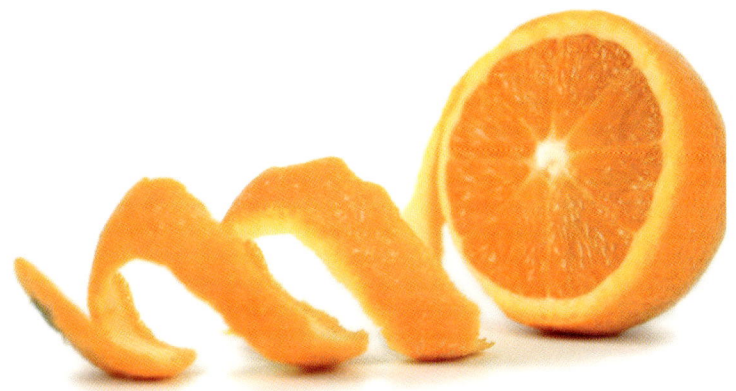

Zellulitis

Sie sind das Schreckgespenst so mancher Frau – die lästigen hubbeligen Dellen, die sich an Po, Hüften und Oberschenkeln sowie auch oftmals an den Oberarmen unschön bemerkbar machen. Dass diese auf das Konto eines naturgegebenen schwachen Bindegewebes gehen und Gertenschlanke wie Üppige ereilen, mag ein schwacher Trost sein. Ebenso wie die Tatsache, dass Zellulitis ein geschlechtsspezifisches Phänomen ist, dass fast nur bei Frauen auftritt.

Ursachen von Zellulitis

Der »kleine Unterschied« sitzt auch unter der Haut, genauer gesagt in der Struktur des Bindegewebes. Dieses ist bei Frauen und Männern unterschiedlich aufgebaut. Außer dass Männer eine dickere Oberhaut haben als Frauen, sind deren Bindegewebsfasern stärker miteinander vernetzt und umschließen wesentlich kleinere Fettkammern. Dieses natürliche Korsett fehlt der weiblichen Haut, denn sie muss sich in der Schwangerschaft dehnen können. Aus diesem Grund verlaufen bei Frauen die Bindegewebsfasern parallel und die darin liegenden Fettzellen können sich bis um das Zehnfache aufplustern.

Das dient dem Nachwuchs, schadet indessen der Optik: Die Fettzellen füllen sich leichter, dringen an den lockeren Bindegewebsfasern vorbei in die Oberhaut vor. Hier angelangt, sorgen sie unter anderem für jene einer Orangenschale ähnelnden Unregelmäßigkeiten, die sich am liebsten an Oberschenkeln, Po, Hüften und Oberarmen manifestieren. Was für den unterschiedlichen Bindegewebsaufbau verantwortlich zeichnet, sind die männlichen Hormone, die sogenannten Androgene. Sie vernetzen das Bindegewebe zum straffen Stützgerüst, weshalb Männer Zellulitis meist nur vom Hörensagen kennen.

Symptome von Zellulitis

Das gefürchtete Indiz für Zellulitis liefert der sogenannte Kneiftest: Beim Zusammenpressen einer Hautpartie an den bekannten Risikozonen sind sie da, die kleinen Hubbel. Sie sorgen dafür, dass die Hautoberfläche einer Orangenschale ähnelt – nicht umsonst wird Zellulitis auch Orangenhaut genannt. Abgesehen von den Dellen führt Zellulitis auch zur Erschlaffung der Haut an den betroffenen Stellen, ebenso ein Relikt der allmählich nachlassenden Elastizität und Festigkeit des Bindegewebes.

Andullationstherapie bei Zellulitis

Die Andullationstherapie ist eine überaus wirksame Behandlungsmethode bei Zellulitis. Denn sie setzt dort an, wo deren Auslöser ihren Ursprung haben: In den Zellen des Bindegewebes unter den obersten Hautschichten. Da Stoffwechsel und Durchblutung durch dieses Verfahren stark aktiviert werden, verbessert sich der Abtransport von Schlackenstoffen. Endprodukte aus dem Stoffwechsel, die sich hartnäckig im Bindegewebe einnisten und zur berüchtigten Orangenhaut führen, werden beseitigt. Auf diese Weise glättet die Andullationstherapie die Haut und strafft in Kürze das Bindegewebe spür- und sichtbar am gesamten Körper. Indem die übermittelten Schwingungen wie eine Lymphdrainage wirken, beseitigen sie zudem Wasseransammlungen unter den Hautschichten. Ein weiterer Effekt, der beim Blick in den Spiegel angenehm ins Auge fällt.

Weiterhin wirksam bei Zellulitis

Entschlackung und Entgiftung

In praxi geht dies am besten durch eine Darmreinigung, etwa einer Colon-Hydro-Therapie vor sich. Auf diese Weise werden Schlacken ausgeschieden, die sich im Laufe der Jahre im Körper angesammelt haben – bevorzugt im Bindegewebe, einer regelrechten »Müllhalde« für Körperabfälle.

Zupfmassage

Im Zuge dieser werden die verschlackten Bindegewebsregionen mittels Saug-Vakuum-Massage geglättet und rekonstruiert. Im Zentrum der Therapie stehen Schröpfköpfe, die bereits im alten Ägypten im Dienste der Schönheitspflege hochgeschätzt waren.

Regelmäßig bewegen

Regelmäßige körperliche Aktivität verstärkt die Ausscheidung von Abfällen aus dem regen Stoffwechselgeschehen. Wandern die Schlacken- und Giftstoffe möglichst rasch in die Kanalisation oder via Schweiß aus dem System, zeigt sich das auch in Ihrem Spiegel: Das Hautbild verbessert sich und die Dellen an Schenkeln und Po glätten sich. Ins lockere Bindegewebe, vor allem der Frauen, packt der Körper nämlich gerne all das hinein, was er nicht entsorgen kann. Wird hier endlich mal entrümpelt, haben Sie den Erfolg schnell vor Augen.

Ebenso wissenswert bei Zellulitis

Die Dellen in der Haut sind vor allem ein kosmetisches Problem, dass die Betroffenen verständlicherweise belastet. Für die Gesundheit an sich stellt Zellulitis jedoch keine Gefahr dar.

Aufbau und Funktion des Bindegewebes

Das Bindegewebe befindet sich in der Leder- sowie in der Unterhaut unterhalb der Epidermis, der Oberhaut. Es ist die »tragende Stütze« der Haut: ein engmaschiges Netzwerk aus kol-

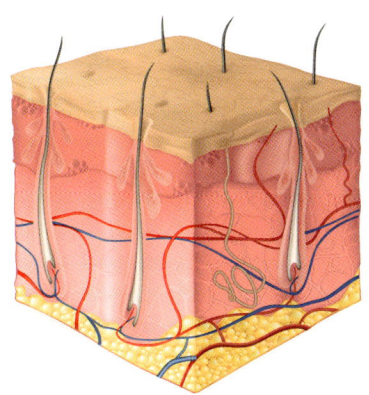

lagenen und elastischen Faserbündeln. Erstere speichern Wasser und sind für mechanische Stabilität verantwortlich, Letztere sorgen für Festigkeit und Dehnbarkeit. Spannkraft, Elastizität und Regenerationsfähigkeit gehen auf Konto von Kollagen und Elastin. Im Bindegewebe liegen auch Haarwurzeln, Talg- und Schweißdrüsen sowie feinste Blutgefäße, die Kapillaren und Lymphgefäße zum Abtransport des Gewebswassers. Daneben finden sich zahllose Nervenfasern, die Reize wie Druck, Schmerz und Temperatur empfangen und an das Gehirn übermitteln.

Vorbeugung von Zellulitis

Zum Schutz vor den unliebsamen Dellen haben sich tägliche Massagen mit dem Trockenbürstenhandschuh sowie Wechselduschen als wirksam erwiesen. Beides fördert den Stoffwechsel und damit den Abtransport der Schlacken aus dem Bindegewebe. Zudem sollten starke Schwankungen des Körpergewichts vermieden werden. Denn das Auf und Ab dehnt und strapaziert das Bindegewebe und begünstigt so die Entstehung von Zellulite.

Die Andullationstherapie hält uns von A bis Z, von Kopf bis Fuß gesund – wie genau, wurde umfassend dargestellt. Ein so großes Portfolio an Behandlungsmöglichkeiten bietet kaum eine andere Therapiemethode.

Ebenso leistet kaum ein Verfahren einen so nachhaltig wirksamen Beitrag zur Wiederherstellung und Erhaltung der Gesundheit. Denn mit diesem biophysikalischen Wächter über die Gesundheit gelingt eine dauerhafte Besserung des Befindens – nicht nur eine vorübergehende.

Also: Gesund bleiben mit der Quelle der Gesundheit.

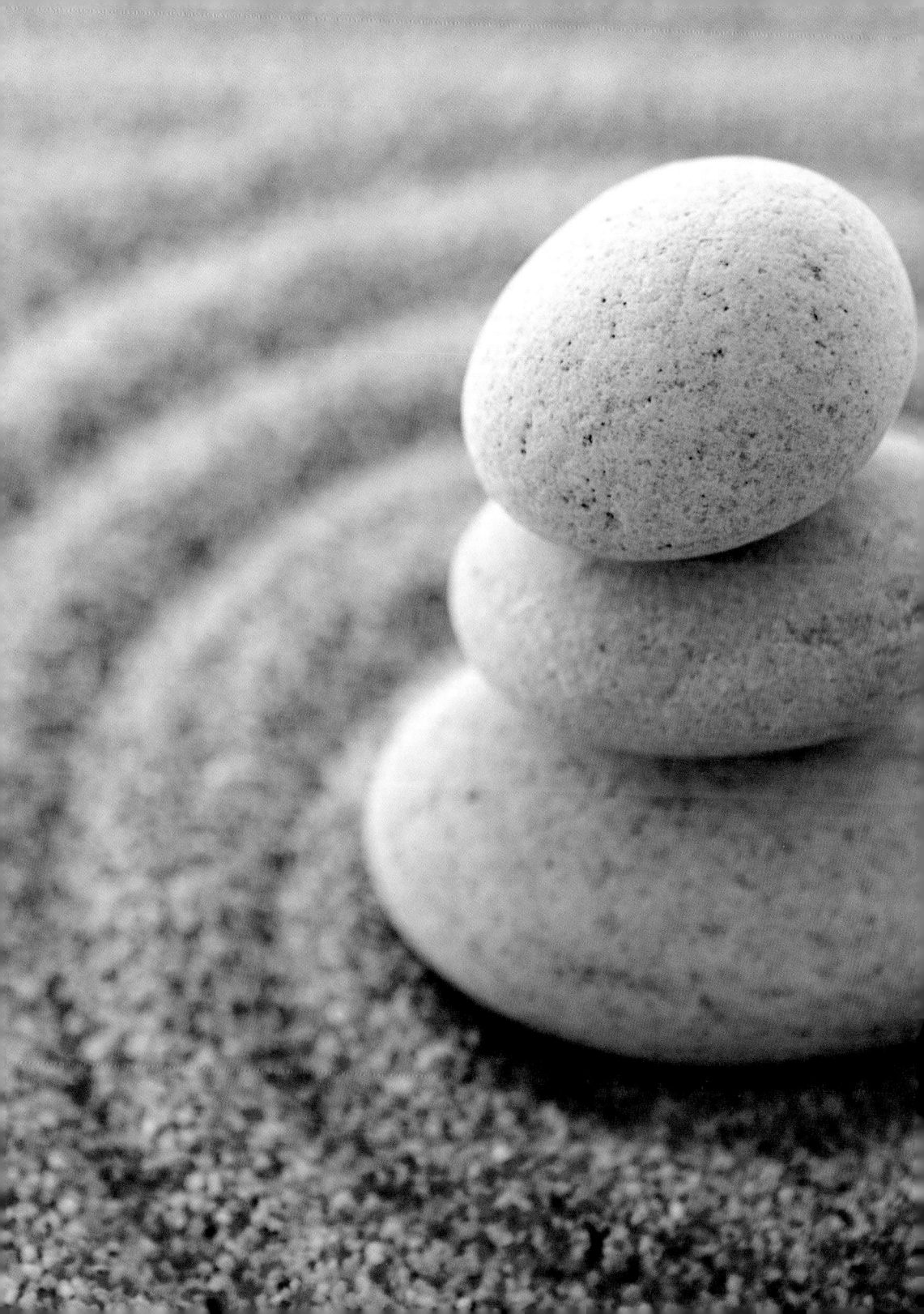

Literaturliste

Alberts, B. et al., 2005. Lehrbuch der Molekularen Zellbiologie 3rd ed., Wiley-VCH Verlag GmbH & Co. KGaA.

Ariizumi, M., & Okada, A. (1983). Effect of whole body vibration on the rat brain content of serotonin and plasma corticosterone. European journal of applied physiology and occupational physiology, 52(1), 15-9.

Ariizumi, M., & Okada, A. (1985). Effects of whole body vibration on biogenic amines in rat brain. British journal of industrial medicine, 42(2), 133-6.

Bogaerts, A. et al., 2007. Effects of whole body vibration training on postural control in older individuals: a 1 year randomized controlled trial. Gait & posture, 26(2), pp.309-16.

Bosco, C., Colli, R., Introini, E., Cardinale, M., Tsarpela, O., Madella, A., Tihanyi, J., et al. (1999). Adaptive responses of human skeletal muscle to vibration exposure. Clinical physiology, 19(2), 183-7.

Dieckmann, D. (1957). Einfluss vertikaler mechanischer Schwingungen auf den Menschen. Internat. Z. angew. Physiol., 16, 519-64.

Dieckmann, D. (1958a). Einfluss horizontaler mechanischer Schwingungen auf den Menschen. Internat. Z. angew. Physiol., 17, 83-100.

Dieckmann, D. (1958b). Mechanische Modelle für den vertikal schwingenden menschlichen Körper. Internat. Z. angew. Physiol., 17, 67-82.

Ewig, P.& Graf, M. (2005) Studie zum Einfluss der hhp-Massageliege auf die individuell gefühlte Befindlichkeit. 1-35.

Gebel, R., & Stutz, R. (2004). Untersuchung der physiologischen Wirkungen der oszillierenden Massageliege der Firma hhp auf den menschlichen Organismus (Querschnittsanalyse, Teil I & Längsschnittsanalyse, Teil II) p.1-49

Griffin, M. J. (1990). Handbook of human vibration Elsevier Ltd. p. 1-989

Haas, C. T., Turbanski, S., & Schmidtbleicher, D. (2004). Postural control training in Parkinson's disease [abstract]. Isokinetics and Exercise Science, 12, 12-3.

Haas, C. T., Turbanski, S., Kaiser, I., & Schmidtbleicher, D. (2004). Influences of whole-body-vibration on symptom structure in Parkinson's disease. Journal of Neurology, 251(S3), 3002

Haas, C. T., Turbanski, S., Kessler, K., & Schmidtbleicher, D. (2006). The effects of random whole-body-vibration on motor symptoms in Parkinson's disease. NeuroRehabilitation, 21(1), 29-36.

Häuser, W. et al., 2009. Fibromyalgia syndrome: classification, diagnosis, and treatment. Deutsches Ärzteblatt international, 106(23), p.383-91.

Klein F. (2005) Eine empirische Studie über die Wirkung oszillierender Vibrationsmassage in Verbindung mit Infrarotbestrahlung bei Stauungen im venösen und lymphatischen System, p.1-63.

Nakamura, H. (1992). Neurobiology of physical environmental stress [japanese, abstract]. Nihon eiseigaku zasshi. Japanese journal of hygiene, 47(4), 785-97.

Nazarov, V. T. (1996). Optimierung des Menschen (1st ed.). Nazarov-Stimulation p. 200.

Oschman, J.L., 1997. Homeopathy and related vibrational medicines. Journal of Bodywork and Movement Therapies, 1(4), pp.247-50.

Oschman, J. L. (2009) Energiemedizin – Konzepte und ihre wissenschaftliche Basis. Urban & Fischer Verlag/Elsevier GmbH; 2. Auflage. p.1-232

Pinto, N. S., Monteiro, M. B., Meyer, P. F., Santos-Filho, S. D., Azevedo-Santos, F., Bernardo, R. M., Paiva, D., et al. (2010). The effects of whole-body-vibration exercises in Parkinson's disease : a short review. Journal of Medicine and Medical Science, 2(1), 594-600.

Pschyrembel, W., 2011. Klinisches Wörterbuch 262nd ed., De Gruyter.

Rubin, C., Turner, A. S., Bain, S., Mallinckrodt, C., & McLeod, K. (2001). Anabolism. Low mechanical signals strengthen long bones. Nature, 412(6847), 603-4.

Runge, M., Rehfeld, G., & Resnicek, E. (2000). Balance training and exercise in geriatric patients. Journal of musculoskeletal & neuronal interactions, 1(1), 61-5.

Schmidt, R.F., Lang, F. & Heckmann, M., 2011. Physiologie des Menschen 31st ed., Springer p. 1- 979.

Sörensson, A., & Burström, L. (1997). Transmission of vibration energy to different parts of the humanhand-arm system. International archives of occupational and environmental health, 70(3), 199-204.

Torvinen, S, Sievänen, H., Järvinen, T. A., Pasanen, M., Kontulainen, S., & Kannus, P. (2002). Effect of 4-min vertical whole body vibration on muscle performance and body balance: a randomized cross-over study. International journal of sports medicine, 23(5), 374-9.

Torvinen, Saila, Kannu, P., Sievänen, H., Järvinen, T. A. H., Pasanen, M., Kontulainen, S., Järvinen, T. L. N., et al. (2002). Effect of a vibration exposure on muscular performance and body balance. Randomized cross-over study. Clinical physiology and functional imaging, 22(2), 145-52.

Torvinen, Saila, Kannus, P., Sievänen, H., Järvinen, T. A. H., Pasanen, M., Kontulainen, S., Järvinen, T. L. N., et al. (2002). Effect of four-month vertical whole body vibration on performance and balance. Medicine and science in sports and exercise, 34(9), 1523-8.

Turbanski, S., Haas, C. T., Friedrich, A., Duisberg, P., & Schmidtbleicher, D. (2005). Effects of random whole-body vibration on postural control in Parkinson's disease. Research in Sports Medicine, 3(VIII), 1.

van Nes, I. J. W., Geurts, A. C. H., Hendricks, H. T., & Duysens, J. (2004). Short-term effects of whole-body vibration on postural control in unilateral chronic stroke patients: preliminary evidence. American journal of physical medicine & rehabilitation / Association of Academic Physiatrists, 83(11), 867-73.

Wellens, T., Shatokhin, V., & Buchleitner, A. (2004). Stochastic resonance. Reports on Progress in Physics, 67(1), 45-105.

Whedon, G. D., Deitrick, J. E., & Shorr, E. (1949). Modification of the effects of immobilization upon metabolic and physiologic functions of normal men by the use of an oscillating bed. The American journal of medicine, 6(6), 684-711.

Adressen und Informationen

Deutsche Fibromyalgie-Vereinigung e. V., www.fibromyalgie-fms.de

Deutsche Gesellschaft für Andullationstherapie e. V., www.andullationstherapie.de

Deutsche Rheuma-Liga Bundesverband e. V., www.rheuma-liga.de

Deutsche SCHMERZliga e. V., www.schmerzliga.de

Register

A

Acetylsalicylsäure: 81, 105, 121, 126, 128, 133, 136, 144, 181
Andullation: 29, 44, 45, 95, 173
Andullationstherapie: 4, 5, 26, 30, 32, 33, 34, 37, 39, 40, 41, 42, 43, 44, 45, 46, 47, 49, 50, 51, 54, 56, 58, 62, 65, 68, 70, 74, 77, 80, 83, 84, 85, 89, 92, 95, 97, 99, 102, 105, 108, 111, 113, 115, 118, 120, 121, 123, 126, 127, 128, 129, 132, 133, 136, 138, 142, 144, 146, 149, 152, 156, 158, 159, 161, 164, 168, 173, 177, 178, 181, 184, 186, 189
Anspannung: 50, 51, 52, 53, 57, 116, 120, 129, 131, 152
Antidiabetika: 169
Antikörper: 9, 17, 60, 75
Arteriosklerose: 53, 54, 55, 56, 79, 164, 168, 171
Arthritis: 21, 57, 58, 59, 60, 74, 88, 138, 141, 145
Arthrose: 21, 33, 60, 61, 62, 63, 64, 82, 96, 97, 98, 101, 102, 103, 104, 129, 130, 155
Autogenes Training: 52, 77, 105, 116, 121, 131, 154, 162, 164, 178

B

Bandscheibe: 64, 65, 66, 67, 68, 73, 129, 135, 136, 137, 143, 157, 182
Bandscheibenvorfall: 64, 65, 66, 67, 83, 95, 100, 110, 111, 130, 133, 143
Bandscheibenvorwölbung: 67, 68, 69
BDI: 170, 172
Beckenschiefstand: 69, 70, 71, 104
Biologika: 59, 142, 146, 147
Bisphosphonate: 139
Blutdruck: 11, 18, 42, 50, 52, 54, 57, 132, 161, 162
Blutkreislauf: 14, 15, 33
BMI: 170
Borreliose: 73, 74, 75
Bragard-Test: 114
Brustwirbelsäule: 71, 72, 123, 157, 158, 177
Burnout: 31, 76, 77, 78, 79, 161

C

Calcitonin: 139, 140
Carnitin: 176
Chromosomen: 31
chronische Schmerzen: 21, 151

D

Darm: 13, 14, 16, 28, 41, 80, 99, 105, 122, 169, 171
Deutsche Gesellschaft für Sportmedizin und Prävention: 64, 90
Diabetes: 21, 79, 131, 132, 167, 168, 169, 170, 171
Durchblutung: 7, 8, 11, 12, 22, 26, 27, 35, 42, 51, 53, 54, 60, 62, 67, 68, 70, 74, 77, 79, 80, 81, 82, 83, 85, 92, 95, 97, 99, 102, 103, 105, 108, 111, 113, 115, 116, 118, 120, 123, 133, 136, 138, 142, 144, 146, 156, 158, 159, 162, 165, 168, 173, 177, 181, 184
Durchblutungsstörungen: 44, 70, 79, 80, 81, 82, 127, 129, 163, 168, 177

E

Einsatzspektrum: 42
elektrisches Feld: 29
Elephantitis: 119
Enzyme: 14, 31
Epidurale Infiltration: 156
Erdmagnetfeld: 29
Erschöpfung: 31, 53, 76, 77, 79

F

Facettensyndrom: 82, 83, 84
Faszien: 27, 28
Fatburner: 173, 176
Fette: 13, 55, 56
Fettsäuren: 55, 56, 57, 134, 175, 176
Fibromyalgie: 85, 86, 87, 88, 89, 189
Frequenzen: 30, 32, 33, 34, 35, 37, 39, 40, 41, 42, 43, 44, 45, 46, 47, 49, 80

G

Gefäßverkalkung: 53, 168
Gelenk: 44, 58, 59, 61, 62, 63, 64, 84, 89, 90, 91, 92, 93, 96, 98, 101, 103, 124, 141, 142, 146, 147, 148
Gelenkerosionen: 60
Gelenkflüssigkeit: 63, 103
Gelenkschmerzen: 88, 89, 90, 141
Gesundheitsformel: 8
Gewebespannung: 27
Gicht: 91, 92, 93, 94
Golgi-Apparat: 31

H

Herz: 9, 10, 11, 12, 16, 18, 31, 40, 42, 46, 55, 57, 58, 74, 77, 80, 82, 86, 109, 142, 151, 162, 171
Hexenschuss: 94, 95, 96, 149
Hüftarthrose: 69, 96, 97
Hypersomnie: 151, 152
Hyperurikämie: 91

I

Ibuprofen: 40, 105, 121, 126, 128, 133, 136, 142, 144, 146, 149, 156, 160, 181
Immunsystem: 16, 17, 28, 58, 59, 77, 122, 147, 161
Immunzellen: 17
Infrarot-Tiefenwärme: 68, 83, 95, 97, 99, 102, 111, 113, 121, 128, 146, 149, 152, 156, 161, 178
Innere Organe: 42
Ischias: 98, 99, 100, 101, 149
Ischiasnerv: 98, 99, 100, 112, 113, 114, 149

K

Kältebehandlung: 59, 96, 97, 124
Katzenschnurren: 33
Kniearthrose: 101, 102, 103, 104
Knorpelschaden: 63, 64
Kompressionsbehandlung: 108, 118
Kopfschmerzen: 51, 73, 77, 85, 104, 105, 106, 120, 129, 168, 170
Körperkreislauf: 10
Krampfadern: 106, 107, 108, 109
Kreislauf: 10, 11, 12, 31, 40, 42, 46, 55, 77, 86, 136, 151, 153, 171

L

Lasegue-Test: 114
Lendenwirbelsäule: 65, 69, 72, 82, 97, 98, 99, 110, 111, 112, 113, 114, 115, 123, 125, 126, 136, 143, 155, 157, 159, 180, 181, 182
Lumbalgie: 110, 111, 112
Lumboischialgie: 112, 113, 114, 149
Lungenkreislauf: 10
LWS-Syndrom: 114, 115, 116
Lymphfluss: 15, 16, 22, 28, 99, 118
Lymphknoten: 16, 73, 117, 118
Lymphödem: 117, 118, 119
Lymphozyten: 16, 17
Lymphsystem: 7, 15, 16, 17, 28, 42
Lysosomen: 31

M
Magen: 13, 41, 105, 153, 161, 171, 179
Magnesium: 57, 106, 110
Mediterrane Ernährung: 55
Migräne: 35, 105, 106, 119, 120, 121, 122
Morbus Bechterew: 122, 123, 124, 125
Morbus Scheuermann: 125, 126
Muskelpumpe: 108, 109
Muskelverspannungen: 21, 42, 62, 70, 77, 95, 110, 111, 113, 126, 135, 145, 149, 155, 158, 159, 161, 164, 176, 177, 181
Muskulatur: 42, 61, 65, 69, 71, 83, 85, 87, 95, 96, 98, 100, 101, 105, 113, 115, 116, 128, 129, 131, 136, 144, 150, 157, 158, 176, 177, 178, 179, 180
Myelopathie: 127, 128

N
Nackenverspannungen: 50, 128, 129, 130, 131
Nervenzellen: 19, 144
Nervosität: 50, 131, 132
Neuropathie: 132, 133, 134

O
Ohr: 163, 165
Osteoblasten: 140
Osteochondrose: 135, 136, 143
Osteoklasten: 139, 140
Osteoporose: 35, 89, 110, 115, 129, 137, 138, 139, 140, 149
Oszillation: 36

P
Paracetamol: 105, 121, 126, 128, 133, 136, 142, 144, 149, 156, 160, 181
Parasympathikus: 18, 42, 51, 52, 77, 121, 132, 152, 161, 164
Parathormon: 139
Perilymphe: 166
Polyarthritis: 141, 142, 143
Prävention: 4, 45, 64, 90, 173
Purin: 93

R
Radikulopathie: 143, 144
Resonanz: 33
Resonanzschwingungen: 99
Rezeptoren: 20, 68, 99, 136
Rheuma: 21, 57, 88, 89, 90, 145, 146, 147, 189
Rückenschmerzen: 31, 50, 72, 95, 115, 122, 138, 148, 149, 150

S
Schlafphasen: 154
Schlafstörung: 152
Schlaganfall: 27, 40, 53, 54, 168
Schmerz: 19, 20, 21, 41, 44, 63, 84, 85, 90, 94, 98, 99, 103, 110, 112, 120, 134, 142, 146, 164, 177, 185
Schmerzfalle: 43
Schmerzmittel: 20, 21, 40, 41, 95, 100, 105, 111, 123, 133
Schönwetterfrequenzen: 33
Schwingungen: 29, 30, 32, 34, 36, 166, 184, 188
Selbstheilungskräfte: 22, 25, 31, 32, 33
Spinalstenose: 127, 155, 156
Spondylarthrose: 157, 158
Spondylose: 159, 160
Stoffwechsel: 7, 12, 14, 15, 22, 31, 33, 42, 56, 58, 62, 70, 74, 83, 85, 91, 92, 93, 97, 98, 102, 105, 113, 118, 120, 123, 133, 136, 138, 139, 142, 144, 146, 156, 158, 159, 168, 173, 175, 176, 177, 178, 181, 184, 185
Stress: 20, 31, 45, 46, 50, 51, 52, 53, 54, 57, 76, 77, 78, 79, 80, 86, 105, 106, 110, 116, 120, 129, 131, 132, 151, 152, 160, 161, 162, 163, 164, 165, 171, 177, 178
Stresshormone: 52, 53, 79, 162
Sympathikus: 18, 42, 51, 52, 77, 86, 121, 132, 152, 161, 164

T
Tender points: 85, 87, 88
TENS: 111, 133
Tinnitus: 51, 77, 163, 164, 165
Tinnitusmasker: 165
Trigger: 121

U
Übergewicht: 53, 61, 64, 65, 68, 80, 94, 96, 101, 107, 110, 129, 149, 157, 159, 167, 169, 170, 171, 173, 174, 177

V
Verdauung: 12, 13, 14, 18, 52, 95
Verödung: 108
Verspannung: 176, 177
Vibration: 36

W
Wärmebehandlung: 66, 68, 98, 116, 178
Wellen: 29, 30
Wirbel: 69, 71, 72, 73, 110, 127, 128, 138, 156, 157, 159, 180, 181, 182
Wirbelgleiten: 143, 180, 181, 182
Wirbelsäule: 64, 65, 66, 67, 69, 70, 71, 72, 73, 82, 83, 94, 95, 110, 111, 112, 114, 116, 122, 123, 124, 125, 126, 127, 128, 129, 130, 135, 136, 137, 138, 143, 144, 145, 149, 150, 155, 156, 157, 158, 159, 177, 180, 181, 182

Z
Zelle: 9, 29, 30, 31, 82
Zellkern: 31, 180
Zellulitis: 50, 183, 184, 185
Zytokine: 141

Impressum

Copyright 2012 systemed Verlag, Lünen. Alle Rechte vorbehalten. Nachdruck, auch auszugsweise sowie Verbreitung durch Film, Funk und Fernsehen, durch fotomechanische Wiedergabe, Tonträger und Datenverarbeitungssysteme jeglicher Art nur mit schriftlicher Genehmigung des Verlages.

Programmleitung:	Anamarija Cvrlja, Worms
Redaktion:	Anamarija Cvrlja, Worms
	Reinhard Pilz, Berlin
Verlag:	systemed Verlag, Lünen
Fotos:	iStockphoto, shutterstock, fotolia, medical art service
Gestaltung:	Alphatier, Karlsruhe
Satz:	A flock of sheep, Lübeck
Druck:	Offizin Andersen Nexö Leipzig, Zwenkau
ISBN:	978-3-942772-20-4

1. Auflage

Hinweis. Alle Informationen und Hinweise, die in diesem Buch enthalten sind, wurden von den Autoren nach bestem Wissen erarbeitet und von ihnen und dem Verlag mit größtmöglicher Sorgfalt überprüft. Unter Berücksichtigung des Produkthaftungsrechts müssen wir allerdings darauf hinweisen, dass inhaltliche Fehler und Auslassungen nicht völlig auszuschließen sind. Für etwaige fehlerhafte Angaben können die Autoren, Verlag und Verlagsmitarbeiter keinerlei Verpflichtung und Haftung übernehmen. Korrekturhinweise sind jederzeit willkommen und werden gerne berücksichtigt.

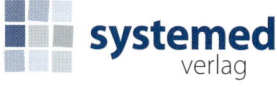